神経内科学の講義がそのまま本になりました。

医学教育出版社

CONTENTS

総論

I. 神経とは … 1
- A. 神経の構造と機能 … 1
- B. 神経の種類 … 14
- C. 神経伝導路 … 22
- D. 神経の障害 … 37

II. 運動の調節 … 55
- A. 運動調節の基本的なメカニズム … 55
- B. 運動調節障害 … 74

III. 末梢神経系 … 83
- A. 末梢神経の種類 … 83
- B. 脳神経の分類と機能 … 89

IV. 中枢神経系 … 122
- A. 大脳皮質の障害 … 122
- B. 大脳皮質以外の障害 … 132

各論

I. 脳血管障害 … 149
- A. 脳血管障害の定義と分類 … 149

II. 脳腫瘍 … 173
- A. 脳腫瘍とは … 173
- B. 脳実質の腫瘍 … 177
- C. 脳実質以外から発生する腫瘍 … 180
- D. 胎生期の組織から発生する腫瘍 … 183

III. 神経変性疾患 … 186
- A. 大脳皮質の変性疾患 … 186
- B. 大脳基底核の変性疾患 … 191
- C. 脊髄小脳変性症 … 200
- D. 脊髄の変性疾患 … 208
- E. 運動ニューロンの変性疾患 … 211

IV. 脱髄性疾患 … 219

V. 末梢神経障害（ニューロパチー） … 225
- A. 末梢神経障害の種類 … 225
- B. 末梢神経障害の各疾患 … 229

VI. 筋疾患（ミオパチー） … 241
- A. 筋疾患とは … 241
- B. ミオパチーの各疾患 … 245
- C. 神経筋接合部の疾患 … 260

VII. てんかん … 265
- A. てんかんとは … 265
- B. 発作型による分類 … 269

VIII. 感染症 … 275

和文索引 … 287
欧文索引 … 297

総論

©2017 医学教育出版社
本書の内容の一部あるいは全部を，無断で（複写機，コピー機，スキャナー，デジタル化などいかなる方法によっても）複写複製・転載することは，著作権法が定める例外を除き，著作権を侵害する行為です。個人的に又は家庭内で使用する場合であっても，代行業者等の第三者に依頼してスキャンしたりデジタル化することは，著作権侵害です。個人的に又は家庭内で使用する目的で作成した複製物を，その他の目的で譲渡することも，著作権侵害です。

Ⅰ. 神経とは

　神経は，杉田玄白が『解体新書』（1774）の中で初めて使った言葉です。神経系は，内分泌系とともに，ほかの器官の働きを制御しています。

● 「神経」の学び方

　神経の勉強は「むずかしい」「覚えきれない」「ややこしい」などさまざまですが，理解できたら，自然に覚えていくものです。理解できていないことをまる覚えする前に，まず「理解」です。

　本書では，構造（形とつくり）と機能（はたらき）を中心に神経についての勉強をしますが，「発生（でき方）」についても，必要に応じて述べていきます。構造と機能それぞれの学び方に肉眼レベルと顕微鏡などを使って微細構造を見るレベルの2つがあるということを念頭において学んでいきましょう。

A　神経の構造と機能

　本章では，最初に，神経をつくっている材料レベル（神経の構成要素：神経組織）から神経を学んでいきます。その後で，神経系の構造と機能を肉眼レベルから学んでいきます。まずは，神経系は中枢（脳と脊髄）と末梢（脳神経と脊髄神経）で分けられているという大きな概念をつかんでおいてください。

神経組織（nervous tissue）

　神経組織は，神経系（nervous system）をつくる主要な材料です。身体をつくる部品の一つが「神経」だとしたら，神経組織は，その部品をつくる大事な材料です。

　神経組織はほとんどが細胞成分で間質は少ないです。細胞には，神経細胞（nerve cell）と神経膠細胞（glia）の2種があります。神経細胞は神経系の働きの主役となる細胞で，1個でも神経系の機能をもっていることから，機能的な最小単位である神

図A ● 神経系を構成する細胞

経単位，あるいは神経元（**ニューロン**，neuron）とよばれています。神経膠細胞は神経細胞を守り支える役目をしている細胞です。神経組織は，発生学的には，ミクログリア（小膠細胞）を除いてすべて外胚葉由来です。ミクログリアのみ中胚葉由来となっています。

神経細胞（neuron）

●基本的な構造

神経細胞は他の組織細胞と違っていろいろな形があります。大きいのもあれば小さいのもあり，突起は短いのもあれば長いのもあり，皆まちまちです。まずは「構造」で分類し，その次に「機能」の面から神経細胞をみていきます。

「形」からみると，神経細胞は4種類ありますが，大部分は**図B**で示す2つの型になります。とげとげがたくさんある形をした多極神経細胞（**図B**上）と，突起が一箇所からしか出ていないように見える偽単極神経細胞（**図B**下）です。

図B ●神経細胞の形

神経細胞は，細胞核を含む**細胞体**と，そこから出る，1本以上もある細い枝状の**神経突起**からできています。多極神経細胞などでは，神経突起の中でひときわ長いものを**軸索**といい，短い枝が沢山ある神経突起を**樹状突起**といいます。偽単極細胞では，見た目の構造からは，どちらが樹状突起でどちらが軸索突起なのかは分かりません。神経細胞体の大きさは直径数μmから100μm，突起の長さは数μmから1mにも達するなどさまざまです。

生きている身体の中では，神経の軸索や長い樹状突起は，鞘に包まれています。この鞘には**髄鞘**（myelin）と神経線維鞘（神経鞘，Schwann鞘：末梢神経のみ）があります。髄鞘が巻きついた軸索は，細くて長い糸のようなので**神経線維**とよばれます（図C）。

神経細胞の機能は，情報の伝達です。**活動電位**を生じることによって，その基本的な機能を発揮します。活動電位の発生を

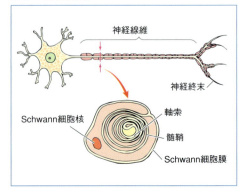

図C ●神経繊維

神経発火とか神経インパルスということもあります。神経細胞は，その神経発火のパターンを伝えることで，信号や情報を生み出します。活動電位が一つの神経細胞の中を一定方向に流れることを伝導といいます。しかも，その流れは一定方向に決まっていて，「樹状突起→細胞体→軸索」の順です。この「情報の流れの方向」のことを忘れないでください。偽単極細胞のように，軸索突起と樹状突起が構造で分からない場合は，活動電位の流れで，突起の名称が決定します（図B下）。

一般に，活動電位の流れを示す図では，神経細胞の姿（図B）をさらに簡略化して，細胞体を丸い点で表し，そこから軸索が伸びているように描くことがあります（図D）。そこでは細胞体から出ているはずの樹状突起は省略されています。軸索の終点は二股（Y字）に分かれています。偽単極神経細胞の略図（図D下）ではどちらが樹状突起でどちらが軸索か分かりませんので，そのような場合は活動電位が流れる方向に「矢印」を入れて示します。細胞体に向かう方向に矢印が付いている方が樹状突起で，末梢に向かう方が軸索です。図Dでは活動電位が左から右に流れているので，「左側が樹状突起」であり「右側が軸索」になります。

上述のように，一般的には軸索のほうが樹状突起よりも長いのですが，逆に樹状突起のほうが軸索よりも長い場合もあります。例えば，脊髄神経節にある第1次感覚ニューロンなどがそうです（p.25）。

神経細胞が集まっているところはいろいろな名称があります。中枢神経（脳や脊髄）では，神経細胞体が存在するところは

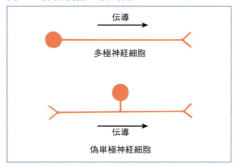

図D ●神経細胞の模式図

灰色に見えるので，灰白質とよばれ，神経線維が集まっているところは白く見えるので，白質とよばれています。場所によっては，白質の中にも神経細胞体が集まっているところがあります。このような場所は「（神経）核」とよばれます。また，末梢神経系の中で神経細胞体が集まった場所は「神経節」とよばれています。これは，神経線維だけのところより少し膨らんで，「節」のように見えることから名づけられています。

● 神経の伝導

ここで，今までに出てきた言葉，「核」と「節」，「ニューロン」と「神経線維」，が出てくる文章を例に挙げておさらいをしてみましょう。

例えば，本書の中では，「中脳にある動眼神経核から出た神経線維が内直筋に向かいます」という表現が出てくることがありますが，これは，「中脳には動眼神経の細胞体が集まってできている核があり，その動眼神経の細胞体から出た軸索が眼球を動かす筋の一つである内直筋（内側直筋）に向かう」という意味になります。したがって，「活動電位は，中脳の動眼神経細胞から内側直筋に流れる」という意味になります。

また，「脊髄前根を出た交感神経節前ニューロンは神経節で節後ニューロンに乗り換えます」という表現が出てきます。これは，「前根の一部として脊髄を出た"交感神経"という種類の神経線維は，交感神経節というところに入り，その神経節の中にある神経細胞の樹状突起に接続している」という意味になります。そして「活動電位は，神経節に入る神経線維から神経節の神経細胞に伝えられ，神経節細胞から出た神経線維によって末梢の器官に向かう」という意味になります。このことを図にすると**図E**のように示されます。

　さて，神経細胞の軸索の末端まで送られた活動電位は，その後どうなるのでしょうか？

　活動電位が一つの神経細胞から次の神経細胞へ伝えられる場所，あるいは神経細胞から効果器（筋細胞や腺細胞）へ伝えられる場所を**シナプス**（synapse）といいます。その中で，2種のシナプスを区別して，神経と神経との活動電位の受け渡し場所は単にシナプスといい，神経と筋細胞との活動電位の受け渡し場所のことは**神経筋接合部**といい分けています（**図E**）。神経と神経がシナプスをつくる場所では，活動電位はあたかも1本の軸索の上を伝わるかのように（ただし，それがスムーズにいくかどうかは別として），神経細胞から別の神経細胞へと送られます。

　活動電位が一つの神経細胞から別の神経細胞へと渡ることを「伝達」といいます。通常，この伝達は化学物質を介して行われるので，正確には「化学伝達」といわれます。この化学伝達を行う化学物質のことを**神経伝達物質**とよびます。この伝達のようすを本書では**図F**のような簡略的な図で描き表します。

　伝達は矢印の方向に起こります。**図F-a**では神経細胞Aから神経細胞Bに伝達が起こっているようすを描いています。シナプスで神経伝達物質を放出する神経細胞Aは「シナプス前ニューロン」とよばれます。神経伝達物質を受け取る神経細胞Bは「シナプス後ニューロン」といわれます。

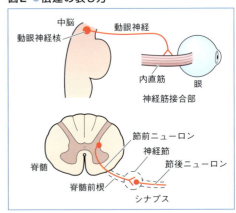

図E ● 伝達の表し方

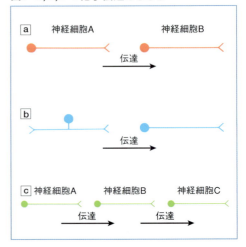

図F-a,b,c ● 化学伝達のようす

シナプス前ニューロンの軸索末端から放出された神経伝達物質はシナプス後ニューロンの樹状突起または細胞体の膜面上に存在する受容体によって受け取られます。神経伝達物質と結合した受容体は，シナプス後ニューロンを興奮または抑制します。（偽）単極神経細胞の場合も同じようにシナプスを考えることができます（**図 F-b**）。また，**図 F-c** のように，シナプスの連続も考えられます。この場合，神経細胞 B は，A からみればシナプス後ニューロンですが，C からみればシナプス前ニューロンです。しかし，いずれにしても原理は同じであり，「軸索の末端→細胞体や樹状突起」の方向に活動電位は流れていきます。

● **活動電位の発生について**

ここで知っておいてもらいたいことがあります。それは，「神経伝達物質が受容体に結合すれば，直ちにシナプス後ニューロンに活動電位が発生するわけではない」ということです。「活動電位が発生する場合もあれば，しない場合もありますし，発生するとしてもいつ発生するのかが分からない」ということがあるのです。

どういうしくみでそうなっているのでしょうか。通常の伝達には，2 種類の方法があります。一つはシナプス後ニューロンに活動電位の発生を促すような「興奮性伝達」であり，もう一つは，逆に活動電位の発生を抑えるような「抑制性伝達」です。ある神経伝達が興奮性か抑制性のどちらなのかは，神経伝達物質とその受容体の種類によって決まっています。神経伝達物質でいえば，アセチルコリンやグルタミン酸などは一般的に興奮性の神経伝達物質であり，γ-アミノ酪酸（GABA）は抑制性の神経伝達物質です。

神経伝達の場では，1 本の神経細胞が 1 本の神経細胞のみとシナプスを形成しているのはまれであり，通常は一つのシナプス後ニューロンは，複数の，場合によっては，数千本ものシナプス前ニューロンからの入力を受けています。実際の神経伝達を図にすることは不可能に近いですが，それを近似した図を描くとすれば**図 G** のようになるでしょう。

シナプス前ニューロンの 1 本 1 本それぞれが，さまざまな発火頻度で活動を行っています。興奮性もあれば抑制性もある，実に多種多様な神経伝達物質を放出しています。ある 1 本のシナプス後ニューロンが受ける入力は，刻々と変化する 1,000 を超す数の興奮（＋）と抑制（－）の総和になります。それらの合計が，シナプス後ニューロンの興奮を引き起こす閾値（一定の基準点）を超えるかどうかで，シナプス後ニューロンに活動電位が発生するのか，それとも

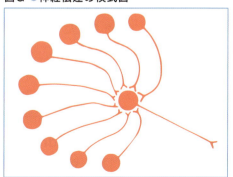

図G ● 神経伝達の模式図

しないのかが決められているのです。神経伝達物質が受容体に結合すれば，直ちにシナプス後ニューロンに活動電位が発生するわけではないのです。

シナプス後ニューロンが活動電位を発生する場所は細胞体ではなく，細胞体から少し軸索に移行したところにある軸索小丘とよばれるところで発生します。その部分をスパイク発火帯という人もいます（図H）。

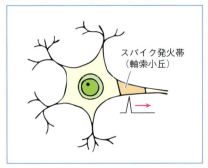

図H ● 軸索小丘（スパイク発火帯）

神経膠細胞——神経ではない細胞

神経系には「神経細胞ではない細胞」である，神経膠細胞（グリア，glia）とよばれる細胞が非常に多くみられます。例えば，成人の大脳皮質には約150億個の神経細胞が存在するとされていますが，グリアの数はその約5倍以上あるとされています。

中枢神経系にあるグリアはアストログリア（星膠細胞），ミクログリア（小膠細胞），オリゴデンドログリア（希突起膠細胞）と上衣細胞です。末梢神経系には，Schwann（シュワン）細胞と衛星細胞（外套細胞）があります。それぞれの細胞形態と機能の違いについて簡単にふれておきます（図I）。

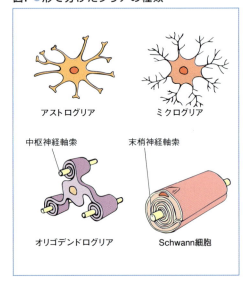

図I ● 形で分けたグリアの種類

● 星膠細胞（astroglia／アストログリア）

星状膠細胞ともいわれます。アストログリアは，運搬荷物の周りの緩衝材の役目のイメージです。神経の周りを包み込んで，神経細胞の形が一定になるように支えたり，さらには神経に栄養を与えたりしています。

● 小膠細胞（microglia／ミクログリア）

発生学的には他の細胞から仲間外れの細胞で，唯一中胚葉由来の細胞です。免疫を担当するマクロファージの仲間と考えられており，細胞の死骸を貪食し，あちこちによく移動します。

● 希突起膠細胞（oligodendroglia／オリゴデンドログリア）

「希」のかわりに「稀」や「乏」が使われる場合もあります。

中枢神経系の神経細胞の軸索に巻きついて髄鞘（ミエリン鞘）をつくります。一つのオリゴデンドログリアは複数の神経細胞の軸索に巻きついています。あちこちに手を伸ばしていますが，その手の数は平均15本（多い場合約40〜50本）です。

「オリゴ」とは，「モノ（一つ）」よりは多いが「ポリ（多数）」よりは少ない数のことです。つまり比較的少ない数の突起が飛び出している細胞にみえたのでこの名称が付きました。この細胞がみつかった当初は4，5本と思われていましたが，今では50本ぐらいみつかっています。観察技術の進歩で確認される突起の数が変わってきた細胞です。

● 上衣細胞

脳室や脊髄中心管の壁をつくっている細胞です。脳脊髄液の循環にかかわるといわれています。

● Schwann 細胞

末梢神経系の神経細胞の軸索に巻きついて髄鞘をつくります。一つのSchwann細胞は1本の軸索に対してのみ髄鞘を形成しています（図J）。

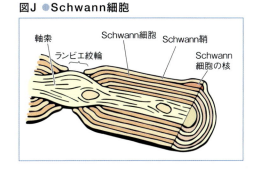

図J ● Schwann細胞

● 衛星細胞，外套細胞

末梢神経系で脊髄神経節の神経細胞体を囲んでいる扁平で小さな細胞です。神経細胞の形が保たれるように支持し，またミエリンを形成し細胞間質と神経節細胞の間の物質輸送を調節しています。

● 髄鞘（ミエリン鞘）と神経線維鞘（Schwann鞘）

神経細胞の長い線維をよく見ると，軸索や長い樹状突起の周りを何重にも取り巻く鞘がみられます（図K：Schwann細胞の例）。この鞘を髄鞘といいます。中枢神経ではオリゴデンドログリアの細胞膜が取り囲み，末梢神経ではSchwann細胞の細胞膜が取り囲んでいます。Schwann細胞では，細胞膜が取り囲む髄鞘の部分のさらに一番表層に，核と細胞質で取り囲まれる神経線維鞘（Schwann鞘）があります。この一つのSchwann細胞がつくる髄鞘は1本の軸索につき約1mmを覆っています。

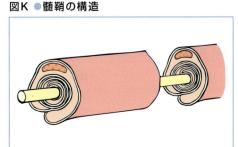

図K ● 髄鞘の構造

髄鞘はミエリンという脂質が主成分の絶縁体で，ミエリン鞘ともよばれます。一般には，この髄鞘をもっているかいないかで，神経線維は有髄神経線維と無髄神経線維に大別されます。さらに詳しく分けると，中枢神経の有髄線維は，オリゴデンドログリアの細胞膜だけが取り囲んでいて，神経鞘がないタイプなので，有髄無鞘線

維といわれ，末梢神経のうち体性神経はSchwann細胞が髄鞘と神経鞘をつくるので，有髄有鞘神経とよばれます。無髄線維も2種類あります。中枢神経の灰白質の神経細胞で，全く覆いがない無髄無鞘線維と，末梢神経の，Schwann細胞の細胞質だけが軸索や長い樹状突起を包んでいる無髄有鞘線維に分類されます（図L）。

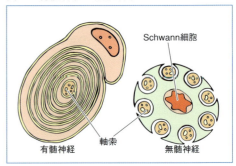

図L ●有髄神経と無髄神経

髄鞘は，軸索をその始まりから終わりまでを覆っていますが，全くすき間もなく完全に覆い尽くしているというわけではありません。1個1個の髄鞘の間は，ほんのわずかですがすき間が空いています。このすき間のことを**ランビエ絞輪**（Ranvier's node）といいます。このすき間を通じて活動電位が生じます。

ランビエ絞輪でみられる活動電位の伝播のしかたを**跳躍伝導**といいます。髄鞘が軸索を覆っている部分には活動電位を生じる電位依存性チャネルはほとんどなく，その代わりに髄鞘のないランビエ絞輪にたくさんの電位依存性チャネルがあります。そこに，ナトリウムイオンとカリウムイオンの移動によって活動電位が生じ，細胞膜を横切ってイオン電流が流れます。この電流は，髄鞘周辺の細胞外液から軸索内の細胞内液（サイトゾル）を通って絞輪から隣の絞輪へと流れます。こうして最初の絞輪における活動電位は，イオン電流の流れによって2番目の絞輪に活動電位を生じさせます。そして2番目の絞輪に生じた活動電位は3番目の絞輪の活動電位を生じさせる，とこれが繰り返されます。跳躍伝導では，ランビエ絞輪だけに活動電位が生じています。電流が絞輪から絞輪へと流れる際に活動電位が長い髄鞘の領域を超えてランビエ絞輪だけをスキップ（跳躍）して進むようにみえるので，跳躍伝導とよばれますが，これは，同じ直径の無髄軸索における逐次伝導という方式よりもはるかに速く伝導します（図

図M ●跳躍伝導と逐次伝導

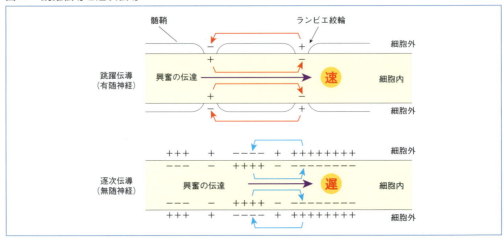

M）。

　髄鞘に巻かれた神経線維は銀白色に見えます。髄鞘がない細胞体などは，鈍い灰色に見えます。脳や脊髄では色の違いから，髄鞘が巻きついた軸索が多い場所（**白質**），髄鞘のない細胞体やシナプスの集まったところ（**灰白質**）が肉眼的に見分けることができます。

2 神経系の概要

　神経系は**中枢神経系**と**末梢神経系**に分けられます。さらに**中枢神経系は脳と脊髄**に分けられ，それぞれから**脳神経（12対）**と**脊髄神経（31対）**の末梢神経が出ています。個々の神経線維束を末梢神経とよんでいますが，この末梢神経は全身に張り巡らされています。

　構造的には，脳は頭蓋骨に囲まれた組織で，その重さは1,300g前後，体重の約2%となります。脊髄は椎骨（脊椎）の椎孔が連なってできる脊柱管の中に収まっています。脳から続く組織で，頭蓋骨の大後頭孔という孔を出たところから始まり第1〜3腰椎の高さで終わります。脳神経や脊髄神経は，それぞれ脳および脊髄から「ひも」のようにぶら〜んと出ています。これら43対の末梢神経と，脳と脊髄の中枢神経を合わせて「神経のすべて」になります（**図1**）。

図1 ●神経の構造

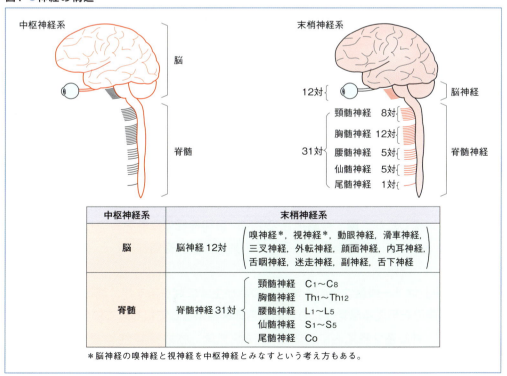

Ⅰ 神経とは

機能的には，中枢神経は情報を収集し，判断する，そして指令を出すという上司の立場であり，末梢神経は，末端で収集した情報を中枢に伝え，中枢からの指令を末端の器官・細胞に伝えるという部下の立場になります。

　中枢神経系を機能で分けてみると，3つに分類できます。1つは生命維持に関わる機能（脊髄，小脳，中脳，橋，延髄），2つめは本能や情動に関連する機能（大脳の古い皮質である嗅脳系，辺縁系および間脳），3つめは知的活動に関わる機能（大脳の新皮質）です。

　末梢神経系には分類基準がたくさんあります。**構造的には脳神経と脊髄神経**に分けられ，**機能的には体性神経と臓性神経**に分けられます。また，情報・指令の伝達方向からみたら，中枢に向かう方向では**感覚性（求心性**，上行性），末梢に向かう方向では**運動性（遠心性**，下行性）という分け方があります。さらに，末梢における分布の領域から，特殊なのか，あるいは体の広い領域に分布している一般的なのか，などでも分けられ，個々の神経はそれぞれの組み合わせで表現されています（**表1**）。

　例えば，嗅神経（第Ⅰ脳神経）は特殊臓性求心性（感覚性）であり，視神経（第Ⅱ脳神経）は特殊体性求心性（感覚性）であるという具合に表現します。

表1 ●末梢神経の分類

末梢分布域による分類	機能による分類	刺激伝達方向による分類	
		感覚（求心性）	運動（遠心性）
一般	体性	皮膚感覚 など	骨格筋
特殊		視覚，聴覚，平衡覚	—
	臓性	味覚，嗅覚	鰓由来の骨格筋
一般		内臓感覚	平滑筋，心筋，腺

　ここで述べている臓性神経の名前の由来は，体腔に収まる内臓部分に分布する神経から来ています。体性神経は，手足や体壁側を中心とした部分に分布する神経を示しています。臓性神経は**自律神経**ともよばれるもので，無意識下の運動と感覚をつかさどっていて，さらに**交感神経**と**副交感神経**に分けられます。体性神経は，意識下の運動と感覚に関わる神経です。以前は，構造的にも機能的にも単に「脳・脊髄神経」といわれていましたが，脳・脊髄神経の中に，自律神経の機能をもつものが含まれていることから，今では体性神経（あるいは，狭義の脳・脊髄神経）とよんで区別しています。

　「自律神経」は「一般臓性遠心性神経」の話が主体になりますが，混在する求心性神経（内臓の痛みを伝える感覚性）も含めて自律神経系として扱われています。

　かくして，神経系は機能的に，**体性運動性神経，体性感覚性神経，自律神経の3つに分類**されて学ぶことになっています。臨床現場では，体性神経の場合，「体性」

の文字をはずして，単に運動性神経，感覚性神経とよぶことが多いので，惑わされないようにしましょう。

　末梢神経系の機能的な違いは，神経の走行の仕方，シナプスのあり方，髄鞘の有無など組織構造的な違いとして反映されます。すなわち，遠心性神経と求心性神経の違いは，純粋な機能面の違いだけではなく，解剖学的な構造の違いとしても見分けることができるということです。この点をもう少し詳しくみてみましょう。

遠心性神経（運動性神経）と求心性神経（感覚性神経）

　遠心性神経：脳で生じた信号を，末梢神経を通じて筋肉へと伝える（アウトプット）
　求心性神経：末梢の組織や器官で得られた信号を脳へと伝える（インプット）
となります。この2つの違いをもう少し細かくみていきましょう。

●遠心性神経

　遠心性神経の働きに，骨格筋，平滑筋，心筋を動かすための信号を伝えるということがあります。骨格筋は骨や皮膚と結合しており，収縮タンパクが細胞の中で規則正しく配列されているため，顕微鏡で見ると，横紋が見えるのが構造上の特徴です。自分の意志によって自由に動かせる筋なので機能的には随意筋ともよばれます。この随意筋の運動をつかさどる遠心性神経を狭義の運動性神経（体性神経遠心路）といいます。

　一方，平滑筋は主に内臓の運動をつかさどる筋で，自分の意のままに動かすことのできない筋です。例えば，「胃の幽門を開いたり閉じたりしてください」と言われても，そんなことはできません。これは，胃の幽門を動かす筋が随意に動かせない平滑筋だからです。こうした平滑筋の運動もやはり神経によって支配されています。平滑筋の運動をつかさどる遠心性神経を自律神経遠心路といいます（**図2-a**）。

　心筋は骨格筋と非常によく似た構造をもっており，形からみたら横紋筋のグループに入りますが，機能的には，心臓の収縮が意志の力によってコントロールされているわけではないことから分かるように，体性運動神経支配ではありません。自律神経によって支配されています。

● 求心性神経

　求心性神経は，末梢組織で得られた信号を脳へと伝える神経です。さまざまな外界からの刺激は「感覚器細胞」によってとらえられます。感覚細胞はいわゆる「センサー」の機能を果たしています。センサーは，自らがとらえた外界の刺激を神経が伝えることができる媒体形式に変換して，神経に活動電位を発生させます。活動電位は求心性神経を中枢へと伝わっていきます。脳で認識された感覚を知覚とよびます。この感覚には体性感覚，内臓感覚，特殊感覚の大きく3つの種類があります。

図2 ●遠心性神経と求心性神経

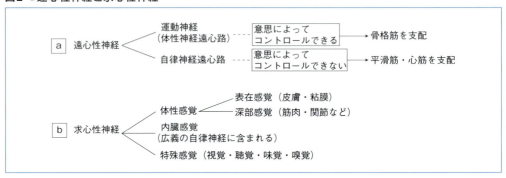

体性感覚と内臓感覚，特殊感覚

　体性感覚は「内臓以外の身体で感じた感覚」つまり体性神経の分布領域から入ってきた情報です。内臓感覚とは「内臓で感じた感覚」です。

　特殊感覚は視覚・嗅覚・聴覚・味覚・平衡感覚のことであり，限られた場所にある特殊な感覚なので別に分類されています。

　体性感覚には，温度覚，痛覚，触覚などの表在感覚（皮膚感覚）と，関節位置覚，圧覚，振動覚などの深部感覚があります。これらの体性感覚には，意識の上にのぼって認識されるものと，意識にのぼらずに認識されないものとがあります。例えば，食事をしているときを思い起こしてください。その際，お箸を持った手をいちいち，どこの筋肉をどのくらい収縮して，逆にどこをどれだけゆるめて，などと意識しなくても，目的の食べ物をきちんと箸でつまんで口に運んでくることができます。これが意識されない感覚です。

　今度は，目をつぶってみてください。見えなくなっても自分の手が今，どのあたりにあるのかとか，自分の足がどちらに向いているかなどはいちいち見て確認しなくても分かります。これは，関節位置覚が意識されるので可能なことなのです。「こうした違いがなぜ生じるのか？」とか，「意識する場合としない場合のそれぞれをつかさどる神経回路は何なのか？」とかいった疑問は，のちほど神経伝導路を勉強すれば分かる

でしょう。

　一方，内臓感覚は自律神経がつかさどっていて，内臓器の働きの状況が感知され，中枢神経へと情報が送られています。その情報を**内臓感覚**とよびます。自律神経だからといって内臓感覚が意識されないと思ったら間違いです。誰もが一度はおなかが痛くなったことがあるはずです。これは**内臓痛**といって，自律神経の感覚をつかさどる神経が伝える痛みです。狭心症のときの胸痛も，自律神経が伝えています。これらは意識されている感覚です。まとめると**図2-b**のようになります。

　以上のように，さまざまな神経のおかげで体のすみずみまでの動きが制御され，ある部分は意図的に，またある部分は意図しなくても自動的に調節され，生命活動が円滑に行われるようなしくみが維持できるのです。神経の概要が分かったところで，本題に入りましょう。

B 神経の種類

 運動神経

　運動神経（遠心性神経）とは，中枢からの運動の指令を骨格筋に伝える神経をいいます。

　運動経路の概要を示すと，**図3**のようになります。骨格筋を収縮して運動を行うためには，少なくとも2本の運動神経が必要です。一つは**大脳皮質（前頭葉）**から始まる神経で，**上位運動ニューロン**（upper motor neuron；UMN）といいます。もう一つのニューロンは脳神経運動核や脊髄前角細胞から始まり，骨格筋へと降りていくニューロンで，**下位運動ニューロン**（lower motor neuron；LMN）といいます。これらはシナプスで連絡しています。

　こうした運動神経による骨格筋の運動は，「あやつり人形」に似ています。上位・下位運動ニューロンがちょうど，あやつり人形の糸に相当します。脳がこの糸を操ることで腕や脚を曲げたり，伸ばしたり，体を自由に動かしているのです（**図4**）。

運動神経の調節

　基本的な運動神経の支配様式はこのように理解できますが，実際これだけで体は動きません。例えば，肘を曲げようと思った際に，上腕二頭筋を収縮させますが，それと同時に上腕三頭筋を伸展させなくてはなりません（**図5**）。両者が同じ長さだけ，同じタイミングで収縮・伸展をしないと，

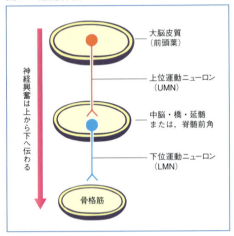

図3 ●運動神経

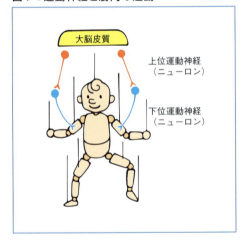

図4 ●運動神経と筋肉の運動

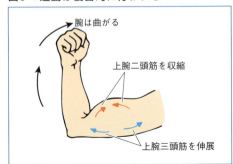

図5 ●運動は複合的に行われる

円滑な屈曲を行うことができません。運動を円滑に自動的に行うための調節系が必要です。

では，私たちはどうして円滑な運動を行えるのでしょうか？

円滑な運動のためにいろいろアドバイスをくれたりする存在が，**錐体外路系**であることが分かっています。図6に示してあるように，大脳皮質からの命令は小脳や大脳基底核へ降り，再び大脳皮質へ戻っています。こうしたループ（錐体外路系）が運動の調節に重要な役割を果たしており，最終的に下位運動ニューロンを経て骨格筋へ伝えられます。

錐体外路系の調節を加えて，もう一度先ほどの「あやつり人形」の絵を描き直すと図7のようになります。いろいろとややこしいですが，**下位運動ニューロンの発火を調節するのが，錐体外路系**であるということです。詳しい伝導路メカニズムについては，第Ⅱ章で詳しく説明します。

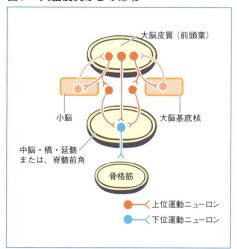

図6 ●大脳皮質からの命令

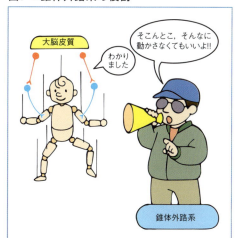

図7 ●錐体外路系の役割

運動神経の種類

●上位運動ニューロンと下位運動ニューロン

筋に近い運動神経は下位運動ニューロンです。上位運動ニューロンは，下位運動ニューロンを操るニューロンで，細胞体は大脳皮質に存在します。細胞体から出た神経線維は下行し，下位運動ニューロンの細胞体に達しています。そして下位運動ニューロンの神経線維が筋にいきます。

上位運動ニューロンが下位運動ニューロンとシナプスをつくり，随意運動の命令が伝わっていくと理解した上で，以下の2点を頭の片隅において覚えておきましょう。

①上位運動ニューロンが下位運動ニューロンとの間に介在ニューロンを挟むことも多い

②下位運動ニューロンは上位運動ニューロンの他にもさまざまな入力を受ける（感覚

神経からの入力〈例：反射弓を作る〉，錐体外路からの不随意運動入力〈例：姿勢を保つ〉など）

● **大脳にはコビトがいる??**

運動神経が，上位運動ニューロン，下位運動ニューロンを通して，大脳皮質から筋に運動命令を伝える神経だということは分かっていただけたと思います。それでは，この運動命令は，誰（どこ）が出しているのでしょうか？

図8を見てみましょう。図の中で大脳皮質（前頭葉）の上に変な形をした顔や手や足が乗っています。実はこれは体の各筋肉に命令を出すための上位運動ニューロンの細胞体がいる場所を示しているのです。例えば，顔の絵の「口」の近くに上位運動ニューロンがあります。ここから出ている神経線維を下にたどっていくと「橋」と書かれた場所に着きます。橋にある下位運動ニューロンに連絡しています。そして，橋の下位運動ニューロンの細胞体から出た神経線維は，口を動かす筋とシナプスをつくります。こうして大脳皮質の命令が筋へと伝えられて口が動くのです。

もう一つ，大脳皮質の「手」の場所から始まる上位運動ニューロンに目を移してみましょう。この神経は「頸髄」まで降りて，下位運動ニューロンとシナプスをつくっ

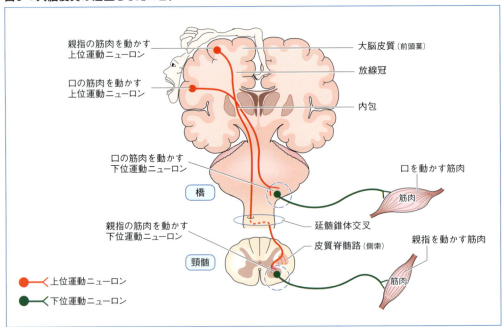

図8 ●大脳皮質の逆立ちしたコビト

ています。この下位運動ニューロンが存在する場所を頸髄の「前角」といいます。したがって，この下位運動ニューロンのことを「前角細胞」ともよびます。前角細胞から出た神経線維は「親指を動かす筋」へ向かいシナプス（神経筋接合部）をつくります。

　以上のように，体の各筋へ命令を伝える神経は，必ず1対1の関係で大脳皮質の中に存在しています。大脳皮質では，顔が下で手や足のほうが上のほうにあり，ちょうど，逆立ちしているような格好なので「大脳皮質の逆立ちしたコビト」といいます。このコビトをみると顔や手や足が他と比べて妙に大きいのが分かります。大きいということは，それだけ神経細胞がたくさんあるということです。これは，人間がいかに顔や手の動きを細やかに表現できるようにつくられているかを示す証拠です。こうした脳の構造が人間同士が顔を合わせてコミュニケーションを行うことを可能にし，手を使うことで複雑な文明を築く源を与えたといえるのです。

　また，もう一つの特徴は「左右が逆になっている」という点です。体の左側にある筋肉に命令を出すための神経はすべて右にあります。よく見ると上位運動ニューロンが降りていく途中で反対側へ回っています。そのため，この「コビト」は，反対側の筋肉を支配するのです。逆立ちしているだけあって，ひねくれ者なのかもしれません。

感覚神経

　感覚神経は，感覚受容器が記録した体内外の変化を中枢神経に伝える働きをします。感覚神経の概要を示すと**図9**のようになります。感覚を得るためには，例外もありますが，一般に感覚受容器から頭頂葉まで最低「3本の感覚ニューロン」が必要です。そして，感覚神経からの情報は中枢神経系の視床という部位に集められます。感覚受容器から視床までは2本の感覚神経でつながっています。視床からはさらに3本目の神経が出て，**大脳皮質（頭頂葉）**へ投射します。神経は，末梢から中枢へ向かう順に第1次，第2次，第3次感覚ニューロンとよびます。

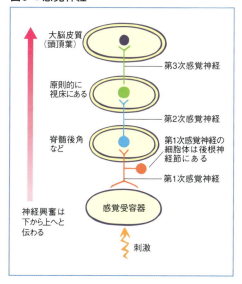

図9 ●感覚神経

感覚神経の種類

感覚神経を大きく分けると3つになります。
体性感覚：体性神経の求心路（**p.12**）
内臓感覚：自律神経の求心路（**p.12**）
特殊感覚：視覚，嗅覚，味覚，聴覚，平衡感覚の求心路（第Ⅲ章「末梢神経系」）
　内臓感覚と特殊感覚については後述します。ここでは体性感覚についてさらに詳しい分類を加えます。

体性感覚

　表在感覚，意識される深部感覚，意識されない深部感覚の3つに大別されます。

●**温度覚，痛覚（表在感覚：皮膚感覚）**
　温度覚と痛覚は感覚受容器がありません。自由神経終末といって神経の末端が直ちにこれらの感覚をとらえます。痛みや温度だけではなく，くすぐったい，かゆい，性感なども伝えます（**図10**）。

●**位置覚，振動覚，触圧覚（意識される深部感覚）**
　これらの感覚受容器（Vater-Pacini小体，Meissner小体，Merkel盤など）は主に皮膚にあります。一部は筋（Ruffini器官）や腱（Vater-Pacini小体），関節包や靱帯（皮膚とほとんど同じ）にも存在し，自分の腕や足が今どのくらい曲がっているのか，または伸びているのかなどの感覚を脳へ伝えます。この感覚が意識されるおかげで，私たちは自分の体の各部位が今どんな位置にあるのか，どんな姿勢にあるのかを知覚できるのです（**図11**）。

●**深部感覚（意識されない深部感覚：固有感覚）**
　意識されない深部感覚です。筋紡錘や腱紡錘からの情報を伝えます（**図12**）。筋紡錘は骨格筋の中に存在して，自らも細い筋線維をもつ器官です。筋紡錘の中央部分は

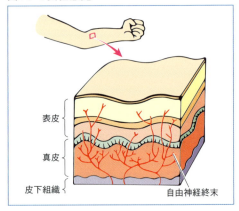
図10 ●表在感覚

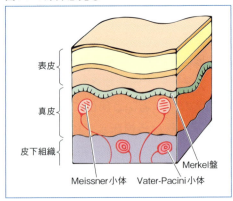
図11 ●深部感覚①

「筋の長さ」を測るセンサーになっており，筋の伸び縮みの変化を測定します。つまり，骨格筋全体の伸縮に合わせて筋紡錘も伸縮し，その変化を神経に伝える器官が筋紡錘です。筋紡錘の中央部には筋紡錘が発した信号を伝える神経が巻きついています。その神経を**Ⅰa-線維**とか**環ラセン線維**とよびます。この神経線維が，筋紡錘が感知した筋の長さの情報を「意識されない深部感覚」として後根へ送っています。

図12 ●深部感覚②

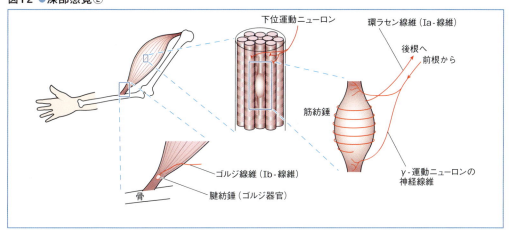

また，筋紡錘にはγ-運動ニューロンの神経線維（**γ-線維**）が脊髄の前角から前根を通ってきています。この神経は筋紡錘を収縮させる神経です。これらⅠa-線維やγ-線維の機能に関する詳細は前角細胞と骨格筋（p.57）を読んでください。

腱紡錘というセンサーは，骨格筋と腱の境目あたりにあり，筋にかかった張力を測定しています。腱紡錘のことを**ゴルジ器官**とかゴルジ腱器官などともよびます。こちらの測定結果は，**ゴルジ線維（Ⅰb-線維）**とよばれる感覚ニューロンが脊髄の後根を通して後角へと伝えていきます。こちらも「意識されない深部感覚」です。

自律神経

自律神経は，呼吸，循環，代謝，体温，消化，分泌，生殖などの生命活動の基本となる機能の**ホメオスタシス**（恒常性）を保つのに重要な働きをしています。自律神経は無意識的に働きます。自律神経があるおかげで，私たちは特に自分で意識しなくても各種内臓の状態を把握でき，心臓を動かすペースを変えたり，食べ物を食べた後に消化管を動かしたりすることができるのです（遠心路）。この遠心路の中枢は視床下部にあり，求心路の中枢は視床にあります。

自律神経の種類

　自律神経は機能的に異なる2種類の神経，**交感神経**と**副交感神経**によって各器官を支配しています。これらの神経の機能はお互いに拮抗する関係になっています。交感神経は，心拍数を増し，血圧，血糖を上げ，消化管の分泌・運動を抑えます。身体が何らかの緊急事態に遭遇した際に，それに対応できるように身体全体の機能状態を変えます。副交感神経は，交感神経の働きとは反対に，エネルギーを節約して身体に蓄える働きをします。両者の種々の器官に対する機能の違いを**表2**にまとめてあるので，目を通してみてください。求心路は，内臓の筋層や粘膜，血管などに存在する感覚受容器によって感知された情報を中枢へと伝えます。交感神経と副交感神経については「自律神経の伝導路」（**p.28**）でも勉強します。

表2 ● 自律神経の作用

		交感神経系の作用	副交感神経系の作用
眼	瞳孔	散瞳	縮瞳
	毛様体筋	弛緩	収縮
腺	涙腺，耳下腺，顎下腺，舌下腺	血管を収縮させて分泌を減少させる	分泌を増加させる
	汗腺	分泌を増加させる	
心臓	心筋	収縮力を増す（β受容体）	収縮力を減少させる（M受容体）
	冠状動脈	拡張（β受容体），収縮（α受容体）	
肺	気管支平滑筋	弛緩（気管支を拡張する）（$β_2$受容体）	収縮（気管支を狭くする）
	気管支の分泌		分泌を増加させる
	気管支の動脈	収縮	拡張
消化管	消化管壁の筋肉	蠕動運動を抑制する	蠕動運動を亢進させる
	括約筋	収縮	弛緩
	腺	血管収縮によって分泌を減少させる	分泌を増加させる
肝臓		グリコーゲンを分解してブドウ糖に変える	
胆嚢		弛緩	収縮
腎臓		濾過量の減少（動脈を収縮させて尿の産生を減少させる）	
副腎	皮質	刺激する	
	髄質	アドレナリンとノルアドレナリンを放出させる	
膀胱	膀胱壁（排出筋）	弛緩：蓄尿させる（β受容体）	収縮：排尿させる（M受容体）
	膀胱括約筋	収縮（α受容体）	弛緩（M受容体）
陰茎と陰核の勃起組織			勃起させる
射精		輸精管，精嚢，前立腺の平滑筋を収縮させる	
動脈	皮膚	収縮	
	腹部内臓臓器	収縮（α受容体）　拡張（β受容体）	
	骨格筋	収縮（α受容体）　拡張（β受容体）拡張（ムスカリン受容体）	
立毛筋		収縮	

※空欄はその器官にその神経支配が及んでいないことを意味する。

Ⅰ 神経とは

C 神経伝導路

　今まで，体性神経（運動神経と感覚神経）と自律神経（交感神経と副交感神経）とは何か，についておおまかにみてきました。

　次に，これら**神経が脳や脊髄の中のどこを通っているのか**を学びます。神経の通りみちのことを**伝導路**といいます。伝導路を知ることは，運動や感覚に失調をきたしている人をみたときに，どこが障害されて症状が出ているかを評価することにつながります。神経がどこを通っているのかを知っていなければ評価できないのです。

　伝導路をしっかり整理して覚えておけば，非常に簡単に病態を把握できるようになります。ここは頑張り所だと思って理解に努めてください。

　伝導路を図で表す場合，脳や脊髄の断面図を描いて，どこに伝導路があるかを示します。イメージがつきにくい場合は，図を描き写して切抜き，伝導路のあるところ同士を針と糸を使って繋いでみると分かりやすいです。

　伝導路の名称は始まりと終点を連ねて標記しますので，名称を見ただけで，始まりと終点の場所やどちら向きの伝導路なのかがすぐ分かるようになっています。たとえば，始まりが大脳皮質で，終点が脊髄である遠心性伝導路は，皮質脊髄路という具合になります。神経細胞が集まる**「皮質」**は大脳と小脳にありますが，単に「皮質」という場合は，大脳皮質のことを指しています。小脳皮質の場合は，脊髄路小脳となります。

　脊髄小脳路の場合，始まりが下位の脊髄で終わりが上位の小脳ですから，上行性（感覚性）の伝導路の意味になります。

　図13の中央は，脳と脳幹の矢状断面を見たところです。赤線を引き，矢印で示した断面がこれからよく登場します。上のほうから順番に，内包，中脳，橋，延髄の高さで切っています。これらの断面図がその横に描かれています。断面図の上が背側で，下が腹側です。神経線維は，これらの断面に対して，ほぼ垂直に通っているわけですが，実際には，その通りには描けないので，面を縦に並べて，そこを貫く線として伝導路を表現することにします。

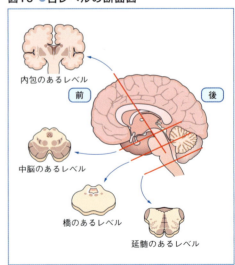

図13 ●各レベルの断面図

1 運動神経の伝導路

すでに図8（p.16）でも見たように，脳や脊髄の中を通る運動神経は上位運動ニューロンです。この上位運動ニューロンは，大脳皮質の前頭葉に存在し，そこから軸索（神経線維）を降ろしていきます。この神経線維の目的地は2つです。

一つは頸から上の骨格筋を動かす下位運動ニューロンの細胞体へ，もう一つは頸から下の骨格筋を支配する下位運動ニューロンの細胞体です（図14）。前者の神経線維の通り路のことを皮質核路（皮質延髄路）といい，後者のほうを皮質脊髄路といいます。

名前の付け方のルールをもう一度おさらいです。皮質脊髄路は，大脳皮質から始まり，脊髄の下位運動ニューロンの細胞体（前角細胞）へと向かう神経なので「皮質から脊髄」

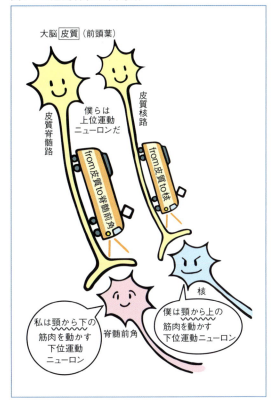

図14 ● 運動神経の伝導路

への路という意味で皮質脊髄路となります。各々の伝導路を詳しく見てみましょう。

皮質脊髄路

大脳皮質と脊髄を結ぶ伝導路です。上位運動ニューロンは，大脳皮質の前頭葉から起こり，内包後脚を通過し，脳幹では，中脳の大脳脚，橋縦束を経て延髄錐体を通ります。脊髄に向かう線維（皮質脊髄路）の75〜90％（決して100％ではありません！）が延髄下部の錐体の「錐体交叉」という場所において交叉し，反対側の脊髄側索を下行し前角細胞に終わります。皮質脊髄路の脊髄部分は反対側の脊髄側索を通るので，外側皮質脊髄路とよばれることもあります。なお，交叉しなかった線維は同じ側の脊髄前索を下行し，脊髄を出る直前に反対側の前角細胞に終わりますので最終的には，すべて大脳皮質とは反対側の脊髄前角細胞に終わります（図15）。錐体で交叉しない線維の通り路は脊髄の中では脊髄前索を通るので前皮質脊髄路とよばれます

が，胸髄上端部で消失してしまうのであまり注目されていない伝導路です。

以上のように，手足の運動を支配する上位運動ニューロンは，大脳皮質から始まり，脊髄に終わります。これが皮質脊髄路の概要です。

▎皮質核路＝皮質延髄路，皮質球路

頸から上の顔の骨格筋を動かす神経の上位運動ニューロンは延髄下部の錐体交叉まで降りないで，それよりも上の橋で下位運動ニューロンとシナプスをつくります。大脳皮質から降りて脳幹部の神経核で終わるので，この上位運動ニューロンの通りみちを皮質核路といいます。

皮質核路は主に両側性に下位運動ニューロンとシナプスをつくります。中脳上部の断面を見てください（**図15**）。左右の動眼神経核（＝眼球を動かす筋を支配する下位運動ニューロンの細胞体のあるところ）は，一側の大脳皮質より降りてきた上位運動ニューロンによって支配されています。

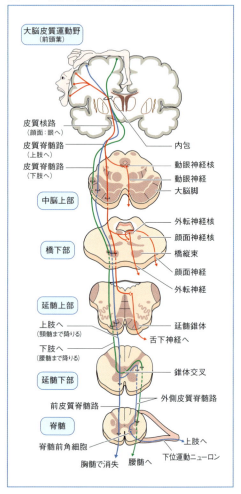

図15 ●皮質脊髄路と皮質核路

このようなやり方を両側性支配といいます。顔面を動かす下位運動ニューロンは，上位運動ニューロンによって両側性支配を受けるのが一般的です。そして，同側にある下位運動ニューロンを支配する場合は交叉しませんし，反対側にある下位運動ニューロンを支配する場合は，そのすぐ上で交叉しています。

皮質核路には，錐体路の錐体交叉のようにまとまって交叉する場所があるのではなく，ニューロンは自分の到着地が近づくとそれぞれの高さで交叉しています。

顔は一般的に両側性支配といいましたが，例外もあります。顔面筋の下部（口輪筋など）や舌の筋の運動をつかさどる下位運動神経核は，反対側から交叉してきたニューロンに支配されています。すなわち両側性ではなく，頸から下の筋を動かす下位運動ニューロンと同じように，一側かつ対側性支配（反対側のみを支配するという意味）です。

なお，両側性支配と顔面麻痺との関係については「顔面神経」（**p.106**）でお話しし

ています。

錐体路と錐体路系

　本来は，皮質脊髄路が錐体で錐体交叉をすることから，錐体路とよばれることになったのですが，その後，機能的には，皮質核路も，錐体路と同じ様式（パターン）で遠心性伝導路を構成していることから，広い意味で，皮質核路が錐体路の仲間に入りました。したがって，厳密にいえば，錐体路とは，皮質脊髄路のことですが，錐体路系は，皮質脊髄路と皮質核路を両方含んでいます。

錐体路　＝皮質脊髄路＝上位運動ニューロンの一部
錐体路系＝皮質脊髄路＋皮質核路（皮質延髄路）＝上位運動ニューロン

と解釈しておくとよいでしょう。

> #### 錐体とは？
>
> 　延髄の腹側にある膨らんだ部分です。ニューロンは，延髄下端で反対側に走るので，その部分を錐体交叉とよびます。
> 　ちなみに錐体外路は，歴史的には「錐体を通らないで運動調節に関与する系統」と定義されました。現在の錐体外路は臨床的に錐体路や小脳系以外の運動機能を制御する系統と認識されています。詳しくは，次の章で説明します。

2　感覚の伝導路

　この項では頸から下の体性感覚の通り路について学びます。頸から上の感覚については「脳神経（p.85）」で勉強します。この頸から下の体性感覚には前述（p.18）したように，表在感覚，意識される深部感覚，意識されない深部感覚の３つがあります。これらはそれぞれ，外側脊髄視床路，後索路，脊髄小脳路を通って大脳皮質や小脳へと伝えられます。

　以上の３つの伝導路に共通している点は，第１次感覚神経（１次ニューロン）は後根を通じて脊髄内に入るという点です。それでは個々の伝導路について詳しく見てみましょう。

外側脊髄視床路：表在感覚

温度覚，痛覚の上行路です（**図16**）。自由神経終末で受容され，後根から脊髄に入って後角に終止します。これが1次ニューロンで，細胞体は後根神経節にあります。後角に細胞体をもつ2次ニューロンは前白質交連を通って対側の側索を視床まで上行します。

2次ニューロンは視床の後外側腹側核（VPL核；Ventral postlateral nucleus）に終止し，VPL核から出た3次ニューロンが内包後脚，放線冠を通って大脳皮質頭頂葉の中心後回にある体性感覚野に終止します。前頭葉での「逆立ちしたコビト」と同じように，中心後回では身体のそれぞれ対応する部位が決まっており，各部位からのニューロンはその部位に終止します。

これらの情報は視床・大脳皮質に達するだけでなく途中，橋や延髄の網様体にも伝えられます。このことで中枢が広く賦活され，刺激に伴う感情や反応が生じます。

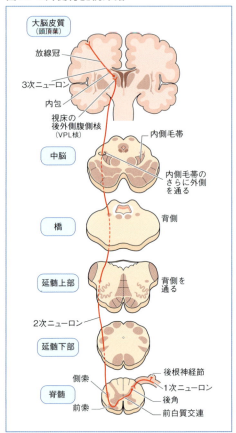

図16 ●外側脊髄視床路

以下は覚えるポイントです。
- 1次ニューロンが後角に入るとすぐにそこで2次ニューロンにバトンタッチする
- 後角の2次ニューロンから出た神経線維はすぐに反対側へ交叉する

必ず覚えておいてください。

後索路（意識される深部感覚）

振動覚，関節位置覚の上行路です（**図17**）。1次ニューロンの細胞体は後根神経節にあって，後根から脊髄に入り，同側の後索を上行します。なかには介在ニューロンを介して前角細胞と連絡しているものもあります（反射に関係していると考えられます）。

後索は2つに分けられ，脊髄全長にわたってみられる薄束（仙・腰髄および胸髄下部1/2からの入力）と，上部胸髄および頸髄にみられる楔状束（胸髄上部1/2およ

び頸髄からの入力）とがあります。
　上行線維は延髄下部の薄束核・楔状束核に終止し，それらから生じる2次ニューロンは中心灰白質の前方で交叉して内側毛帯を形成し，視床に達します。その後はほぼ外側脊髄視床路と同様（VPL核，内包後脚，放線冠），大脳皮質の中心後回に達します。
　後索路で覚えるポイントは3つあります。
● 1次ニューロンは後角に入ってもニューロンを乗り換えず，そのまま同側の後索を上行する
● 延髄下部でまとまって2次ニューロンに乗り換えて，その後2次ニューロンは直ちに反対側へ交叉する
● 延髄より上の部では名前が内側毛帯と変わる

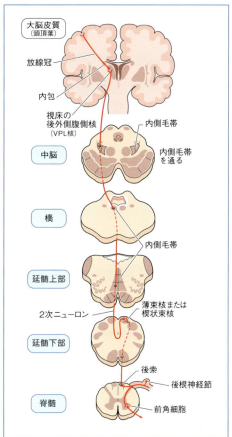

図17 ●後索路

脊髄小脳路（図18）（意識されない深部感覚）

　脊髄小脳路の深部感覚は，意識の中枢である視床→大脳皮質を通りません。視床にいく前で曲がってしまいます。この伝導路の最終的なゴールは小脳です。小脳は，意識の中枢ではありません。したがって，この感覚は意識されないのです。
　この感覚は，筋の長さや，腱にかかる圧力の情報を小脳に伝えて，運動の調節に役立つように機能しています。

● 前脊髄小脳路

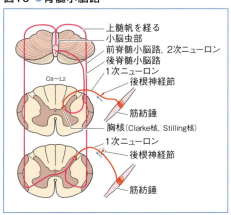

図18 ●脊髄小脳路

　筋の長さは骨格筋の中に存在する筋紡錘が測定し，また腱にかかる圧力は，腱紡錘が測定します。その結果を感覚神経の1次ニューロンが脊髄に運びます。この1次ニューロンの細胞体は後根神経節にあります。脊髄の後角に入った後，後角で2次ニューロンに乗り換えます。この2次ニューロンは2本に分かれて，同側と対側の両

Ⅰ 神経とは

方の脊髄側索の前方を上行します。そして，延髄，橋・中脳の高さまで上行した後，上小脳脚を通って上髄帆から小脳の中に入ります。小脳では古小脳である小脳虫部に達します。この経路を前脊髄小脳路といいます。

● 後脊髄小脳路

一方，C_8 から L_2 までの間では，1次ニューロンが後根より脊髄に入ると，後角にある胸核（Clarke核，または，Stilling核）に接続します。この胸核から出た2次ニューロンは，脊髄側索の後方を上行し，延髄の高さにまで上がると，下小脳脚を経て小脳に入り小脳虫部へ達します。この経路を後脊髄小脳路といいます。

この小脳に入った情報を小脳がどのように使って運動を調節しているのかについては，第Ⅱ章「運動の調節とその異常」を読んでください。

 自律神経の伝導路

自律神経にも体性神経と同様に遠心路と求心路があります。遠心路は運動神経と同じように，中枢からの命令を各内臓器官へ送る働きをします。求心路は感覚神経と同じように，主に内臓器官で得られた感覚を中枢へ伝えます。遠心路（運動性）ニューロンの数は体性運動性より一つ多くて3つあるのが特徴です。

遠心路

● 交感神経（図19）

視床下部に存在する1次ニューロンから神経線維が下行します。延髄網様体で一度神経を乗り換える場合もありますが，基本的にはそのまま脊髄へ下行します。脊髄では，側索のかなり灰白質に近い内側を下行します。2次ニューロンの細胞体は，脊髄の Th_1 の高さから $L_2 \sim L_3$ までの高さの側角にあり，中間質外側核とよばれます。視床下部から降りてきた1次ニューロンの神経線維は，この側角にある2次ニューロンの細胞体とシナプスをつくります。

2次ニューロンの細胞体から出た神経線維は前根を通って脊髄の外に出て，大半のものは交感神経幹の神経節に終止し，神経節細胞とシナプスをつくります。一部は交感神経幹の神経節を素通りしてさらに腹側にある椎前神経節に終止しシナプスを形成します。このような例として，$Th_5 \sim Th_9$ から出る大内臓神経（椎前神経節の一つである腹腔神経節に終止）や Th_{10}，Th_{11} から出る小内臓神経（これも腹腔神経節に終止）などがあげられます（図20-E・F・G，p.30）。

今までに述べた，脊髄の側角から神経節に至るまでの2次ニューロンが，節前ニュー

ロンです．神経節で節前ニューロンとシナプスを形成して，効果器に至るニューロンが**節後ニューロン**（すなわち3次ニューロン）です．交感神経においては，節前ニューロンから節後ニューロンへの伝達は**アセチルコリン**（ニコチン性）で行われ，節後ニューロンから効果器への伝達は主に**ノルアドレナリン**で行われています（効果器にα受容体とβ受容体があることはご存知のとおりです）．

図19 ●交感神経の遠心路

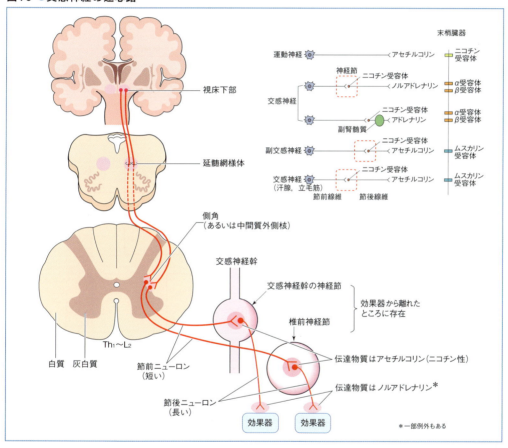

図20 ●交感・副交感神経の遠心路の全体像

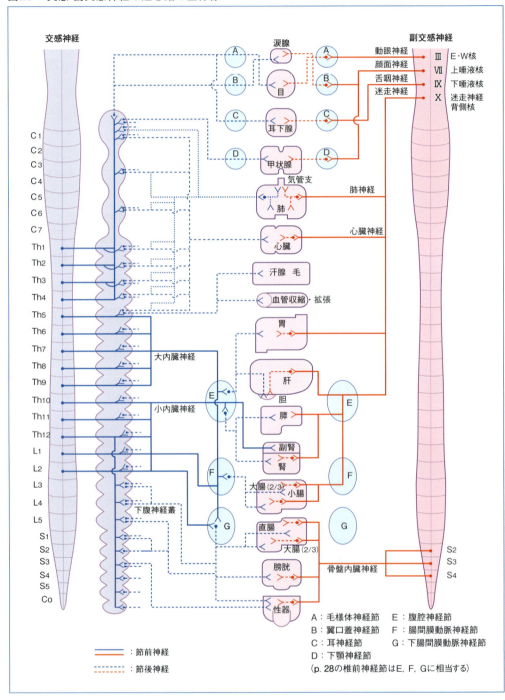

図21 ● 副交感神経の遠心路

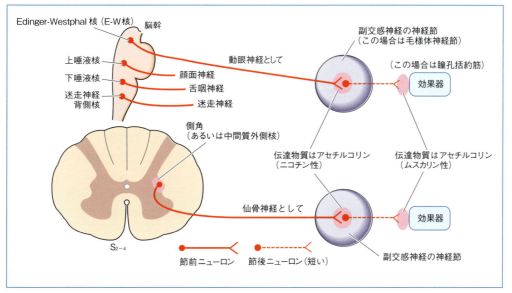

● 副交感神経（図21）

　交感神経の場合と同じように，1次ニューロンは**視床下部**に存在します。1次ニューロンから伸びた神経線維が2次ニューロンとシナプスをつくります。2次ニューロンの神経，細胞体は**脳幹部**とS_2～S_4**仙髄灰白質**にあります。脳幹部の細胞体（の集合）は4つあり，それぞれ名前がついています。**Edinger-Westphal核**（**E-W核**；動眼神経副核），**上唾液核**，**下唾液核**，**迷走神経背側核**です。S_2～S_4にある細胞体は交感神経の場合と同じく，まとめて**中間質外側核**とよばれています。

　線維は，脳幹部から出るものは脳神経の一部として走行します。上に述べた核から出た神経線維は，それぞれ順に**動眼神経（Ⅲ），顔面神経（Ⅶ），舌咽神経（Ⅸ），迷走神経（Ⅹ）**に入ります。一方，仙髄から出るものは前根から出て，脊髄神経（つまりこの場合は仙骨神経）の一部として走行します。仙髄の前根を出た副交感神経は，膀胱，直腸，陰部などに向かいます。そしてそれぞれ，膀胱平滑筋の収縮，直腸の消化管平滑筋の収縮，陰茎海綿体の血流増加などに関与し，排尿，排便，勃起を引き起こします。

　脳幹・仙髄いずれから出た線維も効果器の近くにある**神経節**に終止し，そこの神経節細胞とシナプスします。ここまでが**節前ニューロン**です。この神経節から，効果器に至るのが**節後ニューロン**です。副交感神経においては，節前ニューロンから節後ニューロンへの伝達は**アセチルコリン**（ニコチン性）で行われ，節後ニューロンから効果器への伝達も**アセチルコリン**（ただしこちらはムスカリン性）で行われています。交感神経と比べて，副交感神経の神経節は効果器の近くにあることが特徴で，そのため副交感神経の節後ニューロンは短いのが一般的です。

表3に交感神経と副交感神経の伝導路の比較をまとめてみました。イメージをつかんでみてください。また，今，お話しした遠心路について，実際に交感および副交感神経が，どの臓器に分布しているかを図20で示してありますので，こちらももう一度，目を通しておいてください。

表3 ●交感神経と副交感神経の比較

	交感神経	副交感神経
機　能	エネルギー消費，緊急時	防御性，回復性
効　果	全身性，長時間持続する	局所性，短時間持続する
節前神経	第1胸髄〜第2腰髄	動眼神経，顔面神経，舌咽神経，迷走神経，第2〜4仙髄
神経節	傍脊椎部，前脊椎部	終末器官の近傍
節前性有髄線維	短い	長い
節前性神経伝達物質	アセチルコリン（ニコチン性）	アセチルコリン（ニコチン性）
節後性無髄線維	長い	短い
節後性神経伝達物質	ノルアドレナリン（一部例外あり）	アセチルコリン
効果器の受容体	α - およびβ - アドレナリン作動性	ムスカリン性
分　布	全身性	特定の器官に限局性
四肢の神経支配	あり	なし

求心路

自律神経の求心性の情報は，内臓の筋層や粘膜，血管などに存在する種々の受容器（圧受容器や化学受容器など）によって感知されています。**内臓感覚**とよばれることもあります。

●交感神経（図22）

誰でもおなかが痛くなったことはあるかと思いますが，いわゆる腹腔内臓器の内臓痛を伝えるのは交感神経の求心路の役目です。

体性感覚神経と同様に交感神経の求心性線維の細胞体は**後根神経節**にあります。髄節の高さは遠心性線維が出るのと同じで，$Th_1 \sim L_2$ (3) です。

効果器からの内臓感覚は，求心性線維の末梢枝によって**後根神経節**の細胞体に伝えられます。末梢枝は途中，交感神経幹や椎前神経節を通りますが，遠心性線維と違って素通りするだけでニューロンは乗り換えません。中枢枝は細胞体から後根を通って

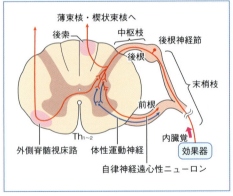

図22 ●交感神経の求心路

脊髄に入ります。後角で中枢枝は多数のニューロンとシナプスを形成し内臓感覚を伝えますが，この相手のニューロンは，実は体性感覚を伝える2次ニューロンと同じです。

すなわち，温痛覚を伝える外側脊髄視床路を上行する2次ニューロンとシナプスを形成したり，意識される深部感覚を伝える後索を上行して，薄束核や楔状束核にある2次ニューロンとシナプスをつくったりするわけです（図10，17，18）。体性感覚と同じように，視床，大脳皮質と伝えられます。内臓痛などは外側脊髄視床路を使って上にのぼりますが，胃部膨満感などは後索を上がります。また，一部は前角に存在する下位運動ニューロン（体性運動神経）ともシナプス，反射弓をつくります（自律・体性反射）。さらに，先ほど述べた遠心性の自律神経の2次ニューロンと側面でシナプスをつくって，やはり反射弓をつくったりします（自律・自律性反射）。

効果器への伝達の例外

交感神経の節後ニューロンから効果器への伝達の例外として，以下のものがあります。

例外1：伝達物質がノルアドレナリンでないもの

汗腺と骨格筋に分布する血管を支配する節後ニューロンの伝達物質はアセチルコリンです。

例外2：節後ニューロンの特殊型

副腎髄質の分泌細胞そのものが節後ニューロンであるとみなします。というのは，節前ニューロン（この場合大内臓神経）が分泌細胞とシナプスして終止しているのです。分泌細胞は節前ニューロンからアセチルコリンによる伝達を受けて，ノルアドレナリンとアドレナリンを分泌します（分泌物がノルアドレナリンだけではないところも特殊です）。副腎髄質には副交感神経の支配はありません。

●副交感神経（図23）

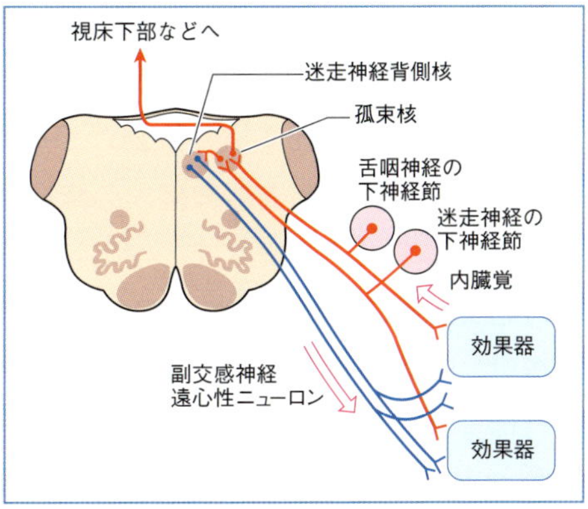

副交感神経は，脳神経（Ⅲ，Ⅶ，Ⅸ，Ⅹ）と仙髄（S_2〜S_4）にありますが，そのうち求心路をもつのは，Ⅸ，ⅩとS_2〜S_4です。Ⅸ，Ⅹは主に胸腹腔からの，S_2〜S_4は骨盤腔からの情報を集めます。またⅨ，Ⅹは他の求心路と比べるとやや特殊です。

自律神経求心路は交感・副交感神経とも最終的に視床に集まり，さらにそこから大脳皮質へ投射されます（大脳皮質に上がる＝「意識することができる」）。ところがⅨ，Ⅹの2つ（脳幹性副交感神経求心路ともいいます）は，視床下部がゴールなのでこの感覚入力は直接意識できません。言い換えれば，知覚されない感覚ともいえるかもしれません。

図23 ●副交感神経の求心路

視床下部は体温，食欲，性欲，睡眠など生命維持活動の源を支える機能を調節する中枢です。Ⅸ，Ⅹの求心路はそうした調節に欠かせない体内環境の情報を運んでくる大切な神経回路なのです。
　さて，これらの伝導路についてみていきましょう。

①Ⅸ，Ⅹ（脳幹性副交感神経求心路）

　舌咽神経（Ⅸ）に由来する線維は，頸動脈洞および頸動脈小体からの内臓感覚を伝え，孤束核でシナプスをつくって終止します。迷走神経（Ⅹ）に由来する線維は，胃・腸・気管・気管支・心・肺・および大動脈弓からの内臓感覚を，これも孤束核まで伝え，そこでシナプスをつくって終わります。

　孤束核からは迷走神経背側核へ情報を伝えるニューロン（いわゆる局所の反射弓をつくります）や，より高次の視床下部などに向かう上行性ニューロンが出ていきます（図 23）。

　迷走神経背側核から出る神経線維は心臓などへ向かいます。頸動脈マッサージという上室性頻拍などを抑える手技がありますが，この手技は自律神経反射を利用したものなのです。つまり，

　　頸動脈洞を圧迫する
　　→頸動脈洞にある圧受容体がそれを感知する
　　→舌咽神経がその興奮を孤束核へ伝える
　　→孤束核から迷走神経背側核へ送られる
　　→迷走神経の興奮は心臓の洞房結節や房室結節へ向かいそれらを抑制する
　　→徐脈化が起こる（または頻脈が治まる）

というわけです。柔道などで羽交い締めにされて「落ちる（意識がなくなる）」のもこれが原理です（徐脈で血圧が下がって脳幹の虚血の結果，意識がなくなる）。

　頸動脈小体には化学受容体が存在し，呼吸調節に関与します。

② $S_2 \sim S_4$（脊髄性副交感神経求心路）

　骨盤内臓器に存在する効果器からの感覚を伝える1次ニューロンは仙髄へと向かいます。仙髄に戻る副交感神経求心線維は，交感神経同様，効果器から後根神経節，後根を経て後角に入りそこでシナプスを形成して終止します。後角でのシナプスのつくり方も交感神経と同じです（図 22, p.32）。後角で2次ニューロンにシナプスをつくった後は，外側脊髄視床路と相乗りのかたちで上行していきます。また，後角で神経を乗り換えずにそのまま後索を上行していく場合もあります。

　尿意や便意などの感覚は，むしろこの後索を上行して視床，大脳皮質へと到達することで意識されます。また，これも交感神経の際と同じように反射弓をつくる場合もあります。特に，自律・自律性反射は，排尿・排便にはなくてはならない反射です。

　前述のように，仙髄から出た遠心性副交感神経は膀胱や直腸の平滑筋を収縮させま

す。膀胱に尿が溜まり，内圧が高まると膀胱壁が引き伸ばされます。その刺激が副交感神経の求心路を通じて仙髄へ入力されます。その求心路は上記のように後索を上行し尿意を感じさせてくれますが，同時に側核にある節前ニューロンともシナプスをつくって膀胱収縮を引き起こします。こうした反射弓のあるおかげで排尿することが可能になります。ただし，日常では「尿意を感じたと同時に排尿」をしていたら大変困ることになります。そこで尿意を感じた大脳皮質がいろいろと状況判断を行い，「今，排尿をしてしまったら，一生みんなにからかわれてしまう。どうしよう。恥ずかしいな……」などと考え，その結果「ガマンしよう」と結論すると，仙髄に対して排尿反射を抑制する命令を送ります。そうした上からの抑制の結果，膀胱は収縮しなくなるため少しゆるみます。そのゆるみの分だけ膀胱容量に余裕ができ，もう少しガマンできるようになる仕組みです（**図24**）。

図24 ●膀胱の調節機構

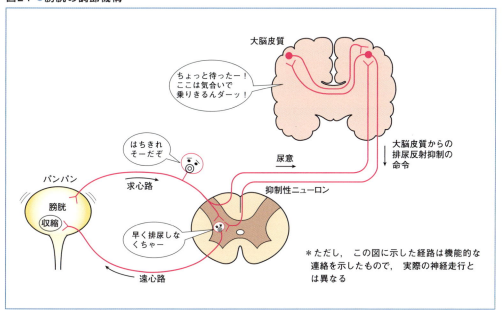

ニコチン性とムスカリン性

　副交感神経では，節前ニューロン・節後ニューロンともに神経伝達物質はアセチルコリンですが，同じ神経伝達物質でも受容体の種類が違います。

　節前ニューロンから放出されたアセチルコリンを受ける受容体を**ニコチン受容体**といいます。ニコチン受容体は，節後ニューロンの細胞体の樹状突起に存在しています。一方，節後ニューロンから放出されたアセチルコリンは，**ムスカリン受容体**に作用します。ムスカリン受容体は効果器の細胞上に存在します。どちらの受容体もアセチルコリン受容体ですが種類が異なっています。

　ニコチン受容体は副交感神経だけではなく，交感神経の神経節においても存在しています。交感神経節前ニューロンから放出されたアセチルコリンを受ける節後ニューロン細胞体の樹状突起上に存在する受容体もニコチン受容体です。さらに，下位運動ニューロンの神経末端から放出される神経伝達物質もアセチルコリンであり，骨格筋の細胞上に存在する受容体はニコチン受容体です。

　一方，ムスカリン受容体のほうは，副交感神経の効果器以外では脳内にも存在します。臨床的には，硫酸アトロピンという薬は効果器上のムスカリン受容体をブロックする薬です。これによって副交感神経の作用を抑制できるわけです。一般的には**抗コリン薬**といいますが，正しくは**ムスカリン受容体拮抗薬**です。腹痛時に使われ，**鎮痙薬**ともいわれるブチルスコポラミンなどもムスカリン受容体拮抗薬です。脳内のムスカリン受容体をブロックする薬には，塩酸ビペリデンや塩酸トリヘキシフェニジルなどがありますが，これらの薬はParkinson病（**p.191**）の治療に使われます。

D 神経の障害

運動の障害

運動障害には，運動麻痺と運動調節障害の2つがあります。**運動麻痺**は筋力が低下して運動することができなくなった状態で，原因は以下の3つに大別されます。
- 上位運動ニューロンの障害でおきる
- 下位運動ニューロンの障害で起きる
- 骨格筋（神経筋接合部を含む）の障害で起きる

実際に運動を行うには，上記の3要素のほか，錐体外路系による円滑な運動調節が必要です。図6（p.15）にもあるように，運動調節系を担っているのは小脳と大脳基底核です。これらが障害されるのが運動調節障害で，筋力は正常で，運動麻痺もありませんが運動の調節がうまく行えない状態です。

運動調節障害は2つに大別されます。
- 運動失調→主に小脳の障害で起きる
- 不随意運動→主に大脳基底核の障害で起きる

●運動麻痺

筋力低下が起きて運動そのものが障害されている状態です（筋力低下の調べ方は，後述します）。

筋力が低下している患者さんをみた時は，次の3つの可能性を考えます。
①上位運動ニューロンが障害されている＝錐体路障害（**p.82**）
②下位運動ニューロンが障害されている

末梢神経障害がある場合が多いです。末梢神経の中を通る運動神経が障害されると，下位運動ニューロンの障害が起こります。

③骨格筋が障害されている（神経筋接合部を含む）＝**ミオパチー**（myopthy, **p.241**）

●運動調節障害

小脳と**大脳基底核**の障害です。第Ⅱ章でお話しします。

運動障害のみかた

ここでは，運動神経だけでなくその効果器である筋も含め，運動機能の検査についてお話しします。

1）筋トーヌス（tonus）

関節を他動的に動かしてみて調べます。また，筋肉を触ってみて硬さをみることで

も確認できます。

そもそもトーヌスとはなんでしょうか？日本語では**筋緊張**と表現します。

例えば，片方の腕の力を完全に抜いてみてください。その状態で自分の腕の筋をつかんでみてください。そのつかんだ筋にある微妙な「張り具合」がトーヌスです。この「張り」は筋が本当の意味で「弛緩」した状態ではないことを表しています。完全に力を抜いたと思っている状態の筋も，運動神経につながっている状態では，運動神経からの刺激が加わって，わずかながら筋収縮が起こっています。これは，次の動きに対して，いつでも準備よし（スタンバイ）という状態になっているからなのです。神経が繋がって生きている筋は常にわずかながら「緊張」して「張った」状態を保っています。この「張り具合」を筋の自然緊張「トーヌス」とよんでいます。この「張り具合」がない状態では，筋はグニョグニョになります。

①トーヌスが低下する場合

下位運動ニューロンや**筋自身**，あるいは**小脳の障害**で，トーヌスは低下し，筋がグニョグニョになります。この状態が**弛緩**（flaccidity）です。

②トーヌスが亢進する場合

筋を他動的に動かしたときに感じられる抵抗が強まっている状態です。

痙直（spasticity）と**固縮**（rigidity）という2つのタイプに分けられます。両者は「ゆっくり動かす」か「速く動かす」かによって図25のように見分けられます。

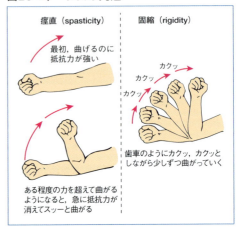

図25 ●トーヌスの亢進

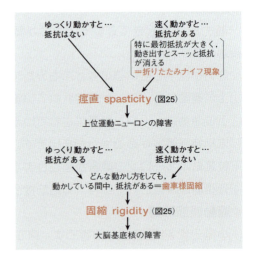

2）深部腱反射（deep tendon reflex；DTR）

deep tendon reflex（**深部腱反射**）を縮めて，DTRと略されます。

膝蓋腱反射（膝のちょっと下を叩くと，足がピクッとする）などが有名です。でもこれらは腱反射といいながら，実は腱の反射ではなく，**筋紡錘ー筋の反射**です。

①DTRのメカニズム

以下の経路で筋が収縮します。これを反射弓といいます。

腱（筋）を叩く→筋紡錘が伸展→インパルス（Ⅰa-線維）→脊髄（単シナプス性）→前角細胞（下位運動ニューロンの神経線維）→筋収縮（**図 26**）
② DTR 異常
・DTR が亢進する場合：**錐体路障害**
・DTR が減弱～消失する場合：**反射弓（下位運動ニューロン，筋，後根**など）**の障害**

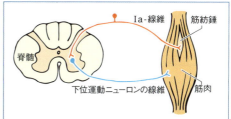

図26 ●腱反射の神経回路

クローヌス（clonus, 間代）

クローヌス陽性は深部反射の著明亢進を意味し，上位運動ニューロン（錐体路）の障害で出現します。

●膝クローヌス

仰臥位にして膝の上をつかみ，強く下へと押し下げます。
→膝蓋が上下に連続的に動くと陽性です。
＊この場合，同時に膝反射も亢進している

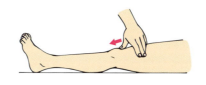

●足クローヌス

仰臥位にして膝を軽く屈曲させ，足底に手をあて急激に足を上方へと押し上げ，力を加え続けます。
→足が上下にけいれんすれば陽性です。
＊この場合，アキレス腱反射も亢進している

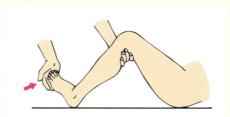

筋を急に伸展させると反射性収縮を起こしますが（DTRの機序），筋伸展刺激を与え続けたときに反射性収縮が反復する（DTRの亢進）のがクローヌスです。

3）表在反射

おなかをなでると腹筋が収縮する腹壁反射，太ももをなでると睾丸（精巣）が挙上する挙睾筋反射などが有名です。
①表在反射のメカニズム
　皮膚・粘膜に加えられた刺激→（多シナプス性）→筋収縮
②表在反射の異常
　DTR と異なり，**上位運動ニューロンの障害**でも，**下位運動ニューロンの障害**または**筋自身の障害**でも減弱します。

Ⅰ 神経とは

4）病的反射

　正常では現れない反射で，病的意義を有することが多いので臨床的に重要です。小児科でおなじみのBabinski（バビンスキー）反射が最もよく知られています。病的反射陽性となる原因は，上位運動ニューロン（錐体路）障害です。

> ### ✏ Babinski反射
>
> 　足の裏を針や安全ピン，カギなどで踵から前方にこすります。
> →正常では母指の足底への屈曲運動（もしくは全指の屈曲）を示します（足底反射：表在反射の一つ）。
> →Babinski反射陽性のときは，母指が背屈します。
> ＊正常でも10%に両側性消失，つまり屈曲しないことがある
> 　一側性消失，または背屈（Babinski反射陽性）のときに異常とみなします。上位運動ニューロンに障害があると考えられます。

5）筋萎縮

　筋肉がやせ細っているかどうかを視診します。全身の筋が一様にやせ細っている場合は，栄養障害を考えます。

　神経内科的には，部分的な筋肉の萎縮があるかどうかをみます。筋萎縮をみた場合の考え方ですが，下位運動ニューロンは直接筋と接続していますが，上位運動ニューロンのほうは，直接的にはつながっていないことに注目してください。そして，下位運動ニューロンから筋を萎縮しないように維持するための刺激が出ていると考えます。

　そう考えると，筋に接続している下位運動ニューロンからの刺激が続くため，上位運動ニューロンの障害だけでは，筋は萎縮しません。しかし，下位運動ニューロンが障害を受けると，そうした刺激が出なくなり，筋は萎縮してしまいます。もちろん，筋自身の障害でも萎縮は起こります（図27）。

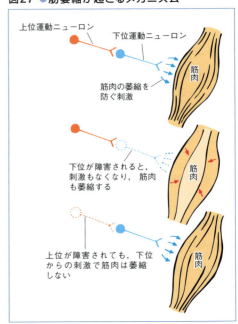

図27 ●筋萎縮が起こるメカニズム

6）線維束攣縮（fasciculation）

　安静時に皮膚の上からみえる，不規則な筋の自発的な収縮です．**下位運動ニューロン障害**で起こります．下位運動ニューロンは筋に直接つながっているので，下位運動ニューロンが障害されると，筋は収縮の命令を出していた神経がなくなるために無秩序になってしまいます．そして，自ら勝手に脱分極して収縮を起こします．

　収縮といっても筋全体がまとまって収縮するのではなく，線維束という単位でバラバラに無秩序に収縮します．ですから，例えば「関節が曲がる」ほどの力を発生することはありません．皮膚を通して筋肉が「ヒクヒク」動いているのが視診できる程度です（図28）．

図28 ●線維束攣縮
"ヒクヒク" 動く　　上まぶたが "ヒクヒク" する

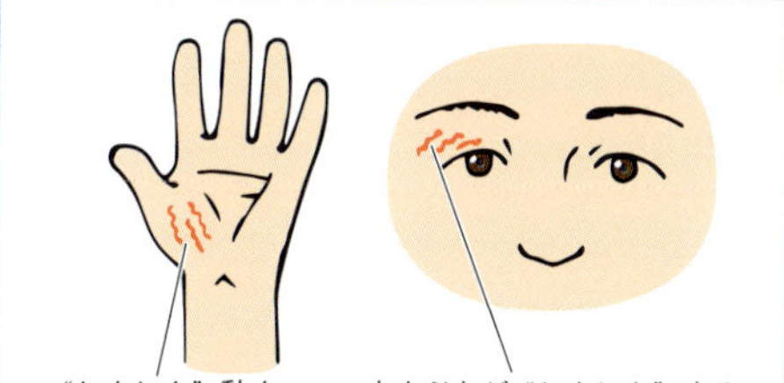

7）筋力

　個々の筋・筋群に逆方向の力を加えて，これに抵抗させることでその力を調べ，5 point scale で記載します．このテストを**徒手筋力テスト**（manual muscle testing；MMT）といいます．

✏ 5 point scale

0：筋収縮なし（全く縮まない）．
1：筋収縮はみえるが，運動効果（－）．
2：水平方向には動かせるが，重力には抗せず垂直方向には動かせない．
3：重力にも何とか勝てる（抗重力作用（＋）だが，弱い力）．
4：普通よりは弱い力．使用できる程度の力はある．
5：正常．フルパワーである．

　そしてこのテスト，5 point といいつつ実は6段階あります．とりあえず「重力に勝てるのが3」と覚えておきましょう．

　以上，1）～7）の症状・検査から上位運動ニューロンの障害なのか，下位運動ニューロン以下の障害なのか，だいたい分かります．また，さらに細かくみていくと下位運動ニューロンの障害か，神経筋接合部の障害か，筋の障害なのかも分かります．障害部位と徴候を**表4**にまとめておきますので，上位・下位運動ニューロン障害の徴候を中心に，次のようなポイントをおさえましょう．

表4 ●運動障害部位と徴候

	上位運動ニューロン	下位運動ニューロン	神経筋接合部[*1]	筋
筋トーヌス	↑	↓	↓（疲労時）	一般に↓
深部反射	↑	↓	正常（疲労時↓）	↓
表在反射	↓	↓	正常（疲労時↓）	↓
病的反射	＋	－	－	－
筋萎縮	－（あっても廃用性）	＋（遠位に高度）[*2]	－	＋（近位に高度）[*2]
線維束攣縮	－	＋	－	－
筋力	↓	↓	正常（疲労時↓）	↓
CK（血清筋原性酵素）	→	→	→	↑
筋電図		神経原性パターン・高振幅・長持続・巨大棘波	正常 疲労時漸減（誘発筋電図）	筋原性パターン・低振幅・短持続
疾患例	進行性球麻痺	脊髄性筋萎縮症 Werdnig-Hoffmann病[*2] Kugelberg-Welander病[*2]	重症筋無力症[*1]	進行性筋ジストロフィー 多発性筋炎 筋強直性ジストロフィー[*2]

[*1] 重症筋無力症の他にもLambert-Eaton症候群（筋無力症候群）があるが，ここでは重症筋無力症についてのみ述べている
[*2] 基本的に神経原性の筋萎縮は遠位に高度で，筋原性の筋萎縮は近位に高度である
例外1：神経原性なのに近位筋萎縮
　　　　Werdnig-Hoffmann病，Kugelberg-Welander病，Kennedy-Alter-Sung症候群
例外2：筋原性なのに遠位筋優位の筋萎縮
　　　　筋強直性ジストロフィー，ミトコンドリア脳筋症

● 上位運動ニューロン障害の特徴
　筋萎縮なし，深部反射亢進，病的反射
● 下位運動ニューロン障害の特徴
　線維束攣縮，筋萎縮は一般に遠位筋で高度
● 神経筋接合部障害の特徴
　疲労時の筋力低下
● 筋疾患の特徴
　血清CK高値，筋萎縮は一般に近位筋で高度

　神経筋接合部，筋の障害については，各論第Ⅵ章「ミオパチー」を勉強してから，もう一度この**表4**を見ましょう。すると，運動障害全体についてよく分かると思います。
　運動調節の障害は，ちょっと複雑なので第Ⅱ章でお話しします。

筋の興奮性の異常

　直接，運動神経の障害を示唆しているわけではないのですが，ここで筋の興奮性に

異常をきたす病態を３つほど説明しておきます。

1）ミオトニア（筋緊張）

筋強直性ジストロフィー（**p.250**）で起こります。筋の興奮性が亢進していて，最大収縮後急速には弛緩できない状態（弛緩障害）をいいます。

以下のような筋緊張性反応がみられます。

①叩打（こうだ）性筋緊張（percussion myotonia）

●母指球：母指球を叩くと母指が内転し，そのままでなかなか戻りません。

●舌：舌に舌圧子を乗せて上から叩くと，しばらくぐっと収縮したままになります（**図 29**）。

図29 ●叩打性筋緊張

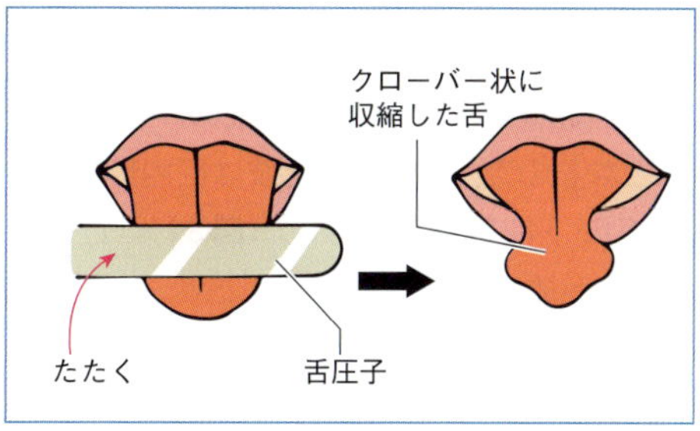

②把握性筋緊張（grip myotonia）

拳（こぶし）をつくらせたり，握手をしたりすると，いつまでも手が開きません。

2）テタニー（tetany）

副甲状腺の異常や過換気症候群のときにみられます。**体液 Ca^{2+}濃度低下**などで，筋興奮性が亢進している状態で，けいれんが主症状です。

① Chvostek（クボステク）徴候

外耳孔前方の顔面神経の走行上を叩くと，口角が引き寄せられるなどの，表情筋の攣縮（れんしゅく）がみられるのが陽性です（末梢神経が機械的刺激に過敏となっています）。

② Trousseau（トルソー）徴候

血圧計のマンシェットを上腕に巻いて，最大血圧よりやや低めの圧をかけて虚血状態にしたとき，手に特有の強直性けいれんが生じ，母指内転，他の四指伸展という特有の形（助産婦手位）を示せば陽性です（**図 30**）。

図30 ●助産婦手位

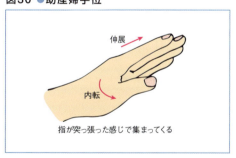

Barré徴候

軽度の筋力低下（不全麻痺）の検査法

●上肢 Barré 徴候

両腕を手掌を上にして前方水平に挙上させて閉眼させ，そのままの状態を保つように命じると，錐体路障害ではトーヌスが，

回内筋のトーヌス＞回外筋のトーヌス
屈曲筋のトーヌス＞伸筋のトーヌス

となるので，麻痺側の上肢は回内しつつ次第に下に落ちてきます（図31）。これがBarré徴候です。

垂直に急速に落下する場合は，ヒステリーを疑います。

図31 ●Barré徴候

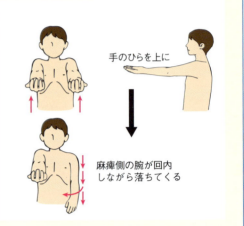

手のひらを上に

麻痺側の腕が回内しながら落ちてくる

●下肢 Barré 徴候

患者を腹臥位にして，両下肢を膝関節が約135°くらいに開くような位置に保持させると，麻痺側は自然に落下してきます。

下位運動ニューロンの障害部位とその徴候

障害を受ける部位によって，現れる徴候が異なります。表5に障害部位と障害される下位運動神経，および，その神経によって支配されている骨格筋の名称，障害によって起こる反射の異常の関係を簡単にまとめてあります。

表5 ●障害の高位診断

		筋	神経	異常
橋	(三叉神経感覚核/三叉神経運動核)	咬筋	三叉神経	下顎反射↓
橋	(三叉神経感覚核/顔面神経核)	眼輪筋	顔面神経	正角膜反射↓ 眉間反射↓
延髄	三叉神経感覚核 疑核	咽頭 喉頭 の筋	舌咽神経 迷走神経	咽頭反射↓ 催吐反射↓
$C_1 \sim C_3$ C_4		胸鎖乳突筋 横隔膜 僧帽筋	副神経(C_1, C_2, C_3) 横隔神経(C_3, C_4, C_5) 副神経(C_3, C_4)	頭部回転できない 呼吸できない 肩がすくめられない
C_5		三角筋 上腕二頭筋	腋下神経(C_5, C_6) 筋皮神経(C_5, C_6)	上腕が持ち上がらない 上腕二頭筋反射↓
C_6		腕橈骨筋 手根伸筋群	橈骨神経(C_5, C_6) 橈骨神経(C_5, C_6)	腕橈骨筋反射↓ 下垂手

C₇	上腕三頭筋 母指対立筋 母指球	橈骨神経（C₆, C₇, C₈） 正中神経（C₇, C₈, Th₁）	橈上腕三頭筋反射↓ 母指対立できない 猿手
C₈	骨間筋 母指内転筋 指伸筋群	尺骨神経（C₈, Th₁）	鷲手 Froment徴候 指伸展障害
Th₁	指屈筋群	（正中神経）（C₈, Th₁） 尺骨神経（C₈, Th₁）	指屈曲障害
Th₆〜Th₁₂	腹筋群	下部胸神経	腹壁反射↓
L₂	腸腰筋	大腿神経（L₂, L₃, L₄）	股関節が曲がらない
L₃	大腿四頭筋	大腿神経（L₂, L₃, L₄）	膝蓋腱反射↓ 膝が伸びない
L₄	前脛骨筋	深腓骨神経（L₄, L₅, S₁）	垂れ足（鶏歩） かかと歩きができない
L₅	大腿屈筋群 （ハムストリングス）	坐骨神経（L₄, L₅, S₁, S₂）	膝が曲げられない
S₁	腓腹筋	脛骨神経（L₅, S₁, S₂）	アキレス腱反射↓
S₂	腓腹筋 長・短趾屈筋	脛骨神経（S₁, S₂）	つま先立ち歩きができない

 感覚の障害

　運動障害では，運動麻痺や運動失調など，いろいろな障害をみてきました．また，運動麻痺にも，上位運動ニューロンが障害されたときと，下位運動ニューロンが障害されたときで，症状が異なったりして，かなりややこしいという印象を受けたと思います．

　それに比べると感覚の障害は簡単です．というのは，1次ニューロンが障害を受けての，2次，3次が受ける障害も，基本的には同じ感覚麻痺しかきたさないからです．また，どんな感覚の麻痺が起こるのかについても，感覚（特に体性感覚）には「感覚神経の種類」でお話ししたように，表在感覚，意識される深部感覚，意識されない深部感覚の3つだけですから，その異常も3つしかありません．

　問題は「どの感覚神経がどこの経路でダメになったのか？」だけです．それさえ分かれば，どういう症状が出るのか理解できるわけです．「どこの経路」については，前にお話しした神経伝導路の知識が必要です．ここだけは覚えるしかありません．

1）表在感覚の障害

　温痛覚が障害されます．

ニューロパチー（各論V章）のときなどに1次ニューロンが障害されて起こることもあれば，脊髄の前索や延髄の背外側を通る「外側脊髄視床路」の障害でも起こります。

温痛覚が障害される代表的な疾患：
- 脊髄空洞症（p.208）
- 前脊髄動脈閉塞症候群（p.144）
- Wallenberg（ワレンベルグ）症候群（p.142）
- アミロイドニューロパチー

2）意識される深部感覚の障害

位置覚，振動覚が障害されます。中でも大事なのが位置覚です。これが分からなくなると，自分の姿勢制御もままならなくなってしまいます。姿勢制御ができなくなると，立っていてもふらふらしたりして運動失調が起こります。運動失調は小脳の障害でも起こりますが，位置覚の障害でも起こるわけです。

3）意識されない深部感覚

骨格筋の長さを知る「筋紡錘」からの情報は小脳虫部へ伝わります。そのため，この感覚障害では小脳虫部の障害と同じ症状がみられます。すなわち，体がふらついたりして，酔っぱらったようになってしまいます。これは意識されない深部感覚の情報が小脳で調節ができなくなるために，主に体幹の筋肉の運動調節ができなくなるために起こります。

脊髄〜延髄レベルで，この意識されない深部感覚の伝導路が障害された場合に，このような小脳失調と同じ症状がみられるわけですが，代表的な疾患としては，Wallenberg症候群があるでしょう。延髄外側の障害で下小脳脚がやられます。この際，下小脳脚を通るこの感覚が障害されます。これによって小脳失調がみられます。

Romberg（ロンベルク）徴候

位置覚の障害による運動失調は，小脳の障害による場合とは若干違いがあります。位置覚が障害されたときは，確かに目をつぶったりするとふらふらするのですが，目を開けて外を見ているときは，ある程度ふらつきを抑えることができます。外界の景色を見ると自分がふらつくことで景色も動くので，「あー自分は今，動いている」と分かりますから，大脳皮質のほうが運動神経に命令を出して，ふらつきを最小限に制限できるわけです。

一方，運動の調節系である小脳が障害を受けた場合は，運動そのものの制御がおかしくなっていますから，いくら大脳皮質が補正命令を出しても，運動神経のほうは制御を失ったままです。つまり，目を開けていても，つぶっていても，いずれにしても，

体はふらふらするわけです。

このように，運動失調にしても，2種類あります。位置覚の障害による運動失調を脊髄性運動失調といい，小脳障害による運動失調を小脳性運動失調といいます。両者を鑑別するには，開眼と閉眼によるふらつきの差をみてみればよいわけです。

開眼時ではふらつきはさほどないが，閉眼すると体がふらついてしまうようであれば脊髄性です。このことをRomberg徴候陽性といいます。一方，小脳性では開眼ときもすでにふらふらしています。閉眼させても悪化することはなく，同じようにふらふらしています。これは，Romberg徴候陰性です。

もちろん，開・閉眼時ともにふらつかない場合，つまり，正常の場合も，Romberg徴候は陰性です。Romberg徴候は大事です。運動失調の人をみたら，まず，これをやります（図32）。

ところで，脊髄性運動失調は，位置覚の障害の際にみられるわけですが，「位置覚の障害」＝「脊髄の障害」ではありませんから，脊髄性運動失調の原因が脊髄性の障害だけに限定しているわけではありません。

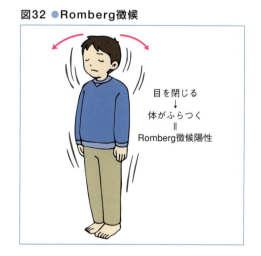

図32 ●Romberg徴候

目を閉じる
↓
体がふらつく
＝
Romberg徴候陽性

伝導路の復習です。位置覚を伝える2次ニューロンは，脊髄の後索を上行するのでした。したがって，確かに脊髄後索の障害では位置覚が障害されRomberg徴候は陽性になります。しかし，1次ニューロンが障害されても，Romberg徴候が陽性になることだってあります。Romberg徴候陽性は，脊髄・後索の障害だけに限ったことではなく，末梢神経障害でも脊髄性運動失調を生じるわけです。

さらに，上記以外でもRomberg徴候陽性となる場合があります。体の平衡感覚を司る前庭の障害でも，Romberg徴候は陽性となります。この場合，患者は平衡感覚を失っており，起立した状態でもふらふらして不安定で脚を広げて何とか立っているような状態ですが，閉眼させるとさらにふらふらが増して倒れてしまいます。開眼時にすでにふらふらしていますが，閉眼するともっとふらつくので，Romberg徴候陽性になるわけです。こうした運動失調は前庭性（または迷路性）運動失調といいます。

以上をまとめると表6のようになります。特に脊髄後索が障害される疾患は，Romberg徴候陽性をきたす疾患として大事ですので，まとめます。

以下については，また各論でお話しします。

- 脊髄癆
- Friedreich 運動失調症 (p.205)
- 亜急性連合性脊髄変性症 (p.210)
- SMON (p.232)

表6 ● 運動失調とRomberg徴候

	開眼時	閉眼時	Romberg徴候
正　常	ふらつかない	ふらつかない	陰性
脊髄性運動失調	ふらつかない	ふらつく	陽性
小脳性運動失調	ふらつく	ふらつく（開眼時と変わらない）	陰性
前庭性運動失調	ふらつく	もっとふらつく（閉眼で悪化）	陽性

解離性感覚障害

　表在感覚と深部感覚（ここでは意識される深部感覚）についてもう少し話を加えます。これら2つは同じ感覚でありながら，どちらか一方だけが障害されていることがよくあります。表在感覚と深部感覚のどちらか一方のみが障害されている場合を「解離性感覚障害」といいます。表7に具体的な疾患名を列挙しましょう。

　では，どうしてこんな現象がよくみられるのでしょうか？ それは伝導路の図をよくみて比較すると分かります（図33）。両感覚は，脊髄に入るまでは体の各部位から集まって，末梢神経として束ねられて一緒に走行しています。したがって，**末梢神経障害では両方とも障害されることが多いので解離はしません。**

　さて問題は脊髄に入った後です。脊髄から延髄くらいまでは，**表在感覚は脊髄前索**を走り，**深部感覚は後索**を走ります。橋より上にいくと両者の伝導路は再び近づき，視床ではほぼ同じ場所にゴールします。

表7 ● 解離性感覚障害の種類と疾患

障害される感覚	障害をきたす疾患
表在感覚のみ	脊髄空洞症，前脊髄動脈閉塞症候群アミロイドーシス，Wallenberg症候群
深部感覚のみ	Friedreich失調症，脊髄癆

図33 ● 表在感覚と深部感覚の電動路

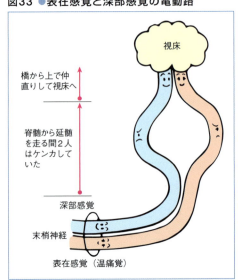

したがって，橋より上では両方とも一緒に障害されるようになります。

　というわけで，解離性感覚障害が起こる疾患というのは，脊髄〜延髄の間のどこかが障害される疾患だということになります。そうした目でもう一度疾患を眺めてみてください。

> ✏️ **アミロイドーシスによる感覚障害**
>
> 　アミロイドーシスは例外です。アミロイドニューロパチーでは，より細い神経線維から障害されるので発症の初期は，より細い神経線維からなる表在感覚のほうが先に障害されて，解離性感覚障害になります。

感覚神経の障害部位とその徴候

　これも，ざっと見ておいてください。特に覚えてほしいものだけを赤字で書いておきましたので，その位置だけ覚えましょう（図34, 35）。
- 下顎の一部は C_2
- 頸は前が C_3，後が C_4
- 鎖骨のところで $C_4 \rightarrow Th_2$ と飛ぶ（腕が $C_5 \sim Th_1$）
- 乳頭は Th_4
- 臍は Th_{10}
- 鼠径部は L_1
- 陰部・おしりは S_3, S_4, S_5
- 左右の腸骨稜の最高点を結んだJacoby（ヤコビー）線は L_4
- 膝は L_3, L_4
- 手は母指側より $C_6, C_7, C_8,（Th_1）$
- 足は母趾側より L_5, S_1

図34 ●知覚のデルマトーム（1）

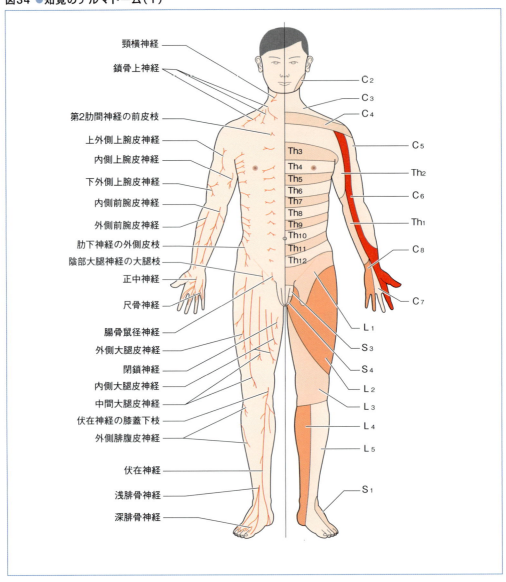

図35 ●知覚のデルマトーム（2）

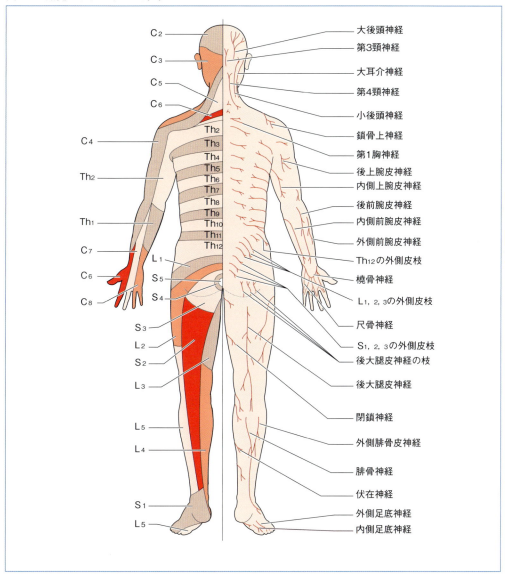

3 自律神経の障害

　自律神経の障害といっても，交感神経の障害もあれば，副交感神経の障害もあります。さらに，求心路の障害も，遠心路の障害もあるでしょう。

　各々のパターンについて分類した上でまとめるのもよいですが，話がかえって複雑になると思います。ですから，ここでは自律神経の障害で生じる症状から攻めていきたいと思います。

◆ 起立性低血圧

　起立性低血圧とは，起立時に血圧が下がる病状です．正常では，起立した瞬間に交感神経の働きで主に下肢の血管が収縮し，血液を上半身にもち上げることで，脳血流が減るのを防いでいます．

　しかし，下肢の血管収縮を支配する交感神経が出る L_1，L_2 の中間質外側核が変性すると，起立時に上半身の血圧が下がるというわけです．

◆ 勃起不全

　インポテンツとは勃起不能または射精不能のことをいいます．ではなぜ，インポテンツになるのでしょうか？　**勃起は副交感神経の働き**によって起こります．$S_2 \sim S_4$ の中間質外側核から出た副交感神経が陰茎に分布しており，勃起を引き起こします．したがって，$S_2 \sim S_4$ の副交感神経が変性すると勃起不能になってしまうわけです．

　一方，**射精は交感神経の働き**により起こります．$L_1 \sim L_2$ の交感神経が変性すると射精不能になります．

✎ 自律神経はとても細いので……

　アミロイドニューロパチーという病気があります．これは，アミロイドが末梢神経に沈着して障害を起こします．自律神経は非常に細い神経線維なので，**最初から自律神経は障害されやすい**のです．

　交感，副交感，求心，遠心を問わずやられますので，症状も多彩ですが，起立性低血圧や膀胱直腸障害を主にみます．

膀胱直腸障害

膀胱直腸障害は，やはり S_2〜S_4 の副交感神経の障害で起こります。膀胱や直腸の平滑筋の収縮は，副交感神経の働きで行われています。この働きが障害されると膀胱や直腸は収縮しなくなります。膀胱が収縮しないと排尿できなくなります（排尿障害）。排尿ができないと膀胱に尿が溜まる一方です。尿がたくさん溜まっても，排尿できません。

そうした状態を尿閉といいます。尿閉が続くと，尿が溜まってパンパンになった膀胱から常時チョロチョロと尿が漏れるような溢流性〈奇異性〉尿失禁の状態になったり，腎後性腎不全にもなったりします。また，直腸が収縮しなければ，便が出せないため便秘になります（排便障害）。

関連痛

内臓感覚のうち，内臓痛を伝えるのは脊髄性の自律神経求心線維のみです。脳幹性の求心性線維，すなわち舌咽神経，迷走神経に含まれる求心性線維は内臓痛を伝えません。なぜならば，脊髄性のほうは視床→大脳皮質へと上がっていきますが，脳幹性のほうは視床下部にゴールして終わりだからです。

内臓痛は表在痛覚と異なり，局在が不明瞭で漠然とした痛みです。痛みから自律性および体性の反射が生じます。また，内臓痛の入力と同じ高さの髄節に入力する皮膚領域が同時に痛むように感じられることがあり，これを関連痛といいます。

例えば，心筋梗塞でよく胸痛を訴えますが，心臓には痛みを感じる神経はありません。それでも痛むのは同じレベル（Th_1〜Th_4）の皮膚表面が痛むように感じるからです（図36）。ときには，元の内臓部に痛みを感じずに対応する皮膚領域の痛みだけが訴えられることがあり，関連痛は臨床上重要な所見なのです。

図36 ●関連痛

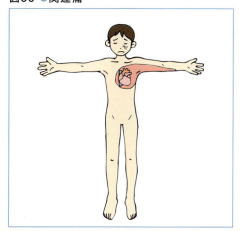

Horner 症候群

交感神経の遠心路が障害されたときにみられます。特に，顔や眼に向かう遠心路が障害されたときにみられる症状をまとめて **Hornerの四徴** といいます。この四徴とは，以下の4つです。

① **縮瞳**：交感神経が瞳孔散大筋を支配
② **眼瞼下垂**：上瞼板筋は交感神経支配
③ **眼球陥凹**：眼窩筋の麻痺（瞼裂狭小によるみせかけのもので，ヒトでは出現しない）
④ **顔面の無発汗**：汗腺は交感神経支配

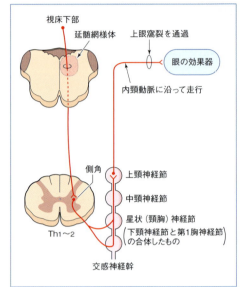

図37 ●Horner症候群に関連する伝導経路

この交感神経の1次，2次，3次ニューロンの伝導路を見ると **図37** のようになっています。このいずれかの経路が障害されたときに，Horner症状が出現します。

各ニューロンごとに障害をきたす疾患についてまとめます。
- 1次ニューロンの障害：**Wallenberg症候群**，頸髄腫瘍
- 2次ニューロンの障害：頸肋，脊髄空洞症，**星状神経節ブロック**
- 3次ニューロンの障害：内頸動脈瘤

🖉 脊髄側角が障害されたら……

Shy-Drager症候群というものがあります。これは，脊髄の側角（中間質外側核）の変性が起こる疾患です（詳しくは**p.202**を参照）。

ところで，側角といってもTh_1〜L_2には交感神経の2次ニューロン（節前神経）があり，S_2〜L_4には副交感神経の2次ニューロンがあるのでしたね。どちらも遠心路です。側角が障害されると，前述した勃起障害，起立性低血圧，発汗障害，膀胱直腸障害が合併してきます。

II. 運動の調節

A 運動調節の基本的なメカニズム

　例えば，生卵を持ってみましょう。卵をつぶさない程度の弱い力で持たなければなりません。かといって弱すぎると，手から落ちてしまうので，少しは力を加えなくてはなりません。そんな微妙な調節をどうして行うことができるのでしょうか？

　こうした調節を可能にするためにまず重要なのは，**筋の収縮状態を知る**ことです。筋がどのくらいの長さで収縮したのか，またどのくらいの力がかかっているのかを知らなければ，調節しようにも困ります。そうした収縮状態を感覚情報として，中枢神経系へ知らせることが，運動の調節には大切です。

　次に中枢では，**どのくらい力をかければよいかを計算**しなくてはなりません。計算するといっても，初めて出会うものをつかんだり，動かしたりする際には，予想がつかないわけで，やってみなくては分かりません。つまり，初めは適当に予測した力で握ってみて，もし握りつぶしてしまったらもう少し弱い力で握ってみるなど試行錯誤（try and error）の繰り返しで，ほどよい力の加減を学習し，記憶するわけです。これが中枢（小脳）の仕事です。

　その次は，**計算結果に基づいて，筋をうまく収縮**させなくてはなりません。次に出力系が大切です。その際，ただ筋を縮めればよいというわけではないですから，筋収縮に抑制を利かせなくてはなりません。出力は下位運動ニューロンの細胞体へ送られます。脊髄であれば前角細胞です。そこで，前角細胞をちょうどよい具合に興奮させることで，ちょうどよい程度に筋を収縮させ運動を調節するわけです。

　しかし，これだけだとあまりにも大ざっぱすぎますので，そのメカニズムについてもう少し詳しくみてみましょう。

　前角細胞の発火頻度を調節するため，非常に多くの神経線維が1個の前角細胞（α-運動ニューロン）へ連絡しています。**図38**を見てください。**前角細胞は，実にたくさんの神経線維とシナプスをつくっています**。この中で，今まで学んできた上位運動ニューロンはどれだか分かりますか？　この図で錐体路と書いてある赤色のやや太い線がそれです。オリーブ脊髄路，赤核脊髄路，前庭脊髄路……と上から降りてくるものだけでも7本もあります。多くの神経線維が前角細胞の発火頻度を調節しています。

　前根から出ていく神経線維にはα-線維（太い）とγ-線維（細い）の2本があり，

γ-線維はγ-運動ニューロンから出る軸索です。この神経細胞は前角の中に存在しています。この2本の神経線維は，それぞれ骨格筋と筋紡錘の収縮に携わっています。図38をよく見ると大きな前角細胞（α-運動ニューロン）のわきに小さくγ-運動ニューロンの細胞体があります。見落としてしまいそうなくらい小さい細胞体ですが，この章を読み終わったときには，γ-運動ニューロンがいかに大切なことをしているかが理解できると思います。

図38 ●前角細胞の発火を調節する外路

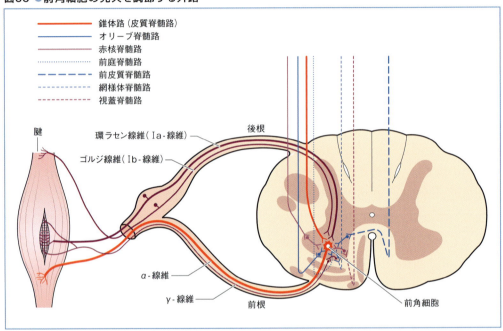

また，このγ-運動ニューロンに対しても上から**網様体脊髄路**というのが降りてきて，介在ニューロンを介して連絡をしています。よく見ないと分からないのですが，これも大切なので頭の片隅にしまっておいてください。

伝導路の名前の付け方のルールの復習です。I章で少し説明したとおり，オリーブ脊髄路というのは，始まりが，延髄のオリーブ核という場所にある神経細胞で，その細胞の軸索が脊髄まで降りてきて，終点が前角細胞であるという伝導路です。赤核脊髄路，前庭脊髄路も同じです。そしてこれらがすべて錐体外路に含まれる伝導路なのです。オリーブ脊髄路は延髄からスタートしますが，延髄の錐体は通りません。**錐体を通らないので錐体外路**というわけです。

この神経線維，すなわち錐体外路があるおかげで，生卵を握りつぶさずに，しかも落とさずに持てるのです。これらの線維も，またさらに上位の神経によって調節を受

けています。その調節のメカニズムについて，これからお話ししていきます。
　この章では，末梢レベルの調節のメカニズムいついて学んだあと，最も大切なテーマである，小脳と大脳基底核がどのようにこの錐体外路を操っているのかを学びます。

> ### ✏️ 錐体外路と錐体外路系
> 　錐体外路，錐体外路系という用語の使い分けが混乱してしまいがちですが，本書では特にことわりのない限り，
> ●錐体外路＝後述する網様体脊髄路，赤核脊髄路など，皮質脊髄路（錐体路）以外の脊髄への下行路
> ●錐体外路系＝錐体外路，小脳，大脳基底核を含む運動調節系全体
> という意味で用います。

1 前角細胞（運動ニューロン）と骨格筋

　前角細胞（運動ニューロン）が興奮するとそれが伝わって骨格筋も興奮し，収縮します。しかし，実際の運動を考える際には話はそんなに簡単ではありません。筋が収縮するといっても，どのくらいの長さが収縮すればよいか？　何本くらいの筋細胞が収縮して，どのくらいの力が発揮されればよいのか？　などなど，その調節は複雑です。
　こうした調節を行うためには，まず情報が必要です。すなわち，筋の長さと力に関する情報が重要なのです。図39は筋の長さを知るための，図40は筋にかかる力（緊張）を知るための神経回路を表しています。これらのセンサー（感覚受容器）については**p.19**を参照してください。
　長さを測るセンサーは，骨格筋の中に潜んでいる筋紡錘という受容器です。力を測るセンサーは，腱の中に存在する腱紡錘（ゴルジ器官）です。ここから発せられた情報はⅠa-線維（環ラセン線維）やⅠb-線維（ゴルジ線維）を通じて伝えられます。いずれも脊髄の後根を通って後角に入ります。
　図39，図40では，各々が前角細胞へ情報が流れているように描かれています。しかし，すでに感覚の伝導路の項でもみたように（**p.25**），これら筋紡錘，腱紡錘からの情報は，深部感覚として脊髄小脳路を上行して小脳へも送られています。

図39 ●筋肉の長さの調節回路および筋肉のトーヌスの調節

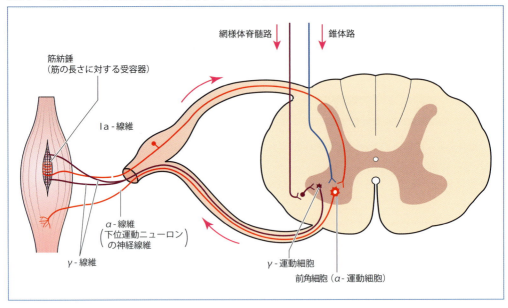

図40 ●筋にかかる力の調節

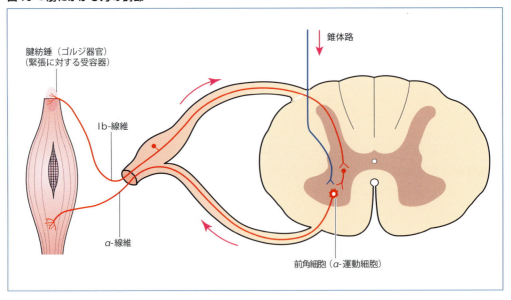

筋の長さの調節（深部腱反射）

　図39を見てください。筋紡錘は骨格筋を形成する筋細胞の一つです。他の筋細胞と一緒に走行しており，筋の伸び縮みに応じて同じように伸び縮みします。

　筋紡錘が他の筋細胞と違うのは，その細胞の中央にⅠa-線維が巻きついている点です。このⅠa-線維は，筋紡錘が伸びたり縮んだりするのを感じて，その情報を脊髄へ

伝える神経線維です。Ⅰa-線維が後根から入った後，その神経末端が前角細胞とシナプスをつくっています。

　筋が，急に長く引き伸ばされたとします。すると「長くなった」という変化は，筋紡錘によって感じられます。長くなりすぎるとちぎれてしまうかもしれません。そこで，その情報はⅠa-線維によって伝えられ，前角細胞へ届けられます。前角細胞は，これ以上長くならないように筋を収縮させます。筋が収縮すると長さが短くなるので，筋線維はちぎれずにすみます。

　これを深部腱反射（p.38）といいます。腱反射とよばれますが，実際は腱紡錘は関係なく，筋紡錘が関係しています。この一連の回路のいずれかが障害されると腱反射は起こらなくなります。

筋にかかる力の調節

　図40は腱に強い力がかかると「もうそれ以上収縮するな」という動作を実行するための神経回路です。

　Ⅰb-線維と前角細胞の間に介在ニューロンが一つ挟まっています。その介在ニューロンは抑制性ニューロンといい，Ⅰb-線維からの興奮を受けると，前角細胞を抑制する（興奮させにくくする）ように働くニューロンです。こうして，前角細胞の発火頻度は減って，筋は収縮しなくなり，力が抜けることで筋（筋腱移行部や腱-骨の付着部）がちぎれるのを防いでいます。

筋トーヌスの調節

　図39をよく見るとγ-線維という筋紡錘に向かう神経が前角から出ています（──線）。この神経は，筋紡錘を収縮させる神経です。筋紡錘も筋の一種ですから，神経からの興奮が伝達すると収縮します。筋紡錘の長さ自身が変わることで，センサーの鋭敏度が調節されていると考えられます。

　具体的に考えてみましょう。γ-運動ニューロンが興奮すると，γ-線維を伝わって筋紡錘は収縮します。厳密には筋紡錘の両端の部分が収縮するので，中央部にあるセンサー部は両端方向へ引っ張られることになります。筋全体は別に伸びているわけではないのに，筋紡錘は「引き伸ばされた」と感じるわけです。すると，Ⅰa-線維によってその情報が前角細胞に伝えられて，深部腱反射と同じメカニズムで筋全体が収縮してしまいます。つまり，γ-運動ニューロンは筋紡錘を収縮させることで筋紡錘の感度を鋭敏にし，筋全体を収縮させる方向へ促す働きがあるわけです。逆に，γ-運動ニューロンが興奮しなくなると，筋全体も弛緩します。

γ-運動ニューロンの興奮の程度によって筋全体の緊張の程度を調節することができます。言い換えれば，筋のトーヌスを調節できるわけです。γ-運動ニューロンもまた，さらに上位の神経によって支配を受けています。先ほどの**図38**をよく見てください。γ-線維を出しているγ-神経細胞は，前角に小さく描かれていますが，この細胞体には，網様体脊髄路を降りてきた神経線維が介在ニューロンを挟んでシナプスをつくっています。すなわち網様体脊髄路を降りてきた上位ニューロンが筋のトーヌスを調節しているのです。

 錐体外路とは？

　錐体外路とは，先ほど**図38**でも見たように，前角細胞の興奮の程度を調節する神経線維の通りみちの総称です。
　具体的には，以下のものがあります。
①網様体脊髄路
　これはさらに，橋網様体脊髄路，延髄網様体脊髄路の2つがあります。
②赤核脊髄路
③前庭脊髄路
④視蓋脊髄路
⑤オリーブ脊髄路
　などです。
　これらは，大脳皮質前頭葉から始まるのではなく，みな脳幹部分の神経細胞体から始まる神経線維の束です。
　例えば，赤核脊髄路は，中脳の赤核に存在する神経細胞体から出た神経線維が脊髄前角まで降りてくる路です。①～⑤のいずれの経路も「決して延髄の錐体を通らない（錐体から外れた経路を通る）」ことから錐体外路といわれます。
　ここで簡単に，主な錐体外路の伝導路についてふれておきます。

網様体脊髄路

　橋網様体の神経細胞から起こる橋網様体脊髄路は，交叉することなく前索を下行します（**図41**）。この活動によって伸筋の活動は高められ，屈筋の活動は制御されます。
　一方，延髄網様体の神経細胞から起こる延髄網様体脊髄路は，交叉性と非交叉性があり，ともに側索を下行します。この活動によって伸筋の活動は抑制され，屈筋の活動は高められます。ちょうど橋網様体脊髄路とは逆の制御を行います。

2つを合わせると網様体脊髄路は身体の平衡，四肢の運動の調整に深く関わっているといえます。

赤核脊髄路

赤核は皮質と小脳（球状核と栓状核，一部歯状核も）からの入力を受けて，赤核脊髄路を出力しています（**図42**）。この神経路は赤核のレベルで交叉した後，皮質脊髄路（錐体路）と絡み合うように側索を下行します。

ほとんど下位脊髄には到達せず，主に上肢に作用します（特に前腕の屈筋の活動を高める）。

前庭脊髄路

前庭神経核は内耳からくる前庭神経，および小脳核（室頂核）からくる情報を受けて，前庭脊髄路を出力しています（**図43**）。この神経路は交叉せず，前索を下行します。これを通じて四肢の伸筋の活動が高められ（屈筋への影響はほとんどありません），身体の平衡が調整されています。

なお，上肢下肢ともに伸展の方向に作用しますが，伸展の強さは下肢＞上肢です。

視蓋脊髄路

中脳上丘の神経細胞から出て，脳幹で交叉し，前索を下行していきます（**図44**）。頸髄レベルまでしか存在しません。

視覚（聴覚もあるといわれます）刺激に対して，反射的に頭頸部の姿勢を整える運動に深く関与していると考えられています。

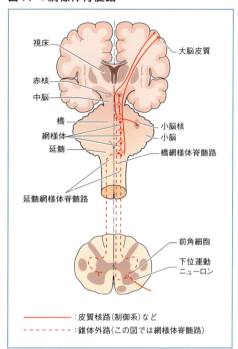

図41 ●網様体脊髄路

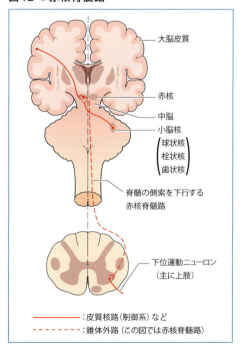

図42 ●赤核脊髄路

オリーブ脊髄路

　延髄にある下オリーブ核から起こり交叉性に脊髄側索を下行し，前角の運動ニューロンに接続しています。下オリーブ核は大脳皮質・線条体・赤核や脊髄（脊髄オリーブ路）からの入力を受け，骨格筋の運動を調節すると考えられていますが，詳細は不明です。

　最後にもう一度，大切な錐体外路だけ整理しますと，
①橋網様体脊髄路→伸筋の収縮活動を高める
②延髄網様体脊髄路→屈筋の収縮活動を高める
③赤核脊髄路→前腕屈筋の収縮活動を高める
④前庭脊髄路→伸筋の収縮活動を高める（下肢＞上肢）
となります。

　ここで屈筋と伸筋という言葉が出てきました。私たちが体を動かす場合，それは必ず関節のあるところで動きます。関節を曲げる働きのある筋が屈筋で，伸ばすのが伸筋です。

　肘の関節を曲げてみてください。屈筋である上腕二頭筋を収縮すると肘は曲がります。しかも，このとき同時に，伸筋の上腕三頭筋が伸びなくてはいけません。肘を伸ばす場合はその反対です。伸筋を収縮させて，屈筋を弛緩させなくてはなりません。そうした屈筋と伸筋の交互の働きは，関節運動を行う際には絶対に必要となります。

　このような，収縮-弛緩の調節を行うのが先ほどお話しした錐体外路の神経たちなのです。

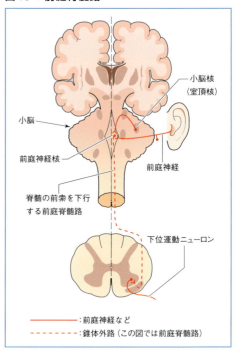

図43 ●前庭脊髄路

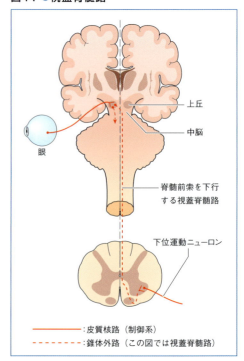

図44 ●視蓋脊髄路

3 錐体外路の制御

前項までみてきたように，錐体外路は脳幹部の網様体や赤核や前庭などに細胞体をもち，そこから脊髄へ下行する神経です。そしてこれらの細胞体（神経核）も，さらに上の大脳皮質や小脳皮質から降りてくる神経信号によって，その発火頻度がコントロールされています。

大脳皮質から下行して網様体に接続する神経線維は皮質網様体路といわれます。また皮質赤核路や皮質前庭路とよばれる経路もあります。また，小脳から出て赤核に向かう小脳赤核路という経路もあります。赤核から出た軸索の一部は下行して網様体へ接続し，網様体脊髄路を制御しています。

こうした多くの制御系のなかで，特に大脳皮質から始まる一連の「皮質○○路」のことを総称して「皮質核路」とよびます。ところで，錐体路系の伝導路で，顔面神経など脳神経の下位運動ニューロンを制御する上位運動ニューロンも皮質核路といいました（**p.24**）。両方とも大脳皮質と神経核を結んでいるので，ややこしいです。しかし，錐体路系の皮質核路は，皮質延髄路とか皮質球路という別名をもっていますので区別は容易です。錐体路系の皮質核路の英名は corticobulbar tracts ですから，直訳すると皮質球路になります。

本書では便宜的に，錐体外路を制御する皮質核路を**皮質核路（制御系）**として区別しています。

大脳皮質からの下行路を構成する神経線維

骨格筋の運動は，上位運動ニューロンと下位運動ニューロンのたった2本の神経で支配されています。

代表的な上位運動ニューロンは，前頭葉の第4野（中心前回）の大脳皮質の第5層に存在する大型のBetz錐体細胞です（**図45**）。この神経細胞から出た神経線維が錐体路を下行して，前角に存在する下位運動ニューロンにシナプスをつくります。

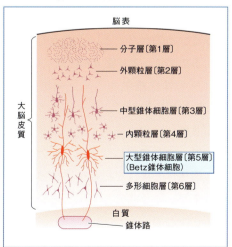

図45 ●大脳皮質6層構造

大脳皮質からの下行路は，その中を通る神経線維を全部数えてみると，Betz 錐体細胞から由来する神経線維の数は，わずか4%を占めるにすぎないといわれています。

すなわち，大脳皮質からの下行路の神経線維は，Betz錐体細胞以外にも非常に多くの神経線維が大脳皮質から降りてきていることになります。

では，他の96％を占める神経はいったいどこからくるのか？ という疑問が生じます。錐体路の残りの96％の神経線維は，同じ中心前回第4野にある別の層の神経細胞や，中心前回よりもさらに前のほうにある第6野に存在する神経細胞からきているのです（図46）。

第8野というさらに第6野よりも前の領域から出た神経線維も大脳皮質を下行します。ここから由来する神経線維は，側方注視（p.138）を司ることが知られています。

このように，大脳皮質からの下行路といっても，そこを通るのはいろいろな神経細胞から由来する線維が混在する束であることが分かります。

さて，次に生じる疑問は，「第4野のBetz錐体細胞以外の神経細胞や第6野の神経細胞からの神経線維はいったい，何をやっているのか？」ということです。これを知るために，まず図47を見てください。第6野の神経細胞から出た線維をずっとたどりながら降りていきましょう。すると，初めは錐体路の中を通っていますが，その途中で，中脳の赤核や黒質，橋の橋核，延

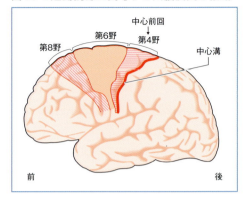

図46 ●運動調節に関与する大脳皮質の領域

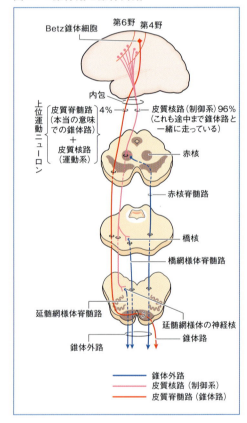

図47 ●錐体路と錐体外路

髄の網様体の核などに存在する神経細胞とシナプスをつくって，そこで終わってしまっています。もうお分かりだと思いますが，これらが皮質核路（制御系）の実体なのです。そして，この皮質核路（制御系）が錐体外路の糸を操って運動の調節を行っているということになります。

皮質核路（制御系）を降りてきた神経は一般的に錐体外路の活動がいきすぎないように，抑制する方向に制御しています。したがって，この皮質核路（制御系）が障害

されると錐体外路の活動が過剰になってしまいます。

4 小脳と大脳基底核─皮質核路（制御系）の制御─

　皮質核路（制御系）は，前頭葉の第4野，第6野という比較的広い領域にわたって存在する神経細胞から始まる神経線維路であることをみてきました（**図47，p.64**）。実は，これらの神経細胞もまた，他からの神経線維によって支配・制御を受けています。

　では，どうやってこの皮質核路（制御系）を制御をしているのでしょうか？　ここでいよいよ小脳と大脳基底核の登場です。これから，小脳と大脳基底核について詳しくふれていきます。

　初めに小脳と大脳基底核の構造を学びましょう。

1）小脳とその障害

　小脳は脳幹の背側におぶさるようについています。上から順に，上小脳脚，中小脳脚，下小脳脚という3つの脚が脳幹と小脳を連結しています。それぞれの脚がちょうど脳幹の中脳，橋，延髄と連絡する格好になっています。

　小脳は大きく3つに分けられます（**図48**）。

図48 ●小脳の構造

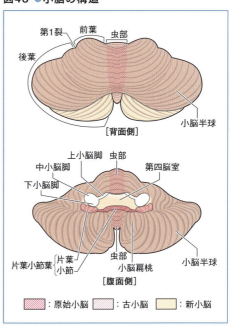

①原始小脳（前庭小脳）

　片葉小節葉が主な部位です。前庭神経核と連絡して，体の平衡感覚に大切な機能を発揮します。ここが障害されると眼振が起こります。

②古小脳（脊髄小脳）

　虫部が主な部位です。脊髄小脳路と連絡して，筋トーヌスの調節（姿勢保持）に関与します。ここが障害されると，酔っぱらったときのような状態になります。**酩酊様歩行**とか**構音障害**（ろれつが回らない）が起こります。

③新小脳（橋小脳）

　小脳半球が主な部位です。橋核からの入力を受け，大脳皮質へ出力を送ります。「皮質核路（制御系）の制御（**p.70**）」のところで詳しくふれるので，そちらを読んでください。運動の調節に関与します。ここが障害されると細かい運動の制御ができな

なります。
　具体的には，
- 小脳性振戦（企図振戦）（p.76）
- 測定障害（p.74）
- 変換運動障害（p.75）

などが起こります。指先などを使う細かい運動や弱い力で行う運動はできなくなり，粗っぽくなります。例えば，箸で豆を挟む，針に糸を通す，片手で生卵を割る，小声で話す，小さな字を書く……など，こうした運動はいっさいできなくなります。

2）大脳基底核の構造と障害

①大脳基底核の解剖

　大脳基底核とはいったいどこにあるのでしょうか？　中枢神経で「核」というのは，神経線維が大部分を占める白質の中で神経の細胞体が集まった灰白質の部位のことをいいます。「大脳基底」というのは「たぶん，大脳の底のほうだろう」と想像すると思いますが，そのとおり，すごく単純です。「大脳の底のほうにある白質領域の中で神経細胞体の集まった場所」のことを大脳基底核といいます。

図49 ●大脳基底核の位置と構造

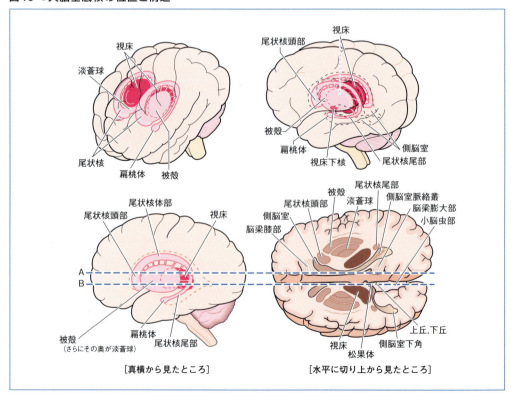

大脳をイチゴ大福にたとえると神経細胞の集まったいちばん大事な大脳皮質は，外側の皮の部分で，その内側のアンコが詰まっている部分が，神経線維が走る白質に相当します。大脳基底核はそのアンコのさらに中心にあるイチゴに相当する部分といえます。

②大脳基底核の障害（不随意運動）

こうした大脳基底核を構成する一つ一つが，どのような機能をもっているのかについては現在もまだ詳しく分かっていません。したがって「どこが障害されたからこの症状が起こる」という1対1の話がまだできません。

ただ，およそ分かっているものもあります。例えば黒質から被殻，尾状核に投射しているドパミン神経は，**Parkinson症状**（p.191）の発現と深く関係しています。Parkinson症状というと，**無動（寡動）**，**振戦**，**固縮（強剛）**の3つですが，これらを引き起こすメカニズムに関しては，錐体外路を調節する上位システムである大脳基底核の異常によるものです。

ところで大脳基底核が障害されたときに共通してみられる症状とはなんでしょうか？ それは，**筋トーヌスの異常**です。筋トーヌスの異常には，「緊張しすぎる異常」と「緊張しなさすぎる異常」があります。過緊張の状態では筋がこわばり運動もしにくくなるため，動きが減ります。一方，低緊張のときには筋の張りがとれて動きすぎてしまいます。こうした動きすぎや動かなすぎ，どちらも大脳基底核障害時の特徴です。

上記のParkinson症状はどちらかというと「動かなすぎ」の症状です。一方，**Huntington病**（p.195）といって，ひっきりなしに体を踊らせているような「動

図50 ●大脳基底核の障害で起こる筋トーヌス異常の2つのパターン

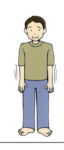

"動かなすぎ"
"筋緊張が強い"
"ゆっくり"

✕ 振戦	指や手の4～8Hz/秒の規則的な震え
✕ アテトーゼ	指などにみられるゆっくりと不規則なくねるような運動
✕ ジストニア	体幹をゆっくりとねじるような運動
✕ 羽ばたき振戦	ミオクローヌスの反対で不随意な収縮の停止
✕ 固縮	筋のトーヌスの亢進，歯車様の固縮
✕ 無動（寡動）	筋のトーヌスの亢進による動きの減少

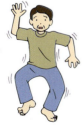

"動きすぎ"
"筋緊張が低い"
"素早い"

○ ミオクローヌス	けいれん様の間欠反復運動，しゃっくりは生理的ミオクローヌス
○ 舞踏病様運動	短く素早い不規則な運動，顔や四肢に出現する
○ チック	目をしばしばさせたり，顔をしかめるような運動
○ バリスム	上下肢の投げ出すような速い運動
○ ジスキネジア	口がもぐもぐと動き続く

きすぎ」の病気もあります。こうした一連の症状をまとめて不随意運動とよびます。

では，Parkinson症状以外にどのような不随意運動があるのでしょうか？ **図50**に大脳基底核の障害で起こる筋トーヌス異常の2つのパターン，すなわち「動かなすぎ」と「動きすぎ」の2つを図にしました。それぞれでみられる代表的な徴候についても記してあります。こうした一連の不随意運動についてはのちほど詳しく説明します。

🖊 大脳辺縁系

進化論的には，大脳辺縁系は脳の最も古い部分であり，高等動物になればなるほど大脳皮質の割合が大きくなります。

大脳辺縁系とは，視床下部，海馬，扁桃体，嗅球，中隔核，その他の小構造と，視床の一部，大脳皮質を含む全脳構造が密接に連絡した，統合されたシステムを指します（**図51**）。ただし，このシステムは複雑すぎてフローチャートのように簡単に示すことはできません。

ここには，記憶の形成や保持に重要な働きをする海馬があり，海馬とその先端に，情動の中心的な役割を担う扁桃体があります。

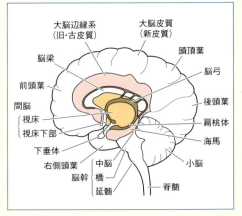

図51 ●大脳辺縁系

大脳辺縁系は，内分泌系と自律神経系に影響を与えることで機能しています。また，側座核といわれる構造と相互に結合しており，これは一般に大脳の快楽中枢として知られている部位です。本能行動や情動に重要な役割を担っているのが大脳辺縁系ということになります。

また，あまりに強い刺激（驚愕，恐怖体験など）を受けると，扁桃体が電気のブレーカーのような役目をして，それを海馬に伝えないように働きます。衝撃的な体験の後，その出来事を忘れてしまうことがあるのはそのためです。

海馬における記憶の保存期間は短期間であり，それ以上の長期記憶は次の大脳新皮質で行われるといわれています。

▶ 小脳・大脳基底核・大脳皮質の回路

1）小脳-大脳皮質を結ぶ回路

前頭葉から出た運動の命令を脊髄前角細胞が実行すれば，体の動きとなって結果が現れます。前頭葉の第4野，第6野の神経細胞からは，同時に小脳や大脳基底核へも同じ運動命令を送ります。それらは直接，脊髄の前角細胞にいくわけではないので，運動として実行されるわけではありません。この経路は，体が実際に行う運動と同じことを頭の中（小脳や大脳基底核）でもやっていることになります。そして，頭の中

で「イメージとしての運動」をしてみた結果を再び第4野，第6野に送り返してもらうのです。その結果によって，第4野，第6野に存在する「皮質核路（制御系）」の細胞体の興奮が制御されているのです。

図52で具体的にみてみましょう。図52は小脳による制御を表しています。第4野，第6野に存在するBetz錐体細胞（p.63）以外の神経細胞のいくつかから出た神経線維が大脳皮質から降りていきます。橋に達すると，橋核とシナプスをつくります。橋核は，網様体へと降りていく錐体外路（橋網様体脊髄路）の起始核があるところです。しかし橋核にもいろいろあり，小脳へ入る経路もあります。この線維は小脳皮質に存在するPurkinje細胞（ブルキンェ）に投射します。正確にはこの線維は直接Purkinje細胞に投射せずに一度，その手前にある顆粒細胞に投射します。そして顆粒細胞から出た線維がPurkinje細胞の樹状突起に投射しています。Purkinje細胞から出たインパルスは，小脳を出る前で一度，歯状核の細胞に乗り換えます。そこから出た神経線維のインパルスが視床を介して再び第4野，第6野へと戻ってくる仕組みです。

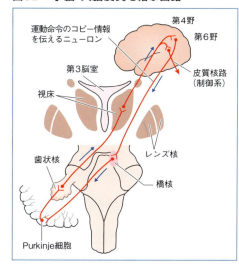

図52 ●小脳-大脳皮質を結ぶ回路

2）大脳基底核-大脳皮質を結ぶ回路

大脳基底核の場合も基本的には同じです（図53）。同じく，第4野，第6野の神経細胞から出たインパルスが被殻（ひかく）に送られ，そこから，外・内淡蒼球へとニューロンを乗り継いで送られ，さらにもう一度，視床を介して，再び，第4野，第6野へと戻ります。

このように，運動野に存在するBetz錐体細胞以外の神経細胞は，自らが出したインパルスを小脳や大脳基底核に送った後，それを再び返してもらうという回路をつくっています。再び返してもらったインパルスは，錐体外路を制御する皮質核路（制御系）の神経細胞体に届けられます。

これが，大脳基底核が皮質核路（制御系）の神経細胞を制御する基本的な仕組み（メカニズム）です。

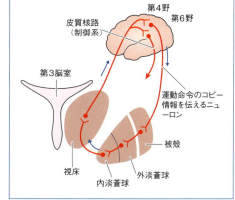

図53 ●大脳基底核-大脳皮質を結ぶ回路

3）皮質核路（制御系）の制御

どうして、こんな回路で皮質核路（制御系）を制御したことになるのだろう？と疑問に思う人もいるでしょう。

小脳の場合、こうした回路の他に、もう一つ入力線維があります。図54を見てください。先ほど示した図52の回路に、もう一つ新たな線維が加わっています。これは、筋の収縮状況を感知した結果を小脳へと伝える神経経路です。延髄のオリーブ核から、Purkinje細胞へと、直接シナプス連絡がつくられています。Purkinje細胞には、こうした2種類のインパルスが送られてきているのです。

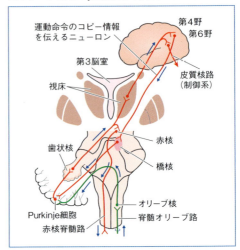

図54 ●Purkinje細胞は何をしているのか？

2種類のインパルスとは、第4野、第6野から発せられた内部イメージとしての運動インパルスと、もう一つは、実際に運動をしてみて動いた筋からの収縮状況を知らせるインパルスです。小脳のPurkinje細胞には、内部イメージと外的状況の2つの入力が統合（integrate）されます。抽象的な言い方ですが、その両方が一致したときにPurkinje細胞から第4野、第6野に対して、半永久的にインパルスが送られるようになります。このインパルスは皮質核路（制御系）を介して錐体外路に対して抑制性の制御を生じるわけです。

自転車に初めて乗ったときのことを思い出してください。最初は、全身の筋をこわばらせてペダルをぎこちなくこぐような運動をしたはずです。内部イメージとしてのインパルスと実際に運動してみた結果のインパルスがうまく折り合わないと、Purkinje細胞を通じた抑制性制御は成立しません。何度も練習を繰り返すうちに、少しずつ抑制が利くようになり、肩の力が抜け、強く握りすぎていたハンドルを軽く握れるようになり、バランスがとれるようになるのです。つまり、これはPurkinje細胞からの抑制性の制御が無駄な筋による運動を減らしてくれるからなのです。やがて、スーッと自転車がこげるようになります。

一度うまくできると、その運動パターンはPurkinje細胞によって記憶され、今度は何年間も自転車に乗っていなくても、すぐにうまく乗れるようになります。もし、Purkinje細胞が運動パターンを記憶してくれなかったら、私たちは、いつも練習をしてからでないと自転車に乗れないことになってしまいます。

大脳基底核の場合もほとんど同じです。前頭葉の運動野で生じたインパルスを、小脳よりももっと複雑ないくつもの回路を使って、再び運動野に送り返すことで、皮質

核路（制御系）の神経の活動を調節しています。このおかげで，随意運動を円滑に行うことができるわけです。もう少し具体的にお話ししましょう。図53に示したような大脳基底核と大脳皮質を結ぶ回路は「運動を抑制するように」働いています。

　例えば，肘をまっすぐ伸ばした状態を維持してみてください。伸筋を収縮させて，屈筋をある程度弛緩させて，うまくバランスをとらなければなりませんね。そうしたときに，収縮と弛緩が微視的には，どちらかがちょっと多かったり，少なかったりしていてわずかに震えているように見えます。しかし，マクロ的にみれば，止まった状態に見えています。肘はまっすぐ伸びて止まって見えるわけです。しかし，やはり目を凝らしてよく見ると微妙に震えています。伸筋と屈筋が綱引きをしているからです。この伸筋・屈筋の収縮力の多い少ないの引っ張り合いを微視的な範囲内に抑える，つまり「止まっているように見える」ということが運動の抑制という意味になります。

　これが外れると，微調整が利かなくなり，伸筋・屈筋の収縮力の多い少ないが顕在化して，振動というかたちで明らかに目に見えるようになります。肘は自分の意志に反して，勝手に動き続け，じっとした姿勢を維持できなくなります。大脳基底核回路は，こうした意志とは無関係に不随意に起こる運動を最小限になるよう抑制しているのです。

　図55を見てください。中脳の黒質からは，被殻に対して神経が投射しています。この神経は，ドパミンという神経伝達物質をその神経末端から放出します。図には描いてありませんが，黒質からは被殻だけでなく，尾状核にもドパミン神経を投射しています。この被殻と尾状核を合わせて線条体とよびますが，線条体の中に含まれるドパミン濃度が，この大脳基底核回路の調節に深く関与することが知られています。線条体におけるドパミンは，この大脳基底核回路の働きを抑制するように働いています。

図55 ●大脳基底核は何をしているのか？

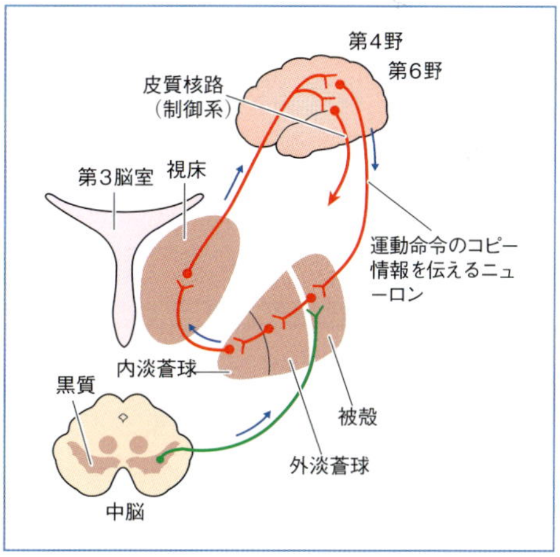

　例えば，黒質から線条体へ投射されたドパミン神経が放出するドパミンがなんらかの原因で減ってしまうと，線条体の中のドパミン濃度も減ります。すると，この回路に対するドパミンによる抑制が外れてしまいます。上述したように，もともとこうした回路は，運動を抑制する方向に働いています。運動を抑制する回路をドパミンが抑制しています。ドパミンが減るということは，運動抑制に対する抑制が外れるので，運動抑制が強まることを意味します。すなわち，運動の微調整がいきすぎてしまうために，体は動きにくく固まった状態になります。これは，Parkinson病の症状の特徴

である「強剛（rigidity）」とか「無動」という状態です。

　図56に簡単な調節のまとめを載せておきます。きちんと整理できていますか？

図56 ●運動の調節

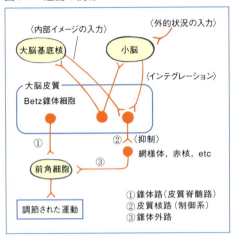

4）小脳と大脳基底核では制御に違いがあるか？

　小脳回路では，前述のように大脳皮質と脊髄の両方から2つのインパルスがPurkinje細胞に入力されていました。一方，大脳基底核回路では，閉鎖された一つの輪として描かれていました。

　小脳では，外界（筋の収縮状況）の情報を取り入れて，随時変化する体の運動状況を絶え間なくモニターし，それを抑制して，

　　皮質核路（制御系）→錐体外路→前角細胞→骨格筋

という「動的」な命令の流れを整えるのに適しています。

　一方，大脳基底核ではそうした外界からの入力はほとんど入力しません。このことは，大脳基底核が連続的に変化する運動の制御にはあまり向いていないことを示しています。むしろ静的な状態，つまりある一定の姿勢を保つとか，じっとしているとかの状況で伸筋・屈筋のトーヌスのバランスを調節するのに向いているようにみえます。

　もう一つ大きな違いは各回路の出力です。小脳のPurkinje細胞からの出力は，大脳皮質のほうへだけではなく，錐体外路の起始核にも直接なされています。図54をもう一度見てみましょう。小脳のPurkinje細胞から出た軸索は歯状核へと向かい，歯状核から出た軸索は，対側の視床へ向かうと同時にもう一つ枝分かれして赤核へ向かっています。この赤核からは脊髄前角細胞へと下行する赤核脊髄路が出ています。図41〜43（p.61〜62）もついでに見てください。図54ではなかった小脳からの出力が一つ一つ書いてあります。つまり，皮質核路（制御系）を介さずに，小脳から直接，錐体外路を動かす経路があるということです。

　一方，大脳基底核の場合，出力インパルスが直接，錐体外路へと伝わることはなく，

必ずすべての出力は大脳皮質へと戻されて，必ず皮質核路を通じてのみ錐体外路へと伝えられています。

　このあたり，出力の側からも，

　　　小脳＝「動的」な制御

　　　大脳基底核＝「静的」な制御

に向いているのではということを考えさせられます。ダンスを踊っているときには小脳が，座禅を組んでいるときには大脳基底核が制御をしているのです。

B 運動調節障害

運動調節障害は大きく2つに分けられます。それが運動失調と不随意運動です。前項を読んだ方は，

運動失調
　→主に小脳の障害で起きる
　→動的な調節の障害

不随意運動
　→主に大脳基底核の障害で起きる
　→静的な調節の障害

という関係が理解できているのではないかと思います。例外もありますが，だいたい上記の関係なんだなと思って以下を読んでください。

 ## 運動失調

障害とその障害をチェックするための試験をセットで覚えていきましょう。

測定障害

運動の測定が過大になり，随意運動を目標のところでやめられなくなります。指鼻試験，踵膝試験を行うとよく分かります。

1）**指鼻試験**

患者の示指で，自分の鼻先と医師の指先とを往復させます（医師の指先の位置を変えていくこと）。

2）**踵膝試験**

患者を仰臥位に寝かせ，
●一方の踵を他方の膝につけ，また元に戻すことを繰り返す（heel-knee）。
●一方の踵を他方の膝につけ，そのままむこうずねの上をスライドさせることを繰り返す（heel-shin）。

うまくできなければ，測定異常（dysmetria）ということになります。

回内から回外，あるいは拮抗する屈筋の収縮から伸筋の収縮へといったような運動の変換がスムーズにできなくなります。

変換運動障害

1）回内・回外運動
①変換運動反復
　手を挙上させて，手掌を上に向けて，できるだけ早く，回内・回外を繰り返させます（いわゆる♪おー星さーまーキーラキラー♪をさせます）。
②膝打ち試験
　患者を座らせ，自分の膝を一側ずつ，手掌・手背で交互に素早く叩かせます。

2）Holmes の跳ね返り現象
　医師が患者の腕をつかんだ状態で，患者に自分の腕を自分のほうに思いきり引っ張ってもらいます。そこで医師がパッと患者の腕を放すと，正常なら患者が自分で腕を止めます。しかし，変換運動障害があると自分で自分を打ってしまいます。

起立障害

ピタッとつま先をそろえて，気をつけの姿勢で立っていることができなくなります。

1）開眼起立
　つま先をそろえて，両手，両膝をピタッとつけて（気をつけの姿勢）立っていられるか。立っていられなければ，静止性運動失調です（小脳または脊髄後索障害によるものですが，ここで明らかになるのは，小脳性が多いようです。脊髄後索性のものは，開眼でなんとか立っていられます）。

2）Romberg 徴候
　つま先をそろえて立っている状態で，閉眼させます。身体が揺れたら（不安定性が増したら）Romberg 徴候陽性で，深部覚の障害による脊髄後索性運動失調であることが分かります（p.46）。小脳失調では陰性です。

構音障害

　咽頭筋にも失調の影響が出るので，言葉がなめらかでなくなり，ある音だけ強かったり，突然，爆発するように発音したりします。
　例えば断綴性言語では，一語一語をちぎるように発音します。

小脳性振戦

不随意運動の項目で説明されていることが多いのですが，小脳（小脳歯状核，またはその連絡路）の障害によるものであり，本当の振戦ではないのでこちらでお話しします。

何かをしようとするときに，震えが起こります（**企図振戦**）。また目標に近づくほど振戦がひどくなります（運動終期振戦）。これも前述の指鼻試験を行うと分かります。なお，緊張で悪化します。

歩行障害

小脳の障害では酔っぱらったときのような小脳性失調歩行が特徴的です。また，歩行障害は他の種々の疾患でもみられます。

歩行障害をみたときの鑑別ポイントが**表8**にまとめられています。目を通しておいてください。

表8 ●歩行障害の鑑別ポイント

歩行	障害部位	特徴
小脳性失調歩行	小脳 例）オリーブ橋小脳萎縮症 　　晩発性小脳皮質性萎縮症	酔っぱらい歩行ともいう wide-based irregular step まわれ右でよろける つぎ足歩行できない
片麻痺歩行	一側の上位運動ニューロン 例）内包出血 　　側索障害	つま先で半円を描くように 患側下肢を前に出す 患側下肢伸展（spasticity） 垂れ足 患側上肢屈曲 （Wernicke-Mann肢位）
痙性対麻痺歩行	両側上位運動ニューロン 例）側索障害 　　脳性小児麻痺	ハサミ歩行ともいう 両下肢を交差させるように 前に出し，両下肢が伸展する
鶏歩	腓骨神経 （下位運動ニューロン） 深部覚障害 例）急性灰白髄炎〈ポリオ〉 　　Charcot-Marie-Tooth病	垂れ足でつま先から着地する
アヒル歩き	近位筋障害（骨盤の筋） 例）進行性筋ジストロフィー	上体固定されず左右に揺れる
脊髄性失調歩行	後索 例）脊髄癆 　　悪性貧血	足元を見ながら，スタンプを 押すように足を地面につける wide-based Romberg徴候陽性
Parkinson歩行	錐体外路 例）Parkinson症候群	初めの1歩はすくみ足 一度歩き出すと加速歩行 すぐには止まれない 前かがみで腕ふりが少ない 小きざみ
ヒステリー性歩行	器質的にはなし	症状が一貫せず説明不能 なんでもあり

Ⅱ　運動の調節

2 不随意運動

不随意運動の代表的なものは，主に大脳基底核の障害で起こります．不随意運動の大部分は睡眠時に消失し，緊張によって増悪します．図50（p.67）をもう一度見ながら読んでください．

▶ 寡動・無動

1）振戦（tremor）

比較的リズムがあり，振動性に拮抗筋群が交互に収縮するものです．振戦は，**安静時振戦**，**姿勢時振戦**の2つに大きく分けられます．身体を安静にした状態ではっきりするものが安静時振戦で，丸薬まるめ振戦（pill-rolling tremor），老人性振戦などが含まれます．そして，一定の姿勢をとった状態で最もはっきりするのが姿勢時振戦で，本態性家族性振戦，中毒性振戦などが含まれます．また振戦とひと口にいっても，本物から偽物までたくさんあります．

一応，本物の振戦は規則正しく，拮抗筋が交互に収縮するものであると思っておいてください．

図57 ●丸薬まるめ振戦

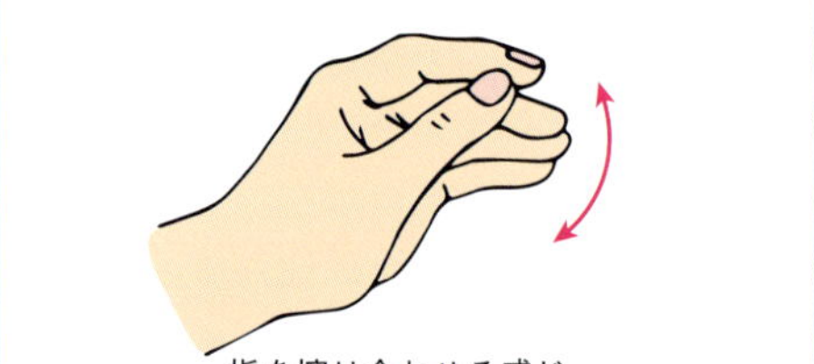

指を擦り合わせる感じ

①安静時振戦

(i) 丸薬まるめ振戦（図57）

丸薬を丸めるような運動で，安静時にみられ，**Parkinson病に特徴的**です（p.191）．四肢の遠位に著しく，**随意運動時**に軽快します．Parkinson病の振戦のうち，手指の症状です（下肢の症状としてはタッピング振戦〈tapping tremor〉というのがあり，床を叩きます）．

(ii) 老人性振戦

老人性のもので，丸薬まるめ振戦に似ていますがもっと細かく，安静時にみられます．随意運動で悪化します．頭，肩ごと震えます．

②姿勢時振戦

(i) 本態性家族性振戦

安静時では現れず，四肢を一定位置に保持しようとすると出てくるもので，**緊張・随意運動により悪化**します（姿勢時振戦）．

Parkinson症候群の振戦などに比べ，細かく速く，遺伝性で多くは良性（病的意義が少ない）です．**アルコールやβ-blockerの服用で軽快**消失します．

(ii) 中毒性振戦

アルコール，ニコチン，甲状腺機能亢進症，尿毒症などで現れます．指，手にみられる姿勢時振戦です．

③偽物の振戦

（i）小脳性振戦

規則正しくないので本当の振戦ではありません．

（ii）羽ばたき振戦

2）アテトーゼ（athetosis, athétose）

舞踏病様運動よりも遅く，持続性のくねるようなグロテスク（奇妙）な不随意運動．屈曲―伸展，外転―内転などの組み合わせがゆっくりと交代するもので，随意運動で悪化し，トーヌスが亢進します．

対側の尾状核，被殻，淡蒼球の障害によります．タコ踊りの感じです（図58）．

図58 ●アテトーゼ

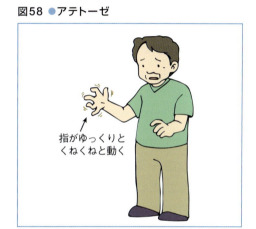

指がゆっくりとくねくねと動く

3）ジストニア（dystonia）

身体がゆっくりとねじれるような不随意運動で，アテトーゼの一型とされています．ある筋群のトーヌスの亢進により生じます．心因性，または線条体，特に被殻の障害によります．

胸鎖乳突筋や僧帽筋の異常緊張による痙性斜頸（けいせいしゃけい）や，字を書くときの緊張による書痙（しょけい）が局在性ジストニアとして有名です．

4）固定姿勢保持困難（asterexis アステレキシス），羽ばたき振戦

手指を伸展させたまま手関節を背屈させて，そのままの姿勢を保持するように支持します．すると，手関節，中手指節関節の急激な掌屈と，元の背屈位へ戻ろうとする動作が反復され，羽ばたいているように見えます．固定姿勢を保持できないことを固定姿勢保持困難とよび，このときの振戦を羽ばたき振戦とよびます．

ミオクローヌスは不随意な収縮ですが，こちらは筋を収縮した状態に維持したときに不随意に収縮が止まってしまうことにより生じるといわれています（陰性ミオクローヌス）．

①羽ばたき振戦（flapping tremor）

本当の振戦ではありません．ある位置を保持しようとして重力で下がりだし，それ

を再び持ち上げるとまた下がり始める……といった繰り返しが振戦のようにみえるのです。具体的には，手掌を下へ向けて上肢を伸ばして前へ差し出し，手根関節を背屈させるとパタパタと振戦のようになります。Wilson病，肝性脳症（肝硬変→肝性昏睡）などでみられます。

②羽ばたき運動（wing beating tremor）

　鳥の羽ばたきのように上肢全体を上下に振る運動をいいます。上肢を伸ばし側方挙上させ，保持させようとするとき著明に現れます。ちょっとした刺激でも誘発され，Wilson病（p.199）にみられます。

5）固縮（rigidity）

　いわゆる不随意運動ではありませんが，同じ大脳基底核の障害で生じるということで思い出しておいてください。

多動

1）ミオクローヌス（myoclonus）

　一つまたは多くの筋の急激・短時間の収縮で，電撃様の動きをします。安静時で悪化し，随意運動で軽減します。例えば，授業中にコックリと居眠りをしてしまったときに，突然，階段から落ちるようにガタンとして目を覚ました経験はありませんか？あのときの体がビクッとする感じがミオクローヌスです。また，しゃっくりも生理的な横隔膜のミオクローヌスと考えられます。

　病的発生機序は意見の一致がみられていません。びまん性に大脳が変性する疾患に多くみられ，いろいろなレベルの障害で生じます（錐体外路系のアンバランスによるということです）。

　ミオクローヌスをきたす疾患には，以下のようなものがあります。
- ミオクローヌスてんかん（myoclonus epilepsy；ME，**p.270**）
- ミトコンドリア脳筋症（myoclonus epilepsy with ragged red fibers；MERRF，**p.257**）
- Creutzfeldt-Jakob病（CJD，**p.284**）
- 亜急性硬化性全脳炎（subacute sclerosing panencephalitis；SSPE，**p.281**）
- 皮質基底核変性症（corticobasal degeneration；CBD，**p.198**）

2）舞踏病（chorea）

　不規則で速く，非対称で無目的な踊るような不随意運動がみられます。

　急に始まり，持続は短いのが特徴です。安静時にみられ，随意運動で悪化し，ト—

ヌスは低下しています。
● Huntington 病（ハンチントン）（p.195）
遺伝性で成人に現れ，認知症を伴います。尾状核，被殻，皮質の障害によります。

3）チック（tic）

顔，肩，頸部などに現れ，比較的急激に起こり，短時間繰り返される筋収縮です。心因性，一定の習慣性または線条体の障害によるもので，緊張で悪化し，ある程度随意的にコントロールできます。真似をして再現しようとすればできます。

ちなみに，顔面けいれん（半側顔面スパスム）は，顔面神経の刺激状態時に生じるものです。これは随意的にはコントロールできず，また真似ができません（反復性あるいは持続性の速い攣縮だからです）。

4）バリスム（ballism）

舞踏病よりも速く大きな，四肢の無目的・持続的な不随意運動です。四肢を乱暴に振り回したり，ねじったり，投球するような運動で，あまり長くは続きません。一側（半側）にのみ生じることが多く，ヘミバリスム（hemiballism，片側バリスム）といいます（図59）。対側の視床下核（Luys体）(ルイ)の障害によります。

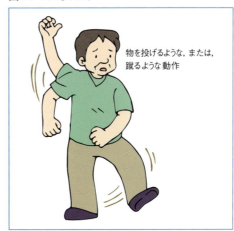

図59 ●バリスム

物を投げるような，または，蹴るような動作

5）ジスキネジア（dyskinesia，特に口ジスキネジア）

舌，口唇を中心とする不随意運動。口をもぐもぐさせたり，口の内部で舌が動いていたりします。抗精神病薬（ハロペリドール）を長期間投与したときやL-dopaなどを持続投与後，投与を中止したときにみられます（遅発性ジスキネジア，図60）。

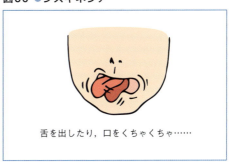

図60 ●ジスキネジア

舌を出したり，口をくちゃくちゃ……

3 錐体路症状と錐体外路症状

ここまでは，上位，下位の違い，小脳，大脳基底核の違いを理解してもらうために，あまり**錐体路症状**，**錐体外路症状**という言葉は使いませんでしたが，各論での臨床に関わるところでは，これらの言葉がよく登場します。

だいたいの意味としては，
- 錐体路症状→　上位運動ニューロン障害
- 錐体外路症状→　大脳基底核の障害

と，とらえておいてください。

以下におおよその鑑別表を載せておきますので目を通しておいてください（**表9**）。

表9 ●錐体路症状と錐体外路症状の鑑別

	錐体路症状（上位運動ニューロンの場合）	錐体外路症状
筋トーヌス	↑ 上肢屈筋・下肢伸筋の spasticity（折りたたみナイフ現象）	↑ 四肢・体幹すべての筋の rigidity（歯車様固縮）
深部反射	↑	正常のことが多い
表在反射	(−)	一般的に(+)
病的反射	(+)	(−)
筋萎縮	(−)（ただし廃用性萎縮はある）	(−)
運動障害	痙性麻痺	不随意運動の出現

III. 末梢神経系

A 末梢神経の種類

脊髄神経と脳神経

　末梢神経とは脳や脊髄に出入りする神経です。脳に出入りする末梢神経を「脳神経」といい，脊髄に出入りするのを「脊髄神経」とよびます。脳神経は12対，脊髄神経は31対，合計43対あることを本書の最初で学びました。また，神経をその働きの違いで分けてみると，（体性）運動神経，（体性）感覚神経，自律神経の3つになることを学び，それぞれの機能をもった神経は走行の仕方も異なっていること，そしてそれぞれの機能がどのように制御されるかについてもみてきました。

　末梢神経とよばれる43対の神経線維のうち，脳神経は，単一の機能しかもたない神経が7つで，あと5つは混合神経です。そのうち自律神経をもつのは4つで，しかもすべて副交感神経です。

　脊髄神経は，神経根として脊髄を出た時は，体性運動性と感覚性の2種類のみの神経をもつものが14対（個人差があり13対の場合も），自律神経も含んだ3種類の神経をもつのが17対あります。

　図20（p.30）を見ながらこのややこしい関係を整理してみましょう。脊髄からでてくる自律神経は2種類です。交感神経を出す胸髄と腰髄（T_1〜L_2），副交感神経を出す仙髄（S_2〜S_4）があります。1箇所から交感神経と副交感神経が同時にでてくることはありません。交感神経は，脊髄の中央部分（胸髄中心）から出て皮膚を含め全身に分布しています。皮膚や筋に分布する血管の平滑筋，皮膚にある立毛筋，汗腺や脂腺などの腺細胞を支配しています。内臓を支配する副交感神経は大部分が脳神経（X，迷走神経）ですが，骨盤内臓のみが，仙髄から出てくる副交感神経と分布領域が限定されています。

　皮膚や筋に分布する自律神経は交感神経だけで，これは脊髄を出た後，交感神経節

図61 ●末梢神経とは？

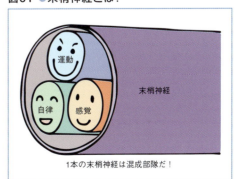

でいったんニューロンを換えますが，そこから上下に伸びた交感神経幹の中を通って，節後ニューロンとして脊髄の C_1 ～ Co から出てきた運動性と感覚性の脊髄神経に順々に合流して目的地まで一緒に走っていきます。したがって，身体を被う皮膚，身体を動かす筋への脊髄神経の中には，体性運動性，体性感覚性，自律性の3種類が一緒になって走っているということになります（**図61**）。

　第Ⅰ章では，脊髄神経について，運動，感覚，自律の3つに分けて，細かくみていきました。**表5**（**p.44**）をもう一度見て，43対の末梢神経がどんな働きを担っているのか，また，体のどこに分布しているのかについてのおさらいをしてください。この表では下位運動ニューロンの障害部位とその徴候についてまとめています。脊髄神経の解剖学的な名称とその神経の中を通る運動神経が脊髄のどの高さから出て，どこの筋肉を支配しているのかについて示しています。末梢神経では，神経が中枢のどこから出てきて，どこを通って，末梢に行くかということを知ることが重要で，その経路のどこかで障害が起きたら，結果はどうなるかということを学ぶことが中心になります。

　また，**図34**，**図35**（**p.50〜51**）も見てください。この図も脊髄神経の解剖学的名称と，その神経の中を通る感覚神経が，皮膚のどの領域から始まって，脊髄のどの高さへと入っていくのかを表しています。**表10**には脊椎神経のおよその高位と作用について，簡単にまとめてあります。これらを覚えていれば，脊髄神経に関しては，もうこれ以上勉強しなくてもよいといえるでしょう。というわけで，この章では，もう一つの末梢神経である「脳神経」について学んでいきます。

表10 ●脊髄神経のおよその高位と作用

	運動神経（支配）	感覚神経（分布）	自律神経（支配・分布）
C₁			
C₂			
C₃			自律神経は存在しない
C₄			
C₅	上腕二頭筋	上腕外側	
C₆	腕橈骨筋	前腕外側・母指・示指	
C₇	上腕三頭筋	中指	
C₈		環指・小指	
Th₁		前腕内側	Th₁ ↑
Th₄		乳頭	
Th₆		剣状突起	交感神経全身に分布
Th₁₀		臍	
Th₁₂			
L₁		鼠径部	
L₂		大腿外側・前面	L₂ ↓
L₃	大腿四頭筋	大腿前面 膝	
L₄	前脛骨筋	下腿内側	自律神経は存在しない
L₅		下腿外側・足背	
S₁	腓腹筋（アキレス腱）	第Ⅴ趾	
S₂		殿部下腿後面	S₂ ↑ 副交感神経 （結腸肛門1/3 膀胱 生殖器）
S₃		殿部	
S₄			S₄ ↓
S₅			
Co			自律神経は存在しない

脳神経のなりたちと作用

　前述のようにある脳神経の中には，運動，感覚，自律の3つが単独で入っているから3つが一緒に混合して走っているのまでさまざまです。先にも述べましたが，脳神経は，単一の機能しかもたない神経が7つで，あと5つは混合神経です。そのうち自律神経をもつのは4つで，しかもすべて副交感神経です。ということを理解して，12の脳神経の名前さえ覚えてしまえば，あとの勉強は楽になります。

　各脳神経に含まれる機能の種類や支配・分布についてまとめると，**表11**のようになります。12対の神経には，Ⅰ～Ⅻの番号がふられています。脳神経の名前を覚えながら，番号も一緒に覚えましょう。

　例えば，自律神経の要素をもっているのは，3，7，9，10（Ⅲ：動眼神経，Ⅶ：顔面神経，Ⅸ：舌咽神経，Ⅹ：迷走神経）です。3回呪文のように唱えれば覚えてしま

います。5番目（Ⅴ：三叉神経）は，体性運動性と感覚性2種類の混合性です。残りは全部，機能が1種類の神経だということをまず理解してください。詳しく覚えるのは，自律神経を含む混合神経4つと，体性運動性と感覚性の2種からなる三叉神経だけということになります。また，単独の神経の場合，特殊感覚（Ⅰ：嗅神経，Ⅱ：視神経，Ⅷ：内耳神経）と体性運動性（Ⅳ：滑車神経，Ⅵ：外転神経，Ⅺ：副神経，Ⅻ：舌下神経）の4つで，体性感覚が単独な神経はありません。

　12対の脳神経の順番は，脳に出入りする位置で決められていて，いちばんは大脳側が先で延髄側が後になります。

　この章での勉強のポイントは，12対の神経がいったいどんな名前でよばれているのか，という点と，各々12対の神経は，運動，感覚，自律の3つのうち，どの種類の神経を含んでいて，それらがいったい何をしているのかをみておくことです。神経の名称は，それだけでどこで何をしているかということを類推できるのもあります。名前と順番を考えながら，それらがいったい何をしているのかをみておくことが大切です。

■ 脳神経核の存在部位

　脳神経は脳幹（一部は脊髄にもかかっていますが）にある核から出る（運動神経および自律神経遠心路），もしくは核に入る（感覚神経および自律神経求心路）神経です。その脳神経核の存在部位を図示すると図62のようになります。まずここでは，大ざっぱに以下のように覚えておきましょう。脳幹部は上から順番に中脳，橋，延髄に分けられます。各々にどの脳神経核があるのかを覚えてください。

脳幹以外：2個	… 嗅神経（Ⅰ），視神経（Ⅱ）
中　　脳：2個	… 動眼神経（Ⅲ），滑車神経（Ⅳ）
橋　　　：4個	… 三叉神経（Ⅴ），外転神経（Ⅵ）
	顔面神経（Ⅶ），内耳神経（Ⅷ）
延　　髄：4個	… 舌咽神経（Ⅸ），迷走神経（Ⅹ）
	副神経　（Ⅺ），舌下神経（Ⅻ）

　上記のように，脳幹以外からⅠ，Ⅱが，中脳からはⅢ，Ⅳが，橋からⅤ，Ⅵ，Ⅶ，Ⅷ，そして延髄からⅨ，Ⅹ，Ⅺ，Ⅻが順番に出ています。

■ 頭蓋底の通路

　脳神経がどの部位で頭蓋底から出てくるのかを知ることは，後に障害部位を考えるときなどのために重要です（図63）。

表11 ●脳神経のなりたちと作用

	運動神経	感覚神経	副交感神経*	出入り口
Ⅰ 嗅神経	なし	・嗅覚（嗅粘膜に分布） 　→梨状葉に入る	なし	篩板
Ⅱ 視神経	なし	・視覚（網膜に分布） 　→第17野に入る	なし	視神経管
Ⅲ 動眼神経	動眼神経主核から 　上眼瞼挙筋 　上直筋・下直筋 　内直筋・下斜筋	なし	・Edinger-Westphal核から毛様体神経節を経由して 　毛様体筋 　瞳孔括約筋]を収縮	上眼窩裂
Ⅳ 滑車神経	滑車神経核から 　上斜筋	なし	なし	上眼窩裂
Ⅴ 三叉神経 V₁ 眼神経 V₂ 上顎神経 V₃ 下顎神経	三叉神経運動核から 　咬筋群	・深部覚 　（咬筋群等に分布） 　→三叉神経中脳路核に入る ・温痛覚（顔面に分布） 　→三叉神経脊髄路核に入る ・触圧覚 　（顔面・口内・角膜等に分布） 　→三叉神経主感覚核に入る	なし	V₁ 上眼窩裂 V₂ 正円孔 V₃ 卵円孔
Ⅵ 外転神経	外転神経核から 　外直筋	なし	なし	上眼窩裂
Ⅶ 顔面神経	顔面神経核から 　顔面筋 　アブミ骨筋	・味覚 　（舌の前2/3に分布） 　→孤束核に入る	・上唾液核から顎下神経節を経由して顎下腺・舌下腺からの分泌促進 ・上唾液核から翼口蓋神経節を経由して涙腺からの分泌促進	内耳孔
Ⅷ 内耳神経 （聴神経）	なし	・聴覚（蝸牛に分布） 　→蝸牛神経核に入る ・平衡覚（前庭および三半規管に分布） 　→前庭神経核に入る	なし	内耳孔
Ⅸ 舌咽神経	疑核から 　茎突咽頭筋	・味覚 　（舌の後1/3に分布） 　→孤束核に入る ・温痛覚,触圧覚（咽頭に分布） 　→三叉神経主感覚核・脊髄路核に入る	・下唾液核から耳神経節を経由して耳下腺からの分泌促進 ・内臓覚（咽頭,頸動脈洞,頸動脈小体等に分布） 　→孤束核に入る	頸静脈孔
Ⅹ 迷走神経	疑核から 　咽頭の筋 　喉頭の筋	・表在覚（外耳道に分布） 　→三叉神経脊髄路核に入る	・迷走神経背側運動核から内臓器近傍の神経節を経て胸部・腹部内臓へ ・内臓覚（胃・腸・気管・気管支・心・肺などに分布） 　→孤束核に入る	頸静脈孔
Ⅺ 副神経	第1～5頸髄前角細胞から（脊髄根） 　胸鎖乳突筋 　僧帽筋	なし	なし	頸静脈孔
Ⅻ 舌下神経	舌下神経核から 　舌筋	なし	なし	舌下神経管

*脳神経に含まれる自律神経はすべて副交感神経です。

Ⅲ 末梢神経系

図62 ●脳神経核の存在部位

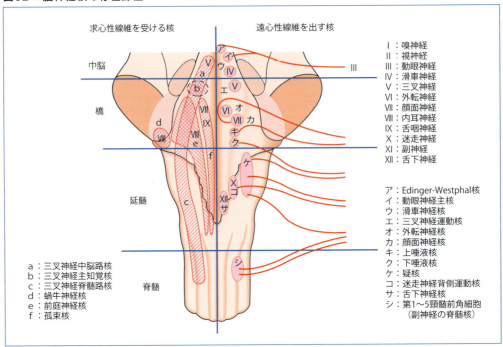

図63 ●脳神経が通る頭蓋骨の孔

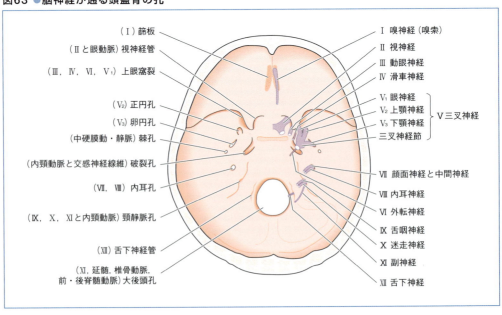

B 脳神経の分類と機能

脳神経は脊髄神経と違って，いろいろ特色のある機能をもちあわせています。ここでは，神経学的な診断を進めていく上で大切なことをお話ししながら，各脳神経の検査法や特徴的な障害時の症状について勉強を進めていきます。

嗅神経（Ⅰ）

においのもとである嗅素の刺激を感じるのが嗅細胞です。嗅細胞は鼻腔の最上部の嗅粘膜に存在しています。この嗅細胞はセンサー，すなわち感覚受容器細胞ですが，同時に1次感覚ニューロンでもあります。嗅細胞はニューロンのように自らが直接軸索（中枢性突起）を伸ばしています。そして，嗅細胞から出る細い中枢性突起が集まって約20本の嗅糸は，鼻腔の天井をつくっている篩骨篩板という部位の小孔（篩骨孔）を通って，前頭蓋腔のなかに入ります。そして，すぐ上にある嗅球という脳の一部の中に入って2次感覚ニューロンとシナプスをつくります。**表11**（p.87）で確認しておいてください。嗅神経は，解剖学的には脳神経中で最も細くて短い神経です。

2次感覚ニューロンが存在する場所である嗅球の中には，嗅細胞の軸索とシナプスをつくる僧帽細胞や房飾細胞などがあります。これらの細胞の樹状突起が嗅細胞の軸索と複雑に絡まり合って，糸球体とよばれる糸玉をつくっています。嗅球の中には，こうした糸玉が数千個存在します。僧帽細胞や房飾細胞から出た軸索（線維細胞）が，広義の意味での嗅神経となります。この場合の嗅神経は2次感覚ニューロンの線維なので，中枢神経に相当します。嗅神経は大脳皮質の梨状葉に入ります（**図64**）。

嗅覚の調べ方ですが，閉眼してコーヒーやたばこで片側ずつにおいをかがせて嗅覚に異常がないか調べます。左右の比較が大切です。アルコール・アンモニアなどの刺激物は鼻粘膜の三叉神経を刺激するので使いません。

✏ 嗅神経障害の原因

①両側性嗅覚消失
　感冒，鼻疾患，Kallman症候群（選択的低ゴナドトロピン血症と嗅覚消失）など。
②一側性嗅覚消失
　前頭葉下面の髄膜腫，特に嗅溝（嗅索の通る溝）の髄膜腫が重要です。この髄膜腫は同側の嗅神経を圧迫して一側性（同側性）嗅覚消失をきたします。

図64 ●嗅神経の構造

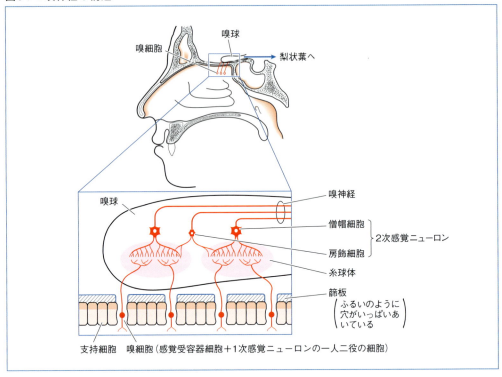

🖉 脳神経のⅠとⅡは中枢神経か？

図1（p.9）でも，注釈としてふれてありますが，脳神経12対のなかで嗅神経と視神経は末梢神経ではなく，中枢神経であるとみなす考え方があります。これは，両神経が1次ニューロンではなく2次ニューロンあるいは3次ニューロンだからです。図9（p.17）を見ても分かるように，体性感覚の場合，2次ニューロンは脊髄の中を走行しています。つまり，中枢神経なのです。嗅神経や視神経は脳から「ひも」のように出ている神経なので，一見末梢神経のようにみえますが，体性感覚と並べてみると，中枢神経に相等することが分かると思います。

こんなことがなぜ大切なのでしょうか？「各論」で勉強しますが，多発性硬化症（p.219）という疾患があります。この疾患では，中枢神経に脱髄（髄鞘がはがれること）が起こります。けっして末梢神経には起こりません。この疾患で最も高頻度にみられる症状が，実は球後視神経炎といって，視神経の脱髄なのです。中枢神経にしか起こらない病気が視神経に起こるわけですから，確かに視神経は中枢神経なのです。

視神経（Ⅱ）

　純粋な感覚神経です。光の刺激を受けるとセンサーである視細胞が興奮します。視細胞は，網膜の最外層にある色素上皮細胞のすぐ内側に存在しています。視細胞の興奮は1次感覚ニューロンに相等する双極細胞に伝えられます。双極細胞に伝わった興奮は，2次感覚ニューロンである神経節細胞に伝えられます。神経節細胞からの軸索は束になって太くなり，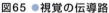視神経とよばれるようになります。この視神経は，2次感覚ニューロンの神経線維ですから中枢神経に相当します。しかし，脳へ到達するためにはどこかで頭蓋骨を突き抜けなくてはなりません。視神経が通る頭蓋骨の孔が視神経管です。表11（p.87）で確認しておいてください。頭蓋腔に入ったあと，視神経の大部分は視床の外側膝状体に，一部は視蓋前域や上丘に達します（図65）。

　外側膝状体で新しくなった3次感覚ニューロンは視放線を形成しながら大脳皮質視覚野（後頭葉の第17野）に入ります。視神経では，視力，視野，眼底を検査します。ここでは主に視野と眼底についてお話しします。

図65 ●視覚の伝導路

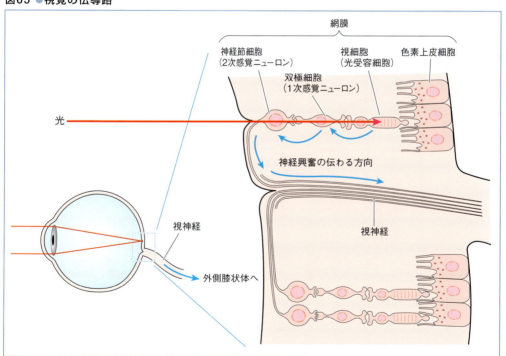

視神経の走行と視野欠損の関係

視神経は，その走行中に血管障害や腫瘍などにより障害されることがあり，その部位によって，独特な視野欠損を生じます。障害部位と欠損する視野の関係についてですが，まず，視交叉の前と後とに分けて考えます。

図66の①のように，視交叉前で，障害されたとき（例えば視神経炎など）は，視神経そのものが損傷しますから，損傷したほうの眼の視野が全盲になります。

次に，視交叉で損傷した場合ですが，これには**図66**のように，外側から損傷する場合の②**両鼻側半盲**（内頸動脈瘤など）と内側から損傷する場合の③**両耳側半盲**（下垂体腫瘍〈p.181〉など）の２つのパターンがあります。実際には③が多くみられるので，視交叉障害＝両耳側半盲と覚えてしまってOKでしょう。

図66 ●視神経の走行と視野欠損の関係

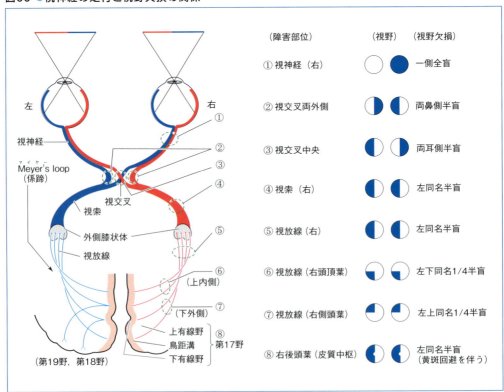

眼底

眼底は眼底鏡を使って視神経乳頭と網膜と血管の状態をみます。

1）乳頭
①乳頭浮腫
正常な乳頭縁は鋭です（**図67**）。ぼけているのは乳頭浮腫の始まりで，これは頭蓋内圧の亢進を意味します。ひどくなると血管が怒張し，縁が盛り上がってうっ血をきたします（**うっ血乳頭**，**図68**）。

②視神経萎縮
正常な乳頭の色は血液の色が透けてオレンジ色に見えます。赤味を伴って黄色あるいは蒼白のときは，視神経が萎縮していることを示しています（**図69**）。

> **乳頭浮腫の原因**
>
> すなわち，頭蓋内圧の亢進するものです。
> - 脳腫瘍
> - 頭蓋内血腫
> - 硬膜下血腫
> - 硬膜外血腫
> - 脳内血腫
> - クモ膜下出血
> - 脳膿瘍
> - 高血圧性脳症
> - 脳の炎症
> - 脳の静脈血栓症
> - ビタミンA過剰摂取
> - 本態性頭蓋内圧亢進症（原因不明）

2）網膜
①動脈硬化
動脈硬化になると，静脈を圧迫し（**交叉現象**），さらに進むと，動脈の光の反射が強くなり，銀線様に白っぽく見えてきます（銀線動脈）。また動脈の蛇行も著明となり，

> **視神経萎縮の原因**
>
> ①脳腫瘍による視神経の圧迫
> 　前頭葉にできた髄膜腫などが原因となって，視神経が圧迫されて，同側の視神経萎縮が起こり，さらに，頭蓋内圧の亢進により対側の乳頭浮腫が生じるものを**Foster-Kennedy症候群**（フォスター ケネディ）といいます。
> ②感染（梅毒，赤痢，その他），炎症（神経炎）
> ③脱髄性疾患
> 　**多発性硬化症**（multiple sclerosis；MS）など。特にMSの一種である**Devic病**（デヴィック）（視神経脊髄炎型）で特徴的です。MSでは球後視神経炎が起こりますが，これがひどくなると，視神経の萎縮が起こるまでに発展します。
> ④脊髄小脳変性症（Friedreich運動失調症など）
> ⑤中毒（**メタノール**，**エタンブトール**など）

図67 ●正常眼底写真（左眼）

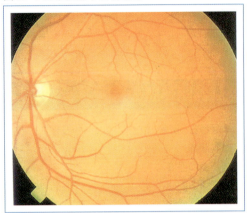

（『国試マニュアル100％眼科〈第6版〉』P.36，医学教育出版社，2011より転載）

図68 ●乳頭浮腫（うっ血乳頭）

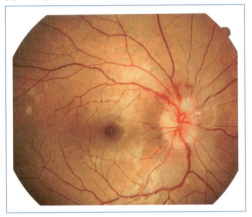

図69 ●視神経萎縮

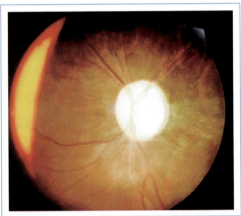

（『国試マニュアル100％眼科〈第6版〉』P.173，医学教育出版社，2011より転載）

図70 ●糖尿病性網膜症

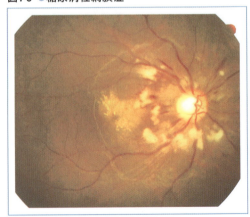

動静脈径比は正常ではA：V≒2：3ですが，これよりも動脈径が小さくなってきます。

動脈が詰まると網膜動脈閉塞症となります。

②糖尿病

動脈に赤い点（微小動脈瘤）がみられたり，白斑（**図70**）がみられたりします。

③出血

●動脈の出血：粒々状
●静脈の出血：黒っぽくもやもやしています。
●網膜下出血：ベターッと大きく線維性にみえ，網膜の血管走行をまたぐような範囲の出血です。
●白斑

④色素沈着

変性により生じます。網膜色素変性では，網膜は蒼白で，骨片様病変がみられ，乳頭は萎縮し，血管も細くなります（**図71**）。神経疾患と関連する場合もあり，例えば，ミトコンドリア脳筋症の一つであるKearns-Sayre症候群（KSS，

p.258）は，外眼筋麻痺と網膜色素変性症，心伝導障害を三主徴としています．

図71 ●網膜色素変性

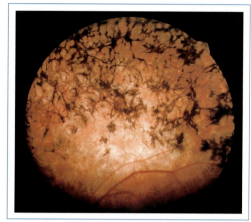

（『国試マニュアル100%眼科〈第6版〉』P.148，医学教育出版社，2011より転載）

黄斑回避とは？

　黄斑というのは眼底の中心部にあります．物を見る時，その像はこの黄斑で結ばれます．視野の中心部が，眼底では黄斑に相当しています．この黄斑には，色を感じる特殊な視細胞である「錐体」が存在します．黄斑以外の眼底にある視細胞は「桿体」といいます．桿体は色を感じることができず，白黒つまり明るさだけしか感じません．言い換えると，私たちの視野のなかで色を感じている部分は，視野中央だけであり，周辺部分は白黒にしか見えていないのです．

　ところで，後頭葉の障害では視野の中央部だけは見えた状態を保ったまま，対側の同名半盲をきたします．このことを黄斑回避といいます．厳密には後頭葉の障害ではなく，「一側の後大脳動脈の閉塞などの際に，対側の視野が黄斑回避を伴って同名半盲になる」というのが正しいのかもしれません．黄斑部は視野の中央で大事なところですから，そこから由来する視神経は後頭葉の広い範囲にわたって投射していると考えられています．

　したがって，一側の後頭葉が虚血に陥ったとしても，後頭葉のすべてが完全に障害されるのでなければ，ある程度中心視野が残り，黄斑回避が起こるのです．

動眼神経（Ⅲ），滑車神経（Ⅳ），外転神経（Ⅵ）

眼を動かすには，どうするか？

　眼をキョロキョロ動かしてみてください．左右上下自由に動きますね．眼を動かすには筋が必要です．その筋を動眼筋（外眼筋）とよびます．では，動眼筋は何本必要でしょうか？「上下左右に動けばよいから，4本」と思った人は残念！ 確かに普通はそれで十分だと考えるかもしれませんが，実は眼には6本の動眼筋が用意されているのです．

なぜ6本も必要なのでしょうか？　それは，筋の付着の仕方と関係があります（**図72**）。もし，上・下・内・外直筋の4本しかなかったら，何が困るのかを考えてみましょう。

とりあえず右眼に注目して考えましょう。上下左右に眼を動かすには，各々，上・下・内・外直筋を収縮させればすみます。では，左側（内側または鼻側）を見た状態で，下を見るにはどうすればよいでしょうか？「内直筋と下直筋を2本同時に収縮させればいいじゃないか！」と思った人は残念！実は，この2本を収縮しても内下方に眼は向きません。なぜか分かりますか？

図73を見てください。内転時には，眼軸と下直筋が垂直に近い格好になります。従って，この状態で下直筋を収縮させても，眼は下転しません。

そこで，いったいどうするのかというと，もう1本，別の筋肉を用意するわけです。それが上斜筋です。上斜筋は眼が内転している際に下転を行うための筋です。上斜筋は**図74**のような走行をしています。

図74を見て分かるように，内転時に上斜筋が収縮すると，眼球が下転するのが分かると思います。同じように内転時に上転を行うための筋も必要ですね。これは**下斜筋**という筋が行います。

したがって，眼を動かす筋は上・下・内・外直筋に上・下斜筋の2本を合わせた，計6本が必要になります。

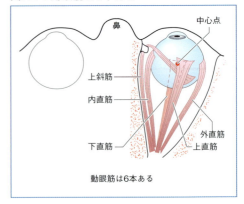

図72 ● 動眼筋は6本ある

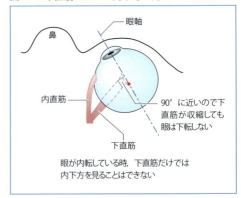

図73 ● 下直筋だけでは内下方は見ることができない

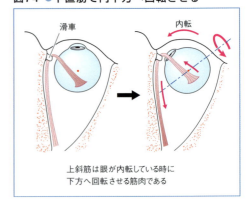

図74 ● 下直筋で内下方へ回転させる

眼に関わる筋の神経支配

眼を動かす筋を支配する神経は全部で3本あります。3本のそれぞれ支配する筋は，

```
動眼神経……上・内・下直筋・下斜筋    計4本
滑車神経……上斜筋のみ            1本
外転神経……外直筋のみ            1本
                          計6本
```

となっています。

このなかで滑車神経と外転神経は，各々，上斜筋，外直筋を動かすしか働きがないので覚えるのが簡単ですが，動眼神経は少し覚えるのが大変です。実は，動眼神経には上記の4本以外にもまだ支配する筋があります。忘れた人は，脳神経のなりたちと作用（**表11**，**p.87**）を見直してください。

動眼神経，滑車神経，外転神経を検査する上で重要なのは，眼裂，瞳孔，眼球運動です。

1）眼裂

物を見るためには，まぶたを上げなければなりません。まぶたを上げる筋は2つあります。それは，

　上眼瞼挙筋……動眼神経支配
　眼瞼瞼板筋……交感神経支配

の2つです。この筋が収縮しないとまぶたは下がってきて，眼裂は狭くなります。上眼瞼が瞳孔にかかると，眼瞼下垂といわれます。

2）瞳孔

瞳孔は光が入る眼の入り口です。虹彩といわれる，ちょうどカメラのしぼりと同じ機能をもった組織が瞳孔をつくります。したがって，瞳孔の大きさは虹彩によって，大きくなったり，小さくなったりします。大きさを変えるのに不随筋である平滑筋が使われています。不随意筋は自律神経支配ですから，瞳孔の大きさは自律神経によって支配されていることになります。瞳孔を広げることを散瞳，逆に縮めることを縮瞳といいます。各々，以下のような筋と神経で支配されています。

　散瞳＝瞳孔散大筋……交感神経
　縮瞳＝瞳孔括約筋……副交感神経（動眼神経）

ここで大切なのは，括約筋を支配する副交感神経は，動眼神経の中に含まれているという点です。副交感神経は中脳のEdinger-Westphal核（E-W核）から出て，動眼神経の中を走行して括約筋まで届きます。交感神経のほうはいったい何に含まれているのでしょうか？　前述のとおり，脳神経12対のなかには交感神経は含まれていません。散大筋を支配する交感神経は第1胸髄神経（Th_1）から出ています。交感神経

は頭蓋腔内に入ってくる動脈と一緒にやってきます。

正常の瞳孔は左右同大で，φ3～4mmです。

①縮瞳（φ2mm以下）：交感神経障害，橋出血，モルヒネ中毒などで起こります。
②散瞳（φ5mm以上）：副交感神経（動眼神経）障害，脳死などで起こります。
③瞳孔の反射：対光反射，近見反射，毛様体脊髄反射

> ### ✏️ 眼瞼下垂の原因
>
> ●動眼神経障害（動眼神経：上眼瞼挙筋支配）
> 副交感神経（瞳孔括約筋を支配）が麻痺する場合は散瞳します。原因としては以下があります。
> ・IC-PC動脈瘤
> ・Weber（ウェーバー）症候群（中脳腹側の障害）
> ・上眼窩裂症候群
> ・糖尿病性ニューロパチー
>
> ●交感神経障害（眼瞼瞼板筋と瞳孔散大筋を支配）
> 縮瞳します。
> ・Horner（ホルネル）症候群
> ・四大症状＝眼瞼下垂，縮瞳，眼球陥凹，無発汗
>
> Horner症候群を起こす原因としては，以下があります。
> ・Wallenberg（ワレンベルク）症候群
> ・脊髄空洞症
> ・Shy-Drager（シャイドレーガー）症候群
> ・内頸動脈瘤
> ・星状神経節ブロック
>
> ●神経筋接合部の障害
> ・重症筋無力症
> ・ボツリヌス中毒
>
> ●筋の障害（ミオパチー）
> ・眼筋型ミオパチー
> ・ミトコンドリア脳筋症（chronic progressive external ophthalmoplegia；CPEO）

● 対光反射

光を当てると，光を当てた側の瞳孔収縮（直接対光反射）と反対側の瞳孔収縮（間接対光反射）が同時にみられます。求心路は視神経，遠心路は動眼神経なので，対光反射の経路を簡単に描くと図75のようになります。したがって，

直接対光反射（－），間接対光反射（－）
　→光を入れた側の視神経障害

直接対光反射（－），間接対光反射（＋）

└→光を入れた側の動眼神経障害
となります。

● **近見反射**

どんどん眼に近づく物を見つめているときに調節反射と輻輳反射，縮瞳が同時に行われます。

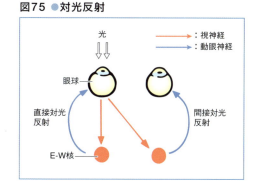

図75 ●対光反射

・調節反射

近づいてくる物を見つめていると毛様体筋が収縮し，水晶体の厚みが増し，近くにある対象物の像が網膜上に正しく結像されます。同時に物が近づくと光量が増えるので，まぶしくならないように縮瞳してしぼりを入れています。カメラと同じでしぼりを入れるとフォーカスが合いやすくなります。

・輻輳反射

近づいてくる物を見つめると両側の内直筋が同時に収縮して寄り目になります。こうすることで，視軸が対象物に正しく向き，網膜に正しく像が結ばれます。輻輳麻痺は中脳障害，Parinaud（パリノー）症候群などで生じます。

この2つは分離できませんので（一連の反射弓を形成しているため），両者を合わせて近見反射（または輻輳調節反射）といいます。内直筋の刺激が三叉神経中脳路核を経てE-W核に伝わるために起こります。したがって，対光反射のように，視神経（求心）→動眼神経（遠心）の反射ではなく，三叉神経（求心）→動眼神経（遠心）の反射といえます。

● **毛様体脊髄反射**

首や前胸部の痛み刺激で散瞳する反射です。脳幹が障害されていると起こりません。

④瞳孔の異常

● Horner（ホルネル）症候群（p.54）
● Argyll Robertson（アーガイル ロバートソン）瞳孔

> 対光反射（−）
> 近見反射（＋）

となっている瞳孔をArgyll Robertson瞳孔といいます。障害部位は，対光反射の求心線維が，E-W核に近づくところ（視神経→動眼神経へつながる部位の障害）です。神経梅毒（脊髄癆・進行麻痺）に特徴的ですが，中脳障害（例えば胚細胞腫瘍〈p.183〉）でも生じます。

● Adie（アディー）症候群（瞳孔緊張症）

> 対光反射と近見反射：（−）またはゆっくり起こります。

深部腱反射：（－）

　原因不明です。散瞳しています。低濃度ピロカルピン溶液に反応して著明に縮瞳します。

3）眼球運動

　正常では，
　　内直筋：内転（動眼神経）
　　外直筋：外転（外転神経）
　　上直筋：外転時の上転（動眼神経）
　　下直筋：外転時の下転（動眼神経）
　　上斜筋：内転時の下転（滑車神経）
　　下斜筋：内転時の上転（動眼神経）
の作用をもっています（**図76**）。

図76 ●眼球運動

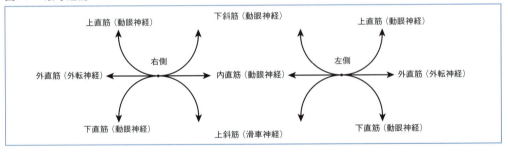

①動眼神経の障害

　動眼神経が障害されると，外直筋・上斜筋しか動きません。したがって，何もしなくても，これら2つの筋の作用により，眼はやや外転し，下方を向いています。

②滑車神経の障害

　滑車神経は，脳神経の中で唯一，脳幹の背側から脳を出る神経です。

　滑車神経が支配する上斜筋の作用は内下方を見ることです。

　滑車神経のみの麻痺では，内下方が向けなくなりますので，階段を下りるとき足元が見えず，そのため頭

> ### 🖉 動眼神経のみの障害
>
> すべて同側性に，以下の症状をみます。
> ①眼瞼下垂
> ②上・下・内方に動かせない
> ③眼球の外下方偏位
> ④対光反射（－），近見反射（－）
> ⑤散瞳
>
>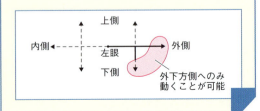

🖉 動眼神経障害の原因

●動脈瘤による圧迫
　好発部位は，内頸動脈と後交通動脈との分岐部（IC‑PC動脈瘤）です（**p.166**）。
●糖尿病性眼筋麻痺（**p.229**）
　動眼神経を栄養する血管の障害で生じます。
この場合，眼瞼下垂や眼球運動障害といった外眼筋の障害を生じることはありますが，散瞳は起こらないことが多く，対光反射も（+）で保たれます（つまり内眼筋のほうは障害されない）。なぜこのようなことが起こるのでしょうか？
　動眼神経の栄養血管は**図77**のように中心から栄養していて，糖尿病によりこの血管がやられると，外眼筋を支配する線維は障害を受けてしまいます。しかし，瞳孔を支配する線維は，動眼神経の周辺部を走行していて，軟膜の血管からも栄養されているため障害を免れるのです。
　逆に外部からの圧迫によって動眼神経麻痺をきたす動脈瘤による圧迫では，初めに瞳孔異常，次いで外眼筋麻痺が起こります。

図77 ●動眼神経の栄養血管

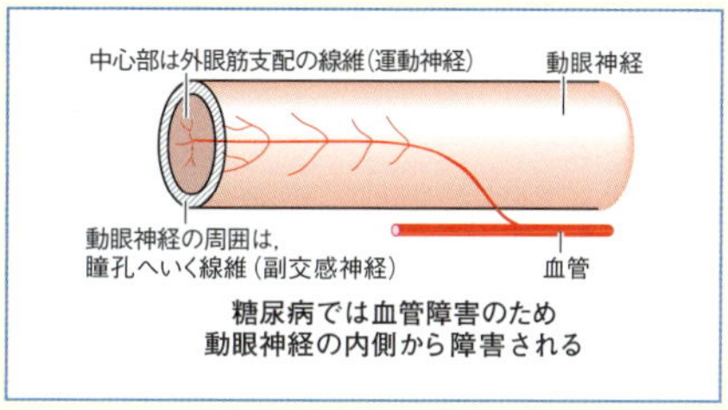

●上眼窩裂症候群
　海綿静脈洞を出た後，動眼神経，滑車神経，外転神経，眼神経は上眼窩裂から眼窩に入ります。この部の障害で生ずる外眼筋麻痺と顔面の感覚低下をいいます。
・Tolosa‑Hunt症候群
　海綿静脈洞付近の炎症性肉芽腫形成により神経を圧迫し，外眼筋麻痺と頭痛・眼痛を起こします。
●Weber症候群（**p.136**）
　中脳腹側の障害。主に脳梗塞によります。

を傾けて見えるようにします。代償的に頭を健側に傾けているので，一見すると異常が分かりづらいですが，そこで，患側に頭を傾けてもらいます。そうすると眼球の上転がみられます。これを Bielschowsky 頭部傾斜試験といいます。ただし，滑車神経麻痺の単独はまれで，普通，動眼神経麻痺を伴います。

③外転神経の障害
　外転神経の支配する外直筋の作用は，外方を向くことです。
　外転神経は，脳底を長く走っているので，腫瘍，クモ膜下出血，ヘルニアなどで頭蓋内圧が上昇すると，すぐに障害されてしまいます。なぜ，外転神経がそんなに長い走行をするのでしょうか？　それは眼と中脳がほぼ同じ高さにあるのに対し，中脳の下にある橋は眼の高さよりも1段下にあるからです。つまり，中脳から出る動眼神経，滑車神経は同じ高さのまま前へ走れば眼に届きますが，橋から出る外転神経は1段上らないと眼へ届かないから，その分長く走らされてしまうのです。

滑車神経のみの障害

すべて同側性に，以下をみます。
① 眼球は上（外）方へ偏位
② 内下方への眼球運動不能
③ 代償性頭位：頭を代償性に健側に傾ける。右滑車神経麻痺なら，頭を左へ傾け，顔も左を向き，顎を引いています（図78）。

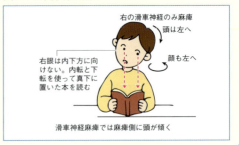

図78 ●代償性頭位

外転神経のみの障害

すべて同側性に，
① 外方へ動かせない（外直筋麻痺）
② 軽度内斜視（内直筋優位）

外転神経障害の原因

① 脳血管障害（cerebrovascular disease；CVD）
　いちばん多いのは，橋（外転神経の核がある）のCVD（閉塞，ヘルニア）で，この場合，顔面神経の線維が外転神経の核を回っていくため顔面神経障害を伴うことが多いです。
② 頭蓋内圧（intracranial pressure；ICP）亢進

三叉神経（Ⅴ）

　三叉神経は，第1枝（V_1，眼神経），第2枝（V_2，上顎神経），第3枝（V_3，下顎神経）の3本に分かれます。主に図79のように顔面の感覚を伝える感覚神経線維からなりますが，第3枝のみは，咀嚼筋などを支配する運動神経線維も含んでいます。検査で調べるのは，角膜感覚，顔面感覚，咬筋です。

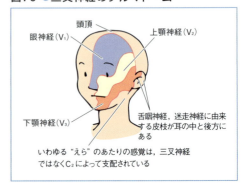

図79 ●三叉神経のデルマトーム

角膜感覚

角膜には三叉神経第1枝（眼神経）が分布しています。角膜感覚は痛覚のみです。角膜反射（**図80**）は鋭敏で，顔の感覚麻痺以前の軽度の麻痺で消失します。求心路と遠心路を模式化すると**図81**のようになります。閉眼は顔面神経支配の眼輪筋によります。したがって，角膜反射の異常では，眼神経と顔面神経の2つの障害を考えなくてはなりません。

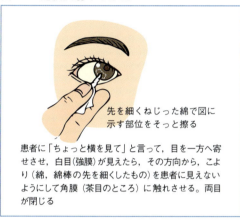

図80 ●角膜反射のみかた

先を細くねじった綿で図に示す部位をそっと擦る

患者に「ちょっと横を見て」と言って，目を一方へ寄せさせ，白目（強膜）が見えたら，その方向から，こより（綿，綿棒の先を細くしたもの）を患者に見えないようにして角膜（茶目のところ）に触れさせる。両目が閉じる

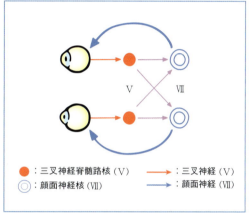

図81

● ：三叉神経脊髄路核（V）　→：三叉神経（V）
◎ ：顔面神経核（Ⅶ）　→：顔面神経（Ⅶ）

顔面感覚

触圧覚，温痛覚，深部覚を司っています。左右差をみます。

1）感覚の分布

正中部は，両側神経支配なので，全くの正中で分かれて半側が麻痺ということは起こりません（正中線より少しずれて麻痺が生じます）。もし正中線からキレイに半側の麻痺があれば，それは解離性〈転換性〉障害，詐病です（**図82**）。

下顎角付近および後頭部は，C_2支配で，三叉神経支配ではありません。解離性〈転換性〉障害，詐病では，この部分にも感覚麻痺が起きます（**図79**）。

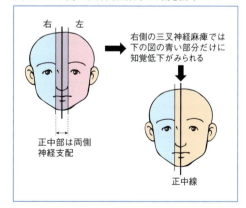

図82 ●一側三叉神経麻痺の知覚低下

右側の三叉神経麻痺では下の図の青い部分だけに知覚低下がみられる

正中部は両側神経支配

正中線

2）感覚核（3つ）（図83）

中脳路核：深部感覚
主感覚核：触圧覚
脊髄路核：温痛覚

図83 ●三叉神経の3つの感覚核

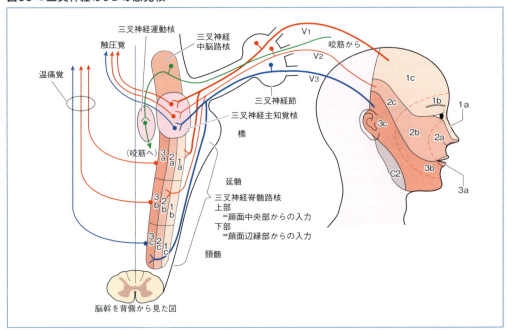

● **中脳路核**

咬筋，顔面の表情筋，および外眼筋にある，筋紡錘からの感覚情報を伝えます。中脳路核にある細胞体からの末梢枝が咬筋などに分布していて，深部覚は中脳路核に伝わった後，中枢枝を通じて三叉神経運動核や顔面神経核，外眼筋運動神経の核（3，4，6核）に伝えられ，反射路を形成しています。

● **主感覚核**

顔面の触圧覚が入力します。

細胞体は三叉神経節にあります。末梢枝（樹状突起）の情報が神経節細胞を経て中枢枝（軸索）に伝えられ，中枢枝が主感覚核に入り，そこで2次ニューロンとシナプスを形成します。主感覚核は橋上部に存在します。2次ニューロンは主感覚核のレベルで交叉して上行し，視床の後内側腹側核に達します。

● **脊髄路核**

顔面の温痛覚が入力します。

細胞体は三叉神経節にあり，触圧覚と同様にして情報は中枢枝に伝えられ，中枢枝

が脊髄路核に入ります。図83に示したように，脊髄路核は非常に長い神経核です。上は中脳から，下は頸髄にまでまたがるような長い核です。顔面の中央部からの入力は脊髄路核の上部に，顔面の辺縁部からの入力は脊髄路核の下部に入力します。

それぞれ脊髄路核でシナプスをつくり，脊髄路核から出る2次ニューロンは対側へ交叉した後，上行します。これも視床の後内側腹側核に達します。

3）解離性感覚障害（感覚解離）

頸髄の病変が下から進行すると，脊髄路核が下から侵され，顔面辺縁の温痛覚脱失が起こりますが，触圧覚は侵されません。なぜなら，触圧覚は主感覚核により伝えられますが，主感覚核は橋上部に存在するからです。これを解離性感覚障害といいます（**p.48**）。また，障害が上行するに従い，解離性感覚障害は顔面辺縁から中央に進みます。これを **onion skin pattern**（玉ネギ皮様の感覚解離）といいます（玉ネギのスライスが同心円様なところからついた名です）。

咬筋

三叉神経第3枝（下顎神経）は主に咬筋を支配しますが，その他の筋も支配します。支配筋は以下のとおりです。

- 側頭筋
- 咬筋
- 外側・内側翼突筋
- 顎舌骨筋
- 顎二腹筋前腹
- 鼓膜張筋
- 口蓋帆張筋

検査時は，萎縮，下顎の偏位，下顎反射をみます。

三叉神経運動核は，両側大脳から支配を受けていますので，片側麻痺は核以下の障害です（**図84**）。

1）萎縮

口を閉じ，ぐっと力を入れてかんでもらい，咬筋が盛り上がるのを触診し，萎縮（咬筋麻痺）の有無をみます。

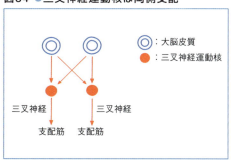

図84 ● 三叉神経運動核は両側支配

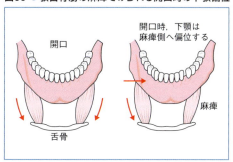

図85 ● 顎舌骨筋の麻痺でみられる開口時の下顎偏位

2）下顎の偏位

　口を開けてもらい，下顎の偏位をみます。正常では偏位はありませんが，麻痺があれば麻痺側へ偏位します（**図85**）。

3）下顎反射

　口を軽く開けさせて，下顎にあてた検者の指の上からハンマーで叩きます。両側の咬筋が収縮しますが，正常ではほとんど認められません。明らかに収縮する場合は，反射亢進とみなします。

　反射の経路は，咬筋→（深部覚を伝える線維）→三叉神経中脳路核→三叉神経運動核→（運動線維）→咬筋，ですので，中枢は橋のレベルです。

　三叉神経運動核より上位に障害があると，反射は亢進します（核上性麻痺）。

三叉神経障害の原因

　脳腫瘍，小脳橋角部腫瘍，脳血管障害，多発性硬化症，帯状疱疹（ヘルペス）などがあります。

顔面神経（Ⅶ）

　顔面筋（顔面の表情筋）とアブミ骨筋を支配する運動神経と，外耳道の感覚（触・痛・温），味覚を伝える感覚神経，さらに涙腺・唾液腺を支配する自律神経（副交感神経）の遠心運動性ニューロンからなっています。顔面神経の検査で調べるのは，顔面筋，聴覚過敏，舌前2/3の味覚，涙腺・顎下腺・舌下腺機能です。

顔面筋

　顔面神経が麻痺すると，**表12**の1）〜3）のような状態となります。障害部位が中枢性（核上性：顔面神経核より上での障害）か末梢性（核下性：核以下の障害）かによって，現れる症状に違いがあります（**図86**，**表12**）。

●額のしわ寄せ

　前頭筋麻痺でできなくなります。顔面上部の筋は両側大脳皮質から支配を受けます。したがって，中枢性の障害ではしわ寄せはできます。

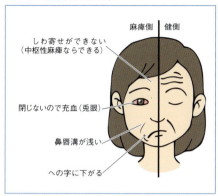

図86 ●顔面神経麻痺

表12 ●神経部位による顔面神経麻痺症状の違い

	中枢性麻痺 (核上性麻痺)	末梢性麻痺 (核下性麻痺)
1) 額のしわ寄せ	○ (両側性支配)	×
2) 閉眼	×(軽度) (一応, 両側性支配)	×
3) 鼻唇溝・口角	× (対側性支配)	×
症状が 出るのは……	対側	同側

● 閉眼

　眼輪筋麻痺で閉眼ができなくなります。常に眼球の一部が露出してしまう状態を兎眼といいます。麻痺が軽い時眼を強く閉じさせると，健側はまつ毛が隠れますが，患側は隠れません（まつ毛徴候）。

　閉眼努力で眼球は上転する（Bell現象）ので，もし上転がみられないなら，その患者は検査に非協力的ということです。逆に眼球上転がみられれば，その患者は眼をしっかり閉じようと努力しているにもかかわらず閉眼ができないのだと正しく評価できます。眼輪筋は対側の影響は少ないながらも，両側大脳皮質から支配を受けます。

● 鼻唇溝・口角

　麻痺により鼻唇溝は浅くなり，口角は下がります。顔面下部の筋は，対側大脳皮質から支配を受けます。

● 眉間反射

　眉間をハンマーや中指で連続的に叩打すると，それに応じて両側の眼輪筋が収縮します（瞬目〈まばたき〉をします）。これを**眉間反射**といい，正常では叩打を続けても５〜６回以降は減弱し，ついには起きなくなります。眉間反射は核上性麻痺では患側で亢進し，核下性麻痺では減弱しますので，左右差をみます。

　また，叩打を続ける限りいつまでも眼輪筋の収縮が続き，瞬目がみられることを**Myerson徴候**（マイアーソン）といい，**Parkinson病**をはじめ，錐体外路系の障害で陽性になります。

聴覚過敏

　アブミ骨筋麻痺で鼓膜の緊張がゆるみ，鼓膜が動きすぎるために，ある程度以上に大きい音に対して，感受性が異様に高まって不快を覚える状態になります。

> ✏️ **アブミ骨筋の働きについて**
>
> アブミ骨筋が収縮をすると，耳小骨の動きを制限することで鼓膜の緊張が増します。これによって，鼓膜が過剰に振動するのを抑制することができるのです．大きな音に曝露された場合などに，反射的にアブミ骨筋が収縮して，鼓膜の過剰振動→持続的な聴神経の過興奮→難聴という一連の悪いパターンから聴神経を守る働きをします．しかし，銃声のような瞬間的な音からは守られません．

舌前 2/3 の味覚

舌前 2/3 の味覚を検査します．ちなみに，舌後 1/3 の味覚は舌咽神経支配です．

涙腺・顎下腺・舌下腺機能

顔面神経障害，特に顔面神経のなかでも副交感神経が障害されると涙腺・顎下腺・舌下腺の分泌が障害されます．涙腺障害ではドライアイを自覚します．検査としては，**Schirmer試験**（シルマー）を行います．

Schirmer試験では，濾紙片を下眼瞼に引っかけて，涙の分泌をみます．5分後の判定で 15mm 以上を陰性（正常），10mm 以下を陽性（ドライアイ）とします（図87）．顎下腺・舌下腺障害では口渇を感じることもありますが，唾液は耳下腺（舌咽神経支配）からも分泌されるため，気付かれないこともあります．顎下腺・舌下腺の開口部（口腔底の舌下小丘と舌下ヒダ）からの分泌の有無をみます．

図87 ●Schirmer試験

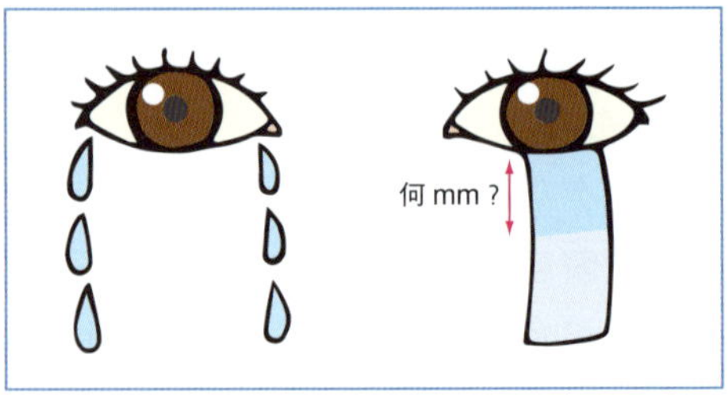

両側性支配とは？

両側性支配という意味は，一側の顔面神経の細胞体を左・右の前頭葉にある上位運動ニューロンが支配しているという意味です。つまり，両側の皮質核路の支配を受けた顔面神経（下位運動ニューロン）は，両側性支配を受けているといういい方をします。それに対して，片側性支配というのは，例えば右の皮質核路が左の顔面神経核を支配するように，対側の支配関係のことを指します。

頸から下，すなわち脊髄の前角細胞は一般的に片側性支配です。頸から上，すなわち顔の筋肉を動かす顔面神経となると，まだ顔の下のほうは脊髄と同じく片側性支配ですが，顔の上のほうにある表情筋を動かす顔面神経は両側性支配となります。

図88を見て分かるように，両側性支配の場合だと，どちらか一方がやられても，もう一方が支配し続けるので麻痺は生じません。したがって，皮質核路の障害，すなわち中枢性顔面神経麻痺では，顔の上のほうの運動である額のしわ寄せは障害されないというわけです。

図88 ● 両側性支配で麻痺が起こらないわけ

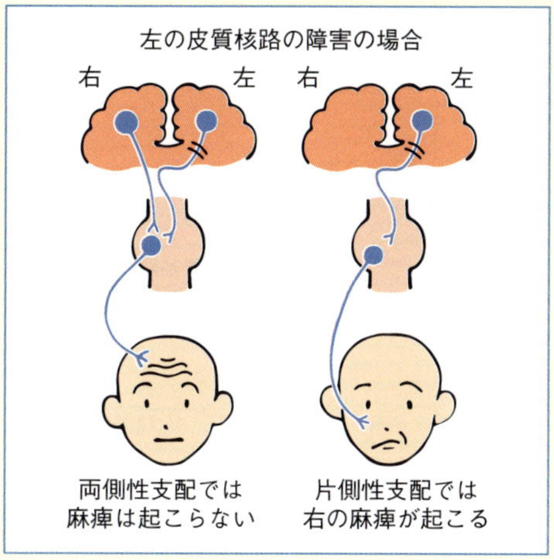

左の皮質核路の障害の場合

両側性支配では麻痺は起こらない　　片側性支配では右の麻痺が起こる

障害部位と症状との関係

図89と表13を見てください。両者の番号は対応しています。それに従って説明していきます。

①は皮質核路の障害です。中枢性障害であり，額のしわ寄せができること以外は②と同じ症状を呈します。内包での出血や腫瘍で起きます。

②は顔面神経が橋から出る前の障害です。顔面神経は，橋下部内で外転神経核をグルッと回っているので，外転神経が同時に障害されやすいです。

③は橋下部における顔面神経運動線維のみの障害です。

④は末梢で大錐体神経，アブミ骨筋神経，鼓索神経が順に分枝した後の障害です。やはり顔面神経の運動線維のみの障害です。

⑤は橋を出た後，内耳孔に入る手前での障害です。顔面神経内の3種類（運動・感覚・副交感）がすべて障害されます。さらに，内耳神経と併走しているため，聴神経腫瘍や他の腫瘍，内頸動脈の大きな動脈瘤などで同時に障害され，難聴を伴いやすいです。

図89 ●神経繊維とその障害部位

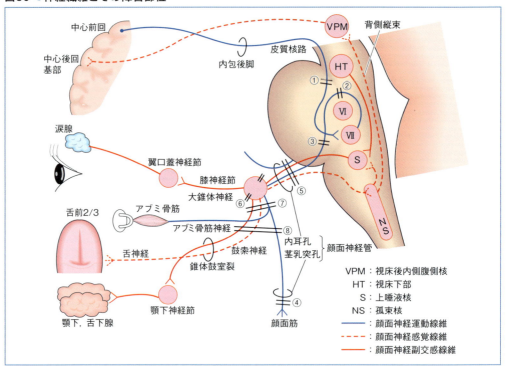

表13 ●障害部位による顔面神経麻痺症状の違い

障害部位	①中枢性	②末梢性	③末梢性	④茎乳突孔部末梢性	⑤内耳道末梢性	⑥膝神経節末梢性	⑦水平部末梢性	⑧垂直部末梢性
顔面筋	顔面上部○ 顔面下部×	上部× 下部×	上部× 下部×	上部× 下部×	上部× 下部×	上部× 下部×	上部× 下部×	上部× 下部×
アブミ骨筋	×	×	×	○	×だが下記	×	×	○
舌前2/3味覚	○	○	○	○	×	×	×	×
涙分泌	○	○	○	○	×	×	○	○
唾液分泌	○	○	○	○	×	×	×	×
その他		しばしば外転神経麻痺を伴う			内耳神経障害（難聴）を伴う	耳痛を伴うことがある		

○：正常　×：麻痺症状あり

　⑥は膝神経節の障害です。この場合のみ耳痛を伴うことがあります。Ramsay-Hunt症候群の水痘-帯状疱疹ウイルス，Bell麻痺の単純ヘルペスウイルスにより膝神経節が障害されます。⑤との違いは難聴をきたさないという点です。

　⑦は大錐体神経分枝後の障害で，涙液分泌は保たれます。

⑧はアブミ骨筋神経分枝後の障害で，聴覚過敏は起きません。

顔面神経麻痺の原因

1）片側性（病巣と同側）
● Bell 麻痺（最も頻度が高い）
　寒風にさらされると起こります。原因はよく分かっていません。
● Ramsay-Hunt 症候群
　帯状疱疹（ヘルペス）ウイルスによる膝神経節障害，内耳神経障害です。耳痛が先発し，耳介，鼓膜などに水疱ができ強い顔面神経麻痺を起こします。また耳鳴や難聴も出現します。
● 橋グリオーマ（pontine glioma）
　＊ Millard-Gubler 症候群と橋グリオーマは交叉前の錐体路を障害し，頸以下に対側の片麻痺を生じます。
● 流行性耳下腺炎〈ムンプス〉

> **Bell麻痺**
>
> 　Bell麻痺とは，**特発性末梢性顔面神経麻痺**のことです。本来は特発性，つまり原因不明の顔面神経を表しますが，最近では広義に単純ヘルペスウイルスによるものを含むようになっています。顔面神経が顔面神経管内で腫脹・絞扼されることで生じると考えられています。
> 　急に発症し，冷たい風に頬部を長くさらされることが誘因となります。前頭部から口周囲の筋まで片側性にほぼ完全に障害され，まつ毛徴候，Bell現象がみられます。障害部位により，舌前2/3の味覚低下や聴覚過敏も生じます。
> 　第一選択は副腎皮質ステロイド薬大量投与になります。

2）両側性
● Guillain-Barré 症候群（**p.237**）
● サルコイドーシス
　原因不明の全身性疾患で，そのうち約5％に神経障害が起こります。そして最も侵されやすいのが顔面神経です。
● Heerfordt 症候群（ぶどう膜炎，両側耳下腺腫脹，両側顔面神経麻痺）
● Meige 症候群
　両側の眼瞼けいれんと口・頸部ジストニアが起こります。中年以降に発症します。
● Lyme 病

6 内耳神経（Ⅷ）

　純粋な感覚神経で，聴覚を伝える蝸牛神経と平衡覚を伝える前庭神経とからなっています。

蝸牛神経

　蝸牛のラセン神経節に細胞体があり，末梢枝は蝸牛に分布，中枢枝は橋の下縁から脳幹前面に入って腹側および背側蝸牛神経核に入力します。蝸牛神経核は小さいので，これのみ単独で障害されることはまれです。蝸牛神経核以降，ニューロンを乗り換えながら，外側毛帯を形成して上行し，下丘，内側膝状体に入ります。内側膝状体で新しくなったニューロンは，聴放線を形成しながら大脳皮質聴覚野（第41野）に入ります。聴覚は両側性に伝達されます。検査では小さな音や音叉の音が聴こえるか，左右差はどうかをみます。

1）Weber（ウェーバー）試験
　振動させた音叉を前額部中央にあて，左右の耳のどちらに響くか偏位を聞きます。
　　正中に響く（どちらも同じ）……正常
　　患側に響く……中耳および外耳道の障害（伝音性難聴）
　　　　　　　　　音が外へ抜けないため，患側へ響く。
　　健側に響く……迷路（内耳）および蝸牛神経の障害（感音性難聴）

2）Rinne（リンネ）試験
　音叉を振動させ，その柄を乳様突起にあて（骨伝導），聴こえなくなった（振動音が消えた）ら合図するように患者に指示します。合図と同時に音叉の先端を外耳口に近づけ，聴こえるかどうか尋ねます（空気伝導）。**正常なら音は聴こえ，Rinne 試験陽性**といい，**聴こえないのを陰性**といいます。
　　Rinne 試験陽性：正常，または感音性難聴。
　　Rinne 試験陰性：伝音性難聴（中耳・外耳道の障害では，外からの音は聴こえませんが骨伝導は聴こえます）。

前庭神経

　内耳道の前庭神経節に細胞体があり，末梢枝は前庭（卵形嚢と球形嚢）および三半規管に分布しています．中枢枝は橋下縁から脳幹前面に入り，前庭神経核に入力します．ごく一部は下小脳脚を経て，直接小脳に入力します．前庭神経核は大きいので乏血などですぐ機能障害（めまい，眼振）を起こします．前庭神経核から出るニューロンは小脳や脊髄，外眼筋支配運動核などに連絡しています．これにより，姿勢に応じてバランスをとったり，目を動かしたりする調節が可能となるのです．

　検査では前庭機能や眼振，耳鳴，バランス障害やめまいの有無をみます．

1）前庭機能検査

　大別して眼振検査と平衡機能検査があります．

●眼振検査

カロリック試験（眼振検査の一つ）

　仰臥位にして，さらに頭を30°前屈した状態で，外耳道に冷水（30℃の水）および温水（44℃の水）を注入します．正常なら冷水の場合，注入側と逆側に向かう眼振が，温水の場合，注入側に向かう眼振が，それぞれ誘発されます（「ヒトミさんは冷たくされると去っていく」と覚えます）．ちなみに，眼振の向きは急速に動く向きです．

　もし，右の前庭神経が麻痺していたらどうなるでしょうか？ 左耳に冷水・温水を入れると正常に眼振が起こりますが，右耳に入れると眼振が消失または減弱します．この状態を半規管麻痺（canal paresis；CP）といいます．Ménière（メニエール）病や聴神経腫瘍で

> #### ✎ 伝音性難聴&感音性難聴
>
> 　まずは生理の復習をしてみましょう．音波は外耳を通って鼓膜に達し，鼓膜の振動に変わります．この振動は中耳において，鼓膜の裏側についた耳小骨（ツチ骨，キヌタ骨，アブミ骨）のテコの作用と鼓膜とアブミ骨底の面積比により増強されて卵円窓に伝わり，内耳に伝わります．内耳の蝸牛において有毛細胞が音を振動として感知し，電気信号として蝸牛神経で中枢へ伝えます．伝音性難聴は，この外耳と中耳における音の伝達の異常によって生じた難聴のことをいい，中耳炎，耳硬化症，鼓膜穿孔などで生じます．感音性難聴とは，内耳より中枢側の障害による難聴で，内耳そのものの障害（内耳性難聴）と内耳よりも中枢の障害（後迷路性難聴）に分かれます（感音性難聴の原因）．
>
> 　ところで，正常の場合でもRinne試験で骨伝導が聴こえなくなった後も空気伝導が聴こえるのはなぜでしょう？ それは，空気伝導では，中耳の振動の増強作用を通して音を知覚するため，わずかな音でもよく聴こえるようなしくみになっているからです．つまり，骨を通して聴くよりも，鼓膜を通して聴く音のほうがよく聴こえるようになっているからなのです．もし中耳が壊れていたら，当然，空気伝導では聴こえませんね．だから伝音性難聴といえるのです．

Ⅲ　末梢神経系

みられます。一方，刺激側や冷温に関わらず一側の眼振が強く出る場合（例えば，左耳に冷水を入れた時と右耳に温水を入れた時に，それぞれ右向きの眼振が強い場合）を方向優位性（directional preponderance；DP）といいます。どちらの前庭機能が異常か分かりにくい時は，中枢性の前庭機能障害が考えられます。

● **平衡機能検査**

Romberg 徴候があります（**p.46**）。

> ✎ **感音性難聴の原因**
>
> ① 内耳性
> 　片側性
> 　　・Ménière病
> 　　・突発性難聴
> 　両側性
> 　　・老人性
> 　　・騒音性
> 　　・中毒性（ストレプトマイシンなど）
> 　　・感染性（梅毒麻痺など）
> ② 後迷路性
> 　　・聴神経鞘腫
> 　　・Ramsay-Hunt症候群

2）めまい

めまいには，自分の体や周囲がグルグル回るように感じる「回転性めまい（vertigo）」と，それ以外の，フワーッと浮くような感じや，海に浮いている舟に乗っているようなユラユラするような感じなどの「非回転性めまい（dizziness）」があります（図90）。回転性めまいは末梢の障害，非回転性めまいは中枢の障害でみられることが一般的です。

図90 ● めまいは2通りある

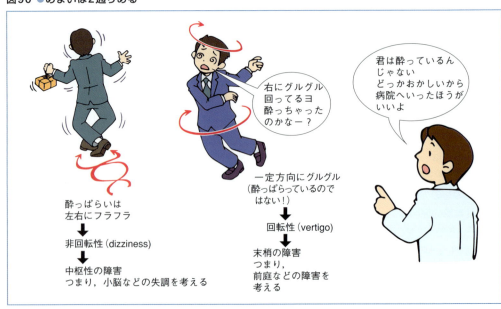

一般に神経系というのは中枢から末梢にいくに従って，機能や方向性が分化していくようにできています。ですから中枢の障害では，めまいの方向も未分化で一定ではありません。例えば，酔っぱらったときは，前後左右上下とフラフラ，ユラユラします。あれはまさに中枢性の障害（酔うと主に小脳失調をきたします）です。

　末梢の障害では，その方向が定まっているような回転性のめまいが生じます。眼振を伴うことも多いです（**表14**）。

表14 ●めまいとその主な原因

回転性めまい （末梢性の ことが多い）	難聴も生じる 　Ménière病，突発性難聴，小脳橋角部腫瘍（代表的には聴神経腫瘍）など	
	難聴はない 　良性発作性頭位眩暈症（BPPV）， 　内耳の血流障害，前庭神経炎など	
非回転性めまい （中枢性の ことが多い）	（椎骨脳底動脈領域の）血流障害， 脳幹部・小脳の腫瘍など	

※ここではいくつかの聞き慣れない病気が出てきたが，これらの多くは耳鼻科で扱っている。神経内科的には，もっと大切な病気がたくさんあるので，内容については，また別の機会に学習しよう。

内耳神経障害の原因

1）脳血管障害（p.149）

　上小脳動脈（superior cerebellar artery；SCA）閉塞：対側に強い難聴を生じます。前下小脳動脈（anterior inferior cerebellar artery；AICA）閉塞：同側に強い難聴を生じます。

2）聴神経鞘腫（聴神経腫瘍）（p.180）

　前庭神経のSchwann細胞から発生することが多く，耳鳴，難聴，眼振や顔面神経障害症状（角膜反射低下，兎眼，口角下垂など）を訴えます。両側性の発生はvon Recklinghausen病に多くみられます。

7　舌咽神経（Ⅸ），迷走神経（Ⅹ）

　舌咽神経は茎突咽頭筋を支配する運動神経と，味覚・咽頭の表在覚を伝える感覚神経，および耳下腺を支配する自律神経（副交感神経）遠心路と頸動脈の圧化学受容器（頸動脈洞圧受容器と頸動脈小体）に分布する自律神経（副交感神経）求心路からできています。

　迷走神経は咽頭・喉頭の筋を支配する運動神経と，外耳道の表在覚を伝える感覚神経，

および気管，心臓，食道，胃，肝臓，胆嚢，小腸，結腸近位 2/3 に分布する自律神経（副交感神経）遠心路，求心路と咽頭等に分布する感覚神経からなります。

各神経の出入りについてですが，舌咽・迷走神経とも運動線維は疑核に細胞体があります。自律神経求心路は孤束核に入ります。耳下腺を支配する自律神経は，下唾液核に細胞体があります。感覚線維は，三叉神経主感覚核・脊髄路核に入ります（**表11，p.87**）。

　検査では**咽頭の運動・感覚，舌後 1/3 の味覚，耳下腺機能**をみます。
　なお，舌咽神経と迷走神経は，咽頭の運動・感覚で作用が混在しているので同時に調べます。

咽頭の運動・感覚

舌咽神経，迷走神経作用を同時にみます。

1）軟口蓋の運動（図91）

大きく口を開けさせ，「アーアー」と言わせます。

正常なら左右対称に軟口蓋が上昇し，後咽頭壁が正中へ寄ってきます。

片側麻痺のとき，
①軟口蓋が左右非対称に健側へ引かれながら上昇します。
②後咽頭壁が健側へ引き寄せられます。これを，**カーテン徴候**といいます。

図91 ●軟口蓋のカーテン

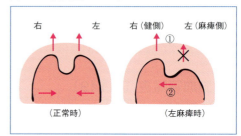

2）構音障害・嚥下障害

咽頭・喉頭（声帯）の麻痺で生じます。球麻痺でみられます（**p.118**）。

3）反射（図92）

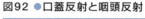

●口蓋反射
舌圧子で軟口蓋を触ると上昇します。左右差をみます。
●催吐反射（咽頭反射）
舌圧子を①よりさらに突っ込み，後咽頭壁に触ると「ゲェー」となります。
反射経路は舌咽神経→三叉神経主感覚核→疑核→迷走神経（茎突咽頭筋のみ舌咽神経）です。

図92 ●口蓋反射と咽頭反射

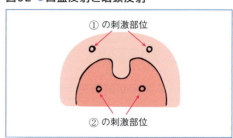

舌後 1/3 の味覚

これは迷走神経の関与のない舌咽神経機能の検査となります。ちなみに，舌前 2/3 の味覚は顔面神経支配です。

耳下腺機能

舌咽神経のなかの自律神経（副交感神経）が障害されると耳下腺分泌が障害されます。唾液は顎下腺・舌下腺からも分泌されるので口渇の自覚は生じにくいです。耳下腺開口部（頬粘膜の耳下腺乳頭）からの分泌を調べます。

球麻痺と偽性球麻痺

延髄の麻痺を球麻痺といいます。詳しくは後述します。

舌咽神経・迷走神経障害の原因

- 後下小脳動脈（posterior inferior cerebellar artery；PICA），椎骨脳底動脈閉塞
  Wallenberg 症候群（**p.142**）
- 脳腫瘍
- 頸静脈孔付近の障害
  炎症など
  頸静脈孔からは舌咽神経，迷走神経，副神経が出ますので，同部の障害時にはこの 3 つが影響を受けます。
- 運動ニューロン疾患
  筋萎縮性側索硬化症（amyotrophic lateral sclerosis；ALS）
  進行性球麻痺（progressive bulbar palsy；PBP）
- 多発性硬化症（mutiple sclerosis；MS）

球麻痺と偽性球麻痺

　球（bulb）とは延髄（bulbus）のことを指します（延髄の形からついた名前です）。球麻痺とは延髄に存在する運動性脳神経核（疑核，舌下神経核）と舌咽神経，迷走神経，舌下神経の障害（核下性，下位運動ニューロン障害）により，構音障害，嚥下障害，舌の麻痺が起こるものをいいます。
　一方，延髄より上部で両側の皮質核路が障害されると，球麻痺と似たような症状がみられるようになります。これを偽性球麻痺といいます。舌咽神経，迷走神経は上位運動ニューロンにより両側性に支配されているので，両側が障害されないと症状が出ません。下顎反射の中枢は，前述のように橋にありますが（**p.106**），偽性球麻痺の時は橋より上位で障害されることが多く，表のような結果になるのです。
　表15で鑑別点に注目して勉強してください。

表15 ● 球麻痺と偽性球麻痺

	球麻痺	偽性球麻痺
障害部位	核下性，下位運動ニューロン障害	核上性，上位運動ニューロン障害（両側性）
症状	発声・嚥下障害 舌の運動麻痺	発声・嚥下障害 舌の運動麻痺 情動失禁を伴うことが多い。四肢の運動障害を合併しやすい
催吐反射	(−)	(+)
下顎反射	低下	亢進
舌の筋萎縮	(+)	(−)
舌の筋線維束攣縮	(+)	(−)
主な原因疾患	運動ニューロン疾患 （ALS, Kennedy-Alter-Sung症候群, Werdnig-Hoffmann病） 延髄空洞症 延髄の腫瘍 多発性硬化症 Wallenberg症候群	多発性脳梗塞 両側の脳血管障害 ALS 両側性の脳腫瘍

8 副神経（XI）

　純粋な運動神経で胸鎖乳突筋と僧帽筋（上部）を支配します。初め，延髄根と脊髄根に分かれます。
　延髄根は疑核に細胞体が存在し，延髄から神経が出ています。脊髄根の細胞体は，第1〜5頸髄前角細胞で頸髄から出た後に上行して，一度大孔を通じ頭蓋内に入って

から延髄根と一緒に，頸静脈孔を通って頭蓋から出ていきます。そのため，実際は脊髄の運動ニューロンであるのに脳神経の一つとして扱われているのです。

胸鎖乳突筋

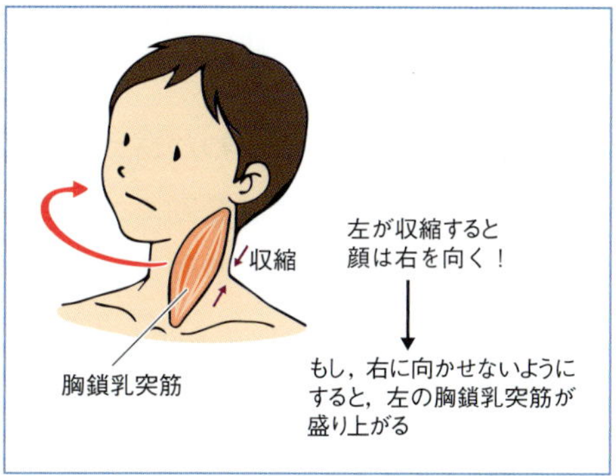

患者の首を右へ回させると，左の筋が収縮して盛り上がります。医師はもう一方の手で首を元に戻そうとし，患者はそれに抵抗するように（首をさらに右へ回そうとする）させます。そのとき，手に感じる抵抗をみます。

さらに医師は，もう一方の手で盛り上がった筋を触診します（萎縮の有無）。これを反対側についても行います（図93）。

図93 ●胸鎖乳突筋の運動

左が収縮すると顔は右を向く！

もし，右に向かせないようにすると，左の胸鎖乳突筋が盛り上がる

胸鎖乳突筋／収縮

上部僧帽筋

患者に肩を上げさせ，医師はそれを押し下げてみます。正常ならまず肩は下がりません。筋そのものの萎縮の有無も観察します。

副神経障害の原因

- 脳腫瘍
- 頭蓋外腫瘍（上咽頭癌など）
- 脳血管障害

9 舌下神経（XII）

舌筋を支配する純粋な運動神経です。

舌偏位

「舌をまっすぐ出してください」と言って，舌を突き出させます。核下性麻痺では，**舌は障害側へ偏位**します。舌下神経核は，対側の上位運動ニューロン（皮質核路）により支配されますが，一部両側性に支配されるので，片側の核上性麻痺の急性期では

軽度の健側への偏位がみられます。
　慢性期に痙性麻痺となると患側への偏位となります。両側性の麻痺では，当然舌を前に突き出すことができなくなります。

舌筋の萎縮，線維束攣縮

　萎縮があるか（舌にしわが寄っているか），線維束攣縮があるかをみます。
①核上性（中枢性，上位運動ニューロン）麻痺：**舌偏位のみ**
②核下性（末梢性，下位運動ニューロン）麻痺：**舌偏位，萎縮，線維束攣縮**

舌下神経障害の原因

①核上性
- 脳血管障害
- 腫瘍など

②核下性
- 筋萎縮性側索硬化症（ALS），進行性球麻痺（PBP）
- 延髄空洞症
- 腫瘍など

> **Garcin症候群（ギャルサン）**
>
> 　Ⅰ～Ⅻまでのすべての脳神経が侵食されることがあり，これをGarcin症候群とよんでいます。
> 　Garcin症候群とは，頭蓋底より発生した腫瘍あるいは鼻咽頭腫瘍の頭蓋底部への浸潤により，一側の脳神経が広範に障害される症候群と定義されています。頭蓋エックス線の軸方向撮影像で，頭蓋底部の骨破壊像を認めることが多いです。

舌に関する神経のまとめ

　以上，ここまでお話ししてきた舌に関することを**図94**にまとめておきます。参考にしてください。

図94 ●舌のまとめ

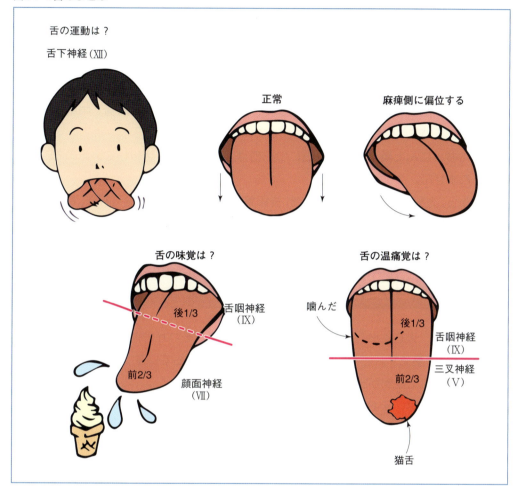

IV. 中枢神経系

　中枢神経は脳と脊髄からなります。また，脳は，さらに大脳，間脳，中脳，橋，延髄と分かれていて，延髄が脊髄につながっています。
橋の上にちょこんと乗っている小脳については，第Ⅱ章でお話ししているので，ここではふれません。
　これから，大脳皮質（前頭葉，頭頂葉，後頭葉，側頭葉），内包，間脳（視床，視床下部），中脳，橋，延髄，脊髄の順に機能と障害について説明します。

A 大脳皮質の障害

　大脳皮質は，大きく分けて4つの葉からなります。それが①前頭葉，②頭頂葉，③後頭葉，④側頭葉です。これらには，それぞれ機能が局在していますので障害されると，その機能に応じた症状が出現します。
　症状については，それぞれ次に説明するので，まずはおおまかな機能をおさえておきましょう。

①**前頭葉**は人として最高の精神機能をつかさどるとされています。また，運動機能，運動言語機能も前頭葉の仕事です。
②**頭頂葉**は知覚をつかさどるとされています。そして，頭頂葉から後頭葉にまたがる連合野とよばれる領域では，主に左半球（右利きの人は左半球が優位半球）で時間認識，右半球（劣位半球）で空間認識が行われています。
③**後頭葉**は視覚をつかさどります。
④**側頭葉**は聴覚，嗅覚，感覚言語をつかさどります。そして，さらにその内側面は，記憶の機能に関わっていると考えられています。
　失語，失認，失行といわれる高次神経機能障害は，別にまとめて扱います。

図95 ●大脳

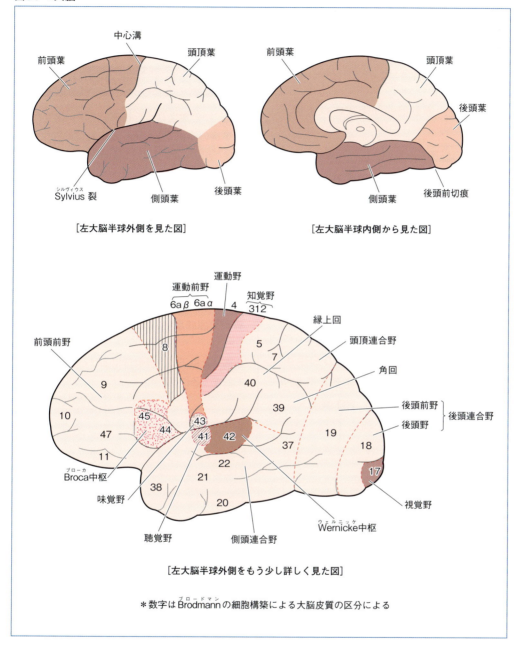

大脳の脳葉とその障害

前頭葉の障害

精神機能，運動機能が障害されます。

1) 知能の低下
　精神機能が低下して，自発性欠如，人格変化などもきたします。

2) にぎり反射（grasping reflex）（＋）
　手掌を軽く擦ると，手指が屈曲し，握ろうとします。
●強制にぎり（forced grasping）
　手掌を手根部より指先へと擦っていくと，指を曲げて，指同士がひっかかります。手背を擦ると指は元に戻ります。乳幼児では常にみられる反射です（図96）。

＊1），2）があれば，前頭葉の障害を考えなければなりません。

> ### 前頭葉障害での反射現象
>
> 　ここまで覚えなくてもいいと思いますが，前頭葉の障害ではいろいろと特徴的な反射現象が出現しますので一応列挙しておきます。
> ●手さぐり反射（groping reflex）（＋）
> 患者の手から物を取り去ったり，眼前に物を見せたりすると，それを手さぐりで取ろうとする反射です。
> ●吸引反射（sucking reflex）（＋）
> 口を軽く開かせ，上唇から口角にかけて舌圧子などで軽く擦ると，口を尖らせて乳児が乳を飲むのに似た運動を起こします。
> ●交叉屈曲反射（crossed flexion reflex）（＋）
> 上肢または下肢を受動的に曲げると，対側肢も屈曲することです。

図96 ●強制にぎり

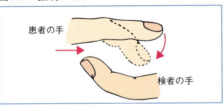

> ### 二点識別能
>
> 　二点識別能は，体の部位によって大差があります。背中のような神経が粗なところは二点識別能が悪く，逆に指先のような神経が密に集まっているところは識別能が良いです。具体的に何mmの間隔を空けた2点を「2点」として識別できるかをあげてみると，
>
> 　背部：40〜50mm
> 　指尖：3〜6mm
> 　手掌，足底：15〜20mm　となっています。
> 　手背，足背：30mm

頭頂葉の障害

知覚をつかさどることから，知覚の障害が中心になります。

①複合知覚の障害
・**識別覚の障害**
　2点識別能が低下し，硬い・やわらかいなどの物の質感が分からなくなります。
　コンパスの2本の足で同時に刺激したとき，2点として分かる最小の幅（同時2点閾）を測定します。1点刺激も含めて検査し，「2点」と感じるか「1点」と感じるかを答えさせます。
・**立体覚障害**（連合野の障害で起こります）
　閉眼させて，小さな物を握らせ（鍵，硬貨など日頃よく知っているもの），何であるかを答えてもらいます。一般的には，触圧覚のみでなく，その他の表在・深部感覚とそこからの情報をもとにした大脳皮質の統合能の検査ですが，もちろんここでは，表在・深部感覚が正常で，立体の認知はできたうえで，対象の同定ができるか否かの検査です。
・**消去（extinction）**
　左右対称の2点を同時に刺激して（普通は触・圧覚，他に視・聴覚も）どう感じるか調べます。中枢は頭頂葉です。
　消去とは，表在感覚は正常なのに，両方同時に刺激すると一側しか分からず，片方ずつ別々に刺激すれば分かるという異常のことです。
　　正常：2つの刺激として感じる
　　消去：片方ずつなら分かる
②構成失行（**p.131**）
③対側下1/4半盲（**p.92**）

後頭葉の障害

視覚野があることから，視覚に関する障害が中心になります。

①黄斑回避を伴う同名半盲
　黄斑回避の起こる理由は前にお話ししました（**p.95**）。中心部は線維が多く，広く分布し，また血管支配が異なるので全部は障害を受けにくいというわけです。黄斑回避があれば後頭葉障害と分かりますが，後頭葉障害に必ずこれがあるとは限りません。

②視覚失認
③視覚異常
　形が歪んで見えたり，色がおかしく見えたりします。
④皮質盲（両側性に後頭葉がやられた場合）
　この場合，たとえ全盲であっても軽い反射はあります。

側頭葉の障害

①感覚失語
②記憶障害
　側頭葉の内面の障害で起こります．多くは両側性に損傷した場合が多いです．感覚性言語領域と海馬，海馬傍回の間の連合線維が傷つくと，記憶力が障害され，健忘症性失語症を起こします．
③聴覚障害
　聴覚野の両側性の障害で起こります．
④嗅覚の低下
　内面が障害を受けたときに起こります．
⑤対側上 1/4 半盲（**p.92**）

高次神経機能

失語

　声帯や喉頭，舌などの末梢発語器官は正常で，しかも聴覚も正常であり，さらに知能・意識障害もないのに，言語・文字による表現・了解ができないものを失語といい（**表16**），大脳の障害によります（右利きの人の言語中枢は 95％が左半球，左利きの人の言語中枢は 70 ～ 80％が左半球にあります）．

　言語は，だいたい**図 97** のような流れで了解・表現されているといわれています．障害される場所の違いによって下記の①〜⑤に分類されます．障害部位と症状を照らし合わせながら考えてください（**図 98**）．

1）運動失語
① Broca（ブローカ）失語
　優位半球運動言語野（Broca 中枢）の障害で起こります．Broca 中枢は前頭葉にあります（**図 104，p.123**）．言語・文字了解は比較的良好ですが，著しい自発言語の障

表16 ●失語症の分類　　　　　　　　　　　　　　　　　　○：正常　×：障害　△：軽度障害

病　　　型		自発言語	言語復唱	言語了解	文字了解	音読	自発書字	書き取り
①運動失語 （表現失語）	Broca（皮質性運動）	×	×	△	△	×	×	×
	純粋運動（皮質下性運動）	×	×	○	○	×	○	○
②感覚失語 （受容失語）	Wernicke（皮質性感覚）	語健忘 保続 錯語 錯文法	×	×	×	×	錯書	×
	純粋感覚（皮質下性感覚）	○	×	×	△	○	○	×
③全失語（表現ー受容性失語）		×	×	×	×	×	×	×
④伝導失語（中枢性失語）		錯語	×	○	○	錯読	錯書	錯書
⑤超皮質性失語	超皮質性運動	×	○	○	○	△	△	△
	超皮質性感覚	錯語	○	×	×	錯読	錯書	△
⑥健忘失語		語健忘	○	○	○	○	△	△

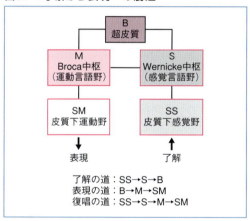

図97 ●了解から表現への筋道

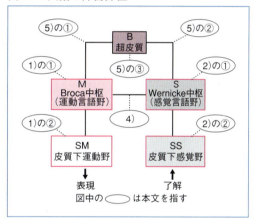

図98 ●失語の障害部位

害があり，復唱・音読・書字の障害があります。すなわち，表現すべてが障害されています。

②純粋運動失語（純粋語唖）

皮質下運動野（supplementary motor；SM）障害といわれています。言語・文字了解，書字は良好ですが，自発言語，復唱，音読の障害があります。

2）感覚失語

①Wernicke失語

優位半球感覚言語野（Wernicke中枢）の障害で起こります。Wernicke中枢は側頭葉にあります（**図95，p.123**）。

言語・文字の了解はできないのですが，話し方は流暢なのが特徴です。しかし，錯語（言い間違え，文法の誤り）が多く，何をしゃべっているのか分からないのも特徴です。復唱・音読もできません。

②**純粋感覚失語（純粋語聾）**
　皮質下感覚野（somatic sensory；SS）の障害が想定されています。言語了解のみが障害され，復唱ができません。自発言語，読字，書字は正常，音読も可能です。

3）**全失語**
　全言語機能の障害で，1）＋2）のタイプ。中大脳動脈の閉塞によるものが多く，運動野の障害による片麻痺や知覚野の障害による半側知覚障害を伴います。

4）**伝導失語**
　Wernicke中枢（S）とBroca中枢（M）の間の障害と考えられています。覚えなくてもいいですが，念のため具体的にいいますと，優位半球中心溝周辺弁蓋の障害であると考えられています。言語・文字了解はできますが，復唱ができません。自発言語は可能ですが，錯語が多いのが特徴です。

5）**超皮質性失語**
　言語野そのものは障害されていませんが，その周辺が障害されて起こる失語をいいます。広汎な脳の酸素欠乏等で起こります。

①**超皮質性運動失語**
　超皮質（B）→ Broca中枢（M）の障害と考えます。つまり，Broca中枢の上方の障害です。言語・文字了解は正常，復唱読字は可能ですが，自発言語が障害されています。

②**超皮質性感覚失語**
　Wernicke中枢（S）→超皮質（B）の障害と考えます。具体的には，上側頭回の障害でみられます。言語・文字了解ができず，書字・音読も障害されています。錯語が生じますが，復唱は可能です。

③**混合型（言語領域孤立）**
　超皮質（B）の障害と考えます。言語野の周辺が広範に障害されて起こるとされています。言語・文字了解，自発言語，音読，書字が障害されており，復唱のみが可能です（反響言語）。

　以上，1）〜5）までの失語の鑑別の図を載せておきますので，分類と併せて症状を確認しておいてください（**図99**）。

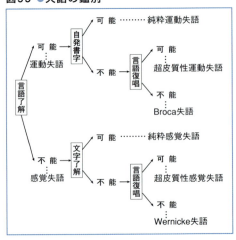

図99 ●失語の鑑別

⑥健忘失語

　優位半球頭頂下葉，側頭葉後半の障害です。

　日常よく用いる品物を見せても，その名前が分からないもの（語健忘）です。その他の機能は正常。よく私たちが経験する「ド忘れ」の状態に近いです。

　例えば車のキーを見て「これはなんですか？」と尋ねたときに，それがカギで何のために使うものかも分かっているのに，その名前だけがどうしても出てこないような場合のことです。図98（p.127）にはその障害部位は示せません。

失認

　失認というのは，一次の感覚障害や精神障害がないのにもかかわらず，感覚路を通じて物体・対象の認知ができないこと（認知障害）をいいます。認知ができないので，感覚を知覚に統合することもできないのです。

①視覚失認

　日常使っているものを見せてもそれが何であるかが分からない失認のことです。見て分からなくても，触ったり，音を聞いたりすると分かることがあります。両側後頭葉下面の障害で，両側後大脳動脈の閉塞が原因で起こることが多いです。

・**物体失認**

　上述のように，物体を見ても，それが何であるかが認知できないものです。

・**相貌失認**

　人の顔や表情の認知ができないものです。劣位半球後頭葉の障害です。

・**同時失認**

　ある絵の細部は分かりますが，全体が何を表しているのか分からないものです。優位半球後頭葉の障害です。

・**色彩失認**

　色の相違が分からなくなります。優位半球後頭葉側面または下部の障害です。

・**純粋失読**

　文字・語の形態を把握できない，読めないものです。指で文字をなぞると読むことができます。優位半球後頭葉の障害です。

・**視空間失認**

　空間に置かれた物体の位置や，物と物との間の空間的関係の認識ができなくなります。劣位半球頭頂〜後頭葉の障害です。

②聴覚失認

　どのような音を聞いても，何の音であるのか分からない失認のことです。したがって，

話し言葉の認知も困難です。両側側頭葉の横側頭回の障害で起こります。精神聾，純粋語聾，感覚性失音楽症，皮質聾があります。

③ **触覚失認**

日常使っているものを触っても何であるかが分からない失認です。目で見て初めて分かります。頭頂葉後部（縁上回）の障害で起こります。素材失認，形態失認，立体覚失認などがあります。

④身体失認

・**身体部位失認**

身体部位を指示できず，人の絵を描かせると，頸部から足や腕が出ている絵を描くことがあります。優位半球あるいは両側頭頂葉後部の障害です。

・**半側性身体失認**

身体半側を全く無視し，使わないという失認です。多くの場合，片麻痺を伴います。例えば，身体の半分が全くないものと認識しているので，玄関に入らせようとすると，体のどちらか半分を柱にぶつけたりしてしまいます。

劣位半球頭頂葉の障害といわれますが，最近の知見では，視床の障害であるともいわれています。

・**病態失認**

半側麻痺を否認するという失認です。劣位半球頭頂葉の障害で起こります。有名なものに Anton 症候群 があります。これは **両側後頭葉障害による皮質盲を否認する状態** です。

つまり，本当は全く目が見えていないのに，「いや，自分は見えている」と言い張るような失認です。いろいろと検査をして「やっぱり見えていませんね」と言っても，「いや，見えているんだ」と言って病態を否認し続けます。

・**Gerstmann 症候群**

優位半球の角回（頭頂葉）の障害で，以下の4つの症状が出現します。

手指失認：「人さし指」など指の名が分かりません。

左右失認：左右が分かりません。

失算：計算ができません（全体的に機能が落ちているわけではないのに）。

失書：書くことができません。

こうした Gerstmann 症候群は，三次連合野（情報の高次統合中枢）である角回が，腫瘍や角回動脈（angular artery）の閉塞などで障害されたときに生じます。

失行

失行というのは，運動麻痺や失調，不随意運動といったいわゆる運動障害がなく，

しかも行うべき動作や行為についても十分分かっているのに，これを行うことができない状態です。

①運動失行
運動の企画は正常で，順序も正しいのですが，全体としてのろく，拙劣でぎこちない状態です。対側の運動領域（運動野，運動前野）の障害で起こります。

②観念運動失行
命じられた運動はうまくできませんが，自発運動は可能です。優位半球頭頂葉下部の障害で起こります。

③観念失行
運動の企画そのものができず，マッチを擦るなどの日常用いる物品を正常に使うことができない状態です（部分的にできても，順序がバラバラになる）。優位半球頭頂葉の障害です。

④構成失行
幾何学的模様や図形，特に三次元の図形の構成が困難となります。鉛筆で図形を描かせたり，マッチ棒で検者が組み立てたように真似て作らせたりして調べます。頭頂葉の障害で起こります。

⑤着衣失行
①〜④の失行がないのに，着衣という動作に限って困難な失行のことです。

　　高度なもの：劣位半球頭頂〜後頭葉の障害
　　軽度なもの：優位半球頭頂〜後頭葉の障害

B 大脳皮質以外の障害

内包の障害

内包（**図100**）は，大脳皮質と脳幹・脊髄を結ぶ大部分の線維が通過する部位です。内包は前脚・膝・後脚に分かれます。錐体路すなわち上位運動ニューロン（皮質核路と皮質脊髄路）は後脚を通り，その後には，視床と大脳皮質知覚野（頭頂葉）を結ぶ上視床脚が通っています。そのさらに後には視放線が通ります。これらが障害されると以下のような症状が現れます。
反対側：
①片麻痺（顔面・舌を含む）（←錐体路の障害）

顔面上部に麻痺はきません。また上肢のほうが下肢より強い麻痺がくることが多いです。麻痺は痙直性です。

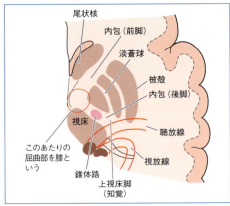

図100 ●内包の構造

図101 ●除皮質硬直

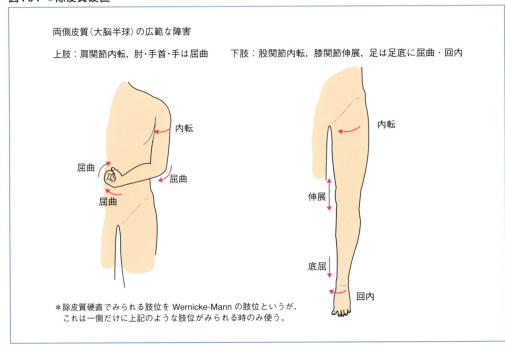

＊除皮質硬直でみられる肢位をWernicke-Mannの肢位というが，これは一側だけに上記のような肢位がみられる時のみ使う。

②深部腱反射の亢進（←錐体路の障害）
③病的反射（＋）（←錐体路の障害）
④表在反射（−）（←錐体路の障害）

　②，③，④は錐体路徴候とよばれるものです。上肢屈曲，下肢伸展，尖足という特徴的な Wernicke-Mann の肢位（一側性の除皮質硬直）をとります（**図101**）。

後部まで障害されると，
⑤半側知覚麻痺（顔面を含む）（←上視床脚の障害）
⑥同名半盲（←視放線の障害）

優位半球に障害が生じた場合では，
⑦失語

　内包後脚は前脈絡叢動脈（←内頸動脈の枝）によって支配されていますが，実際には，内包に隣接する被殻の外側を支配しているレンズ核線条体動脈（←中大脳動脈）の障害によって，二次的に障害を受けることが多いといわれます。

　この動脈は大脳皮質を栄養しているわけではないので，ここが障害されても，直接的には Broca 中枢や Wernicke 中枢（**p.123**）が存在する大脳皮質が障害されるわけではありません。しかしこの動脈が破綻し出血を起こした際は，皮質下の神経線維が障害される可能性がでてきます。

　すなわち **p.127～128** でお話しした純粋運動失語や純粋感覚失語をきたす可能性があるわけです。被殻出血は脳出血のうちで最も起きやすいです（**p.160**）。

間脳の障害

　間脳は視床と視床下部からなります。視床は，嗅覚以外のすべての感覚が集まる中枢地点です。視床下部は自律神経系と内分泌系の中枢であり，体温調節，摂食調節（摂食中枢，満腹中枢），体液調節，性行動や情動の制御をしています（**図102**）。

　内包に近いため，影響が内包まで及ぶと片麻痺が起こります。

図102 ●間脳の解剖

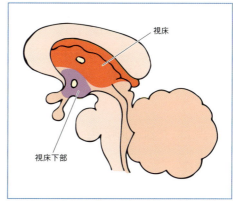

IV 中枢神経系

視床の障害

反対側に症状が出ます。急性期と慢性期とで分けてお話しします。

①急性期
・半側感覚低下（顔面を含む全身）
　顔よりも躯幹や四肢のほうが強く障害されます。特に深部感覚（位置覚）の障害が著明です。しばらくすると位置覚障害のために運動失調を起こします。これを感覚性運動失調といいます。
・感覚性運動失調
　Romberg徴候が陽性となります。

②慢性期
・視床失語
　同じ言葉を繰り返したり（どもるように），話の途中で勝手に飛ばしてしゃべったりする独特な失語症がみられます。
・視床痛
　自発性の激しい嫌な痛みがみられます（慢性になってくると生じます）。
・痛覚過敏
　半側感覚低下のように，痛みの閾値は上がっていますが，一度それを超えてしまうと，キリで穴をあけられたような，ひどい痛みとなります。
・視床手
　中手指節関節（metacarpopha langeal；MCP）は，軽度屈曲となります。近位指節間関節（proximal interphalangeal；PIP）と，遠位指節間関節（distal interphalangeal；DIP）は，過伸展です（**図103**）。

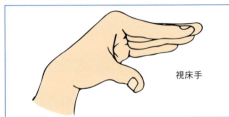

図103 ●視床手

・病態失認
　病態失認は，劣位半球頭頂葉の障害で出現するのが一般的ですが，視床障害で出現する病態失認は，「半側の身体失認」の意味で使います。
原因：視床膝状体動脈，視床穿通動脈（←2本とも後大脳動脈）の障害など。

視床下部の障害

①尿崩症
　抗利尿ホルモン（ADH，バソプレシンとも）は視索上核と室傍核で生合成され下垂

体後葉に貯蔵されますが，本症ではADH分泌の低下による多尿と多飲が特徴的にみられます。
②ADH不適合分泌症候群〈SIADH〉
　ADH分泌抑制障害や腫瘍などによる異常産生でADH分泌が亢進し，抗利尿状態が続いてしまいます。
③電解質異常
　Na^+の上昇やNa^+の低下が生じます。
④体温調節異常
　体温が上がったり（中枢性高熱），下がりすぎたりします。
⑤睡眠障害
⑥肥満，るいそう
　摂食中枢破壊→食欲不振→脂肪組織の消失による，るいそう（emaciation）
　満腹中枢破壊→過食→肥満
⑦精神症状
　無動性無言，つまり物を視線で追えるけれど，その他の自発運動がなくなります。
⑧その他
　他に，性機能の低下，性器萎縮（←性腺刺激ホルモン放出ホルモン〈GnRH〉の低下のため），Horner症候群，急性消化管出血，潰瘍（視床下部は胃酸分泌に関与しています）などもみられます。
　視床下部は，Willis動脈輪のすべての枝で栄養されているので，脳血管疾患では障害されにくいです。

中脳の障害

　中脳は動眼神経や滑車神経の核が存在するところです（**p.86**）。また，上位運動ニューロンが降りたり，感覚系の2次ニューロンが上行したりするなど，神経線維の通りみちでもあります。
　どんな神経線維が中脳のどこを通るのか，もう一度「運動神経の伝導路（**p.23**）」で勉強したことを復習しながら**図104**を見てください。

図104 ●中脳の障害

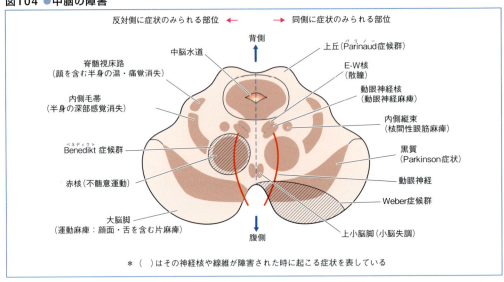

Weber 症候群（中脳腹側症候群）

同側：動眼神経麻痺

反対側：痙性片麻痺（←大脳脚の錐体路）

　顔面神経，舌下神経の麻痺は核上性であることに注意してください。神経と顔面を含む片麻痺が反対側に出現します。黒質まで障害が及ぶと，Parkinson症状（固縮，丸薬まるめ振戦など）が出ます（**図105**）。

原因：後大脳動脈，後脈絡叢動脈脚間枝の閉塞。

図105 ●Weber症候群

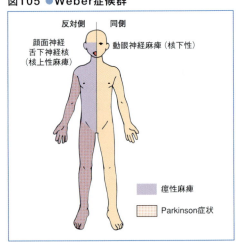

Benedikt 症候群（赤核症候群）

同側：**動眼神経麻痺**

反対側：

①**四肢の不随意運動**（←赤核の障害）

　上下肢末端に強い舞踏様運動，アテトーゼ，振戦などが出現します。

②その他

　大脳脚の一部まで障害が及ぶと半側不完全麻痺が生じ，交叉後の上小脳脚の部分まで及ぶと**反対側の運動失調**が加わります。また，内側毛帯まで及ぶと**反対側の深部感覚の低下**が加わります。

この②は，いわゆる Benedikt 症候群の典型的な症状ではありません。Benedikt 症候群というのは，赤核と，これを貫く動眼神経髄内部分のみが障害されているもので，中脳底部は保存されているというのがもともとの定義です。

　ちなみに，赤核と，これを貫く動眼神経髄内部分，さらにこれに加えて，上小脳脚（交叉後，下方から赤核に入る部分）が侵されているものを，特に Claude 症候群といいます（Benedikt 症候群よりやや下方に拡大した病変です）。
原因：脳底動脈，後大脳動脈脚間枝の閉塞など。

Parinaud 症候群

①**上方注視麻痺**（上方注視に関与する上丘，視蓋前野の障害）
②**輻輳麻痺**（輻輳に関する視蓋前野の障害）
③**対光反射**（－）となることもあります（対光反射の経路が視蓋前野を通るため）
原因：主として松果体部腫瘍＊など（→四丘体圧迫）によって生じます。その他，脳血管障害（上小脳動脈閉塞では，橋上部外側，中脳下部両方やられる）などでも起こることがあります。

＊腫瘍の成長に従って症状は変わり，動眼神経→滑車神経麻痺，閉塞性水頭症（←中脳水道の圧迫），難聴（←下丘の障害），運動失調（←上小脳脚の障害）などをきたすようになります。

4 橋の障害

　橋は顔面神経や外転神経の核が存在するところです（p.86）。中脳の場合と同じように，上行・下行するさまざまな神経線維の通り路でもあります。

図106 ●橋の障害

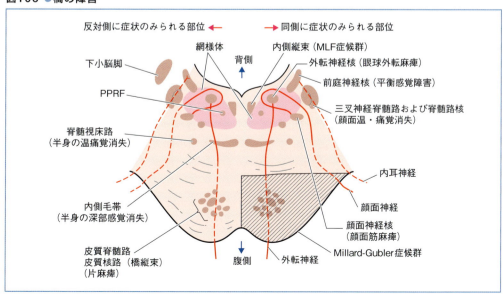

Millard-Gubler 症候群（橋下部腹側症候群）

同側：
①顔面神経麻痺（←顔面神経の障害）
②眼球外転麻痺（←外転神経の障害）
反対側：
①片麻痺（顔面を含まない*）（←錐体路の障害）

　同側①および②は末梢性の麻痺です．同側①および②と反対側①で，障害の左右が入れ替わるような交代性片麻痺となります．

*ただし舌下神経核への皮質核路の線維は，まだ橋縦束を走行しているので，一緒に障害され，舌は偏位を起こします（p.119）．

原因：脳底動脈周辺の閉塞
　　　閉塞の範囲が広がって内側縦束まで障害されるとMLF症候群をきたします．

Foville-Millard-Gubler 症候群

　Millard-Gubler 症候群＋PPRF（paramedian pontine reticular formation, 傍正中橋網様体，側方注視中枢）の障害．

　要するに，Foville-Millard-Gubler 症候群は，以下の①と②を一緒にきたす疾患ということになります．

① Millard-Gubler 症候群
②同側性の側方注視麻痺

　側方注視麻痺の症状は，PPRFの障害で起こります．PPRFは注視中枢として重視され，特に水平方向の注視に関与しているからです．

　PPRFの機能については以下のコラムで詳しくお話しします．

なるほど なっとくコーナー

よく分かる MLF 症候群

　まず，MLF（medial longitudinal fasciculus）を理解する前に，側方注視のメカニズムについて勉強しましょう．そうすれば，PPRF（paramedian pontine reticular formation, 傍正中橋網様体）やMLF症候群の障害で，いったい，何が起こるのかが分かるはずです．
　側方注視というのは「流し目」のことです．側方注視は，どのように制御されているのでしょうか？　今，左側を見るような側方注視を考えてみましょう（図N）．

この場合，左眼を外転させると同時に右眼を内転させなければなりません。つまり，左眼のほうは外転神経が，一方，右眼のほうは動眼神経が働く必要があるわけです。ところで，この2つの神経核は脳幹の異なった場所に存在します。つまり，外転神経核は橋に，動眼神経核は中脳に存在します。

　この2つの離れた神経核を，もし大脳皮質が別々に独立して操っていたとすると，どんなことが起こるでしょうか？ 側方注視では両方の神経が同時に興奮しなくてはなりませんから，大脳皮質もこの2つの離れた神経核に同時に命令を出さなくてはならなくなります。しかし，普段はもっと複雑なことをしている大変偉い大脳皮質としては，こんな側方注視一つ行うために，いちいち同調して命令を出さなければならないのは大変面倒なわけです。できれば1回だけピッと命令すれば，あとは自動的に2つの神経核に命令が送られて，スムーズに側方注視を行ってくれる，そんな優れた部下が欲しくなります。そこでそのスマートな部下の役目をするのが，つい先ほど出てきた **PPRF**（p.138）なのです。

図N ●左側を見る側方注視

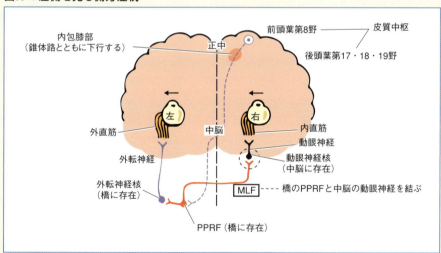

　PPRFを側方注視中枢とよぶこともあります。つまり，実際に外転・動眼の両神経核を操っているのはこのPPRFだからです。側方注視中枢などとよぶと，いかにもいかめしい感じがして，さぞかし複雑だろうと思いがちですが，中身は簡単です。**図P**で赤く描かれた神経がPPRFです。細胞体が橋に存在して，2本の軸索を出しています。1本は同じ橋に存在している外転神経核へ向かっています。もう1本は上行する途中で正中線を横切って反対側へ回っています。PPRFの細胞体が興奮すると，その興奮はこの2本の軸索に伝わって，外転・動眼の両神経核にほとんど同時に届きます。

結果，2つの神経核はほとんど同時に興奮し，さらに左眼の外直筋と内直筋もほぼ同時に収縮します。こうして側方注視がスムーズに遂行できるのです。というわけで，大脳皮質としては，この橋にあるPPRFにピッと命令を送るだけで，あとは自動的に側方注視を行えるのです。大脳皮質にとっても大変面倒くさい仕事が簡単にできるので，かなりありがたいです（**図O**）。このPPRFへ命令を出す大脳皮質は，対側の前頭葉にあります。第8野というところに細胞体がいて，そこから軸索が下行して反対側のPPRFに届きます。ちなみに，第8野は第6野よりも少し前方に存在する領域です。

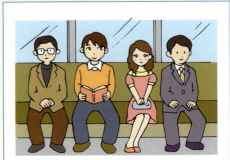

図O ●身近な側方注視

側方注視　真っ最中！　ありがたい，ありがたい

　だいたいここまでPPRFの働き，側方注視の起こるメカニズムについてお分かりいただけたと思います。さて，次にまだ登場していないMLFについてお話ししましょう。このMLFは，実はPPRFから出て動眼神経核へと向かう上行性の軸索のことを指します。すなわち，橋から中脳の間に存在している神経線維です。

　MLFの正式名称は **medial longitudinal fasciculus** といい，日本語では内側縦束といいます。橋から中脳にかけて，その内側を縦に走る神経線維の束という意味です。図Nのように，左のPPRFから出た軸索は途中で正中線をまたいで右側に回り，右の動眼神経核へ届きます。このMLFを「左のMLF」というべきか「右のMLF」というべきか迷うところですが，その基準はどちらの動眼神経に向かうかという点にあります。したがってこの場合は，「右」の動眼神経に届いているので，「右のMLF」とよびます。

　では，いよいよ次に「右のMLF」の障害部位によって起こる症状について考えてみましょう。今，左側への側方注視を命じられたとします。前頭葉の第8野は左のPPRFへ側方注視の命令を出します。左のPPRFからは，左の外転神経核と右の動眼神経核に命令が出ます。しかし右のMLFの障害では，動眼神経核には命令が届きません。したがって，左眼は外転しますが，右眼は内転しません。

　このような眼位になると物がだぶって二重に見えてしまいます。つまり，複視が起

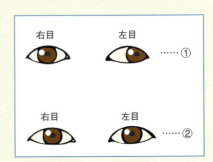

こります。するとなんとか像を一つにするために，ほとんど反射的に左眼は正中位に戻ります。

　これでまっすぐ前を見られるようになったので，とりあえず像は一つになりました。しかし，今，命じられているのは，左への側方注視です。そこで再び左を見ようとしますが，やはり，うまくはいかず，先ほどの①のような眼位になってしまいます。

　というわけで，右のMLFの障害では，左側方注視の際に，①と②を交又に繰り返すような症状が出現します。つまり，右眼は内転せず正中位に残ったままの状態で左眼が水平方向に「眼振」を起こしているようにみえます。これが右MLF症候群の症状です。こうした眼振はかなり変わっています。これは，前庭や小脳が障害された際にみられる眼振の場合は，両眼ともに眼振が起こるからです。片眼だけに眼振が起こるというのは大変奇妙です。

　こうした眼振を「**解離性眼振**」ともいい，MLF症候群の代名詞になっています。

　また，MLFは外転・動眼の両神経核の間の線維であり，MLF症候群はその線維の障害で起こります。眼球運動障害なので**核間性眼筋麻痺**ということもあります（**図104, p.136**）。これも代名詞の一つなので，ついでに覚えておきましょう。

　さて，実際にMLF症候群と確定診断をするためには，「右眼の動眼神経麻痺ではない」ことを証明しなければなりません。このためには，近くの物を見させて**輻輳**（寄り目）をさせてみれば分かります。両眼の間に1本の指をもってきて見つめれば，寄り目になりますね。寄り目ができれば，とりあえず動眼神経麻痺のために，右眼が内転できなかったのではないことが証明されます。

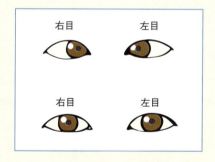

　以上でMLF症候群については終わります。

　次に「PPRFの障害」について考えましょう。今，左のPPRFが障害されたとします。この場合，左への側方注視を命じても左・右の両眼とも全く左方には動きません。なぜならば，PPRFは側方注視の中枢であるからです。実に簡単です。

　まとめると，左への側方注視を命じた際に，両眼ともに左へ動かず，正中位を保つならば，左のPPRFの障害です。PPRFの障害（**p.138**）については以上です。

　最後に一つだけ，大事なことを話して終わります。「両側性にMLF症候群がみられる疾患」というのがあります。つまり，右のMLFも左のMLFも，どちらも障害されている場合です。こうした症状を呈するのは**多発性硬化症**（**p.219**）です。大事なキーワードなので，ぜひ覚えておきましょう。

延髄の障害

延髄は舌咽・迷走・舌下神経の核が存在します（p.86）。また，三叉神経，脊髄路，脊髄視床路，内側毛帯などが通ります。

やはり，「伝導路（p.22）」を見直しながら，図107の障害を一つ一つチェックしてください。

図107 ●延髄の障害

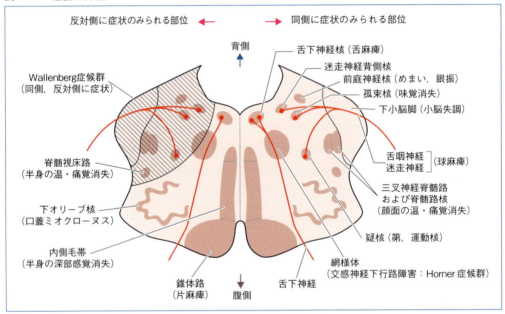

Wallenberg 症候群（延髄外側症候群）

Wallenberg 症候群で大事なキーワードは，温痛覚障害の出現部位です。**顔面は同側にやられますが，頸以下には対側に障害が出現します。また，運動障害はありません。**これだけは覚えておいてください（図108, 109）。

同側：
①小脳性運動失調（←下小脳脚の障害）
　前庭神経核まで含むと，眼振，めまいを伴う。
② Horner 症候群（←網様体の障害）
③顔面の温痛覚障害（←三叉神経脊髄路核の障害）
　解離性感覚障害（p.105）です（深部感覚は残ります）。
④球麻痺

舌咽神経，迷走神経の障害により，嚥下障害，構音障害が出現します。また，カーテン徴候や嗄声もみられます。

反対側：
①頸部以下の温痛覚障害（←外側脊髄視床路の障害）
　これも解離性感覚障害です。

原因：後下小脳動脈，椎骨動脈の閉塞（約7割は椎骨動脈の閉塞です）。

図108 ●脳幹部の血管支配

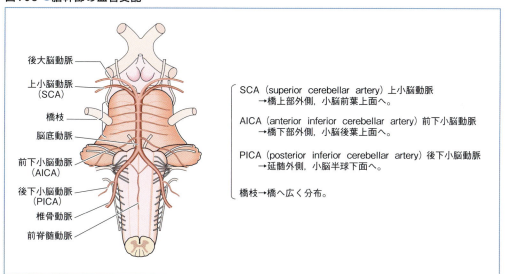

図109 ●Wallenberg症候群

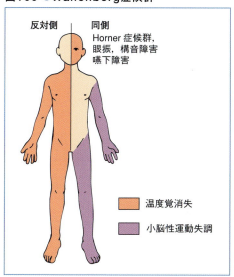

6 脊髄の障害

前脊髄動脈閉塞症候群

脊髄（**図110**）の前 2/3 は前脊髄動脈で栄養されているため，この動脈の閉塞によって**図111-a**のような症状が両側に突然出現します。

図110 ●脊髄の解剖

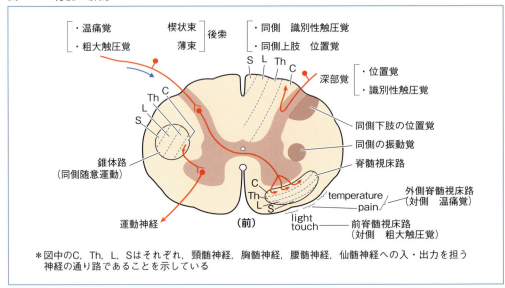

図111 ●脊髄障害

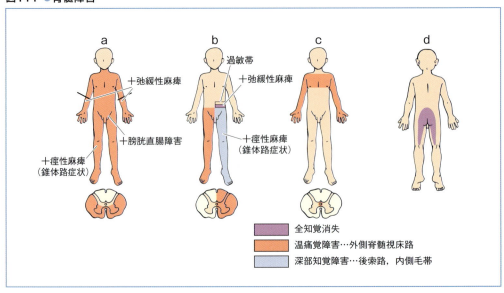

①障害分節には弛緩性麻痺がみられ，障害分節以下では痙性麻痺などの錐体路症状が出現します。
②障害分節以下の前・外側脊髄視床路がやられ，温痛覚障害が起きます。前脊髄視床路を通る粗大触圧覚の障害は，後索を通る識別性触圧覚によって代償されるので触圧覚は保たれます（解離性感覚障害）。
③ S_2～S_4 の障害により膀胱直腸障害も起こします。

Brown-Séquard 症候群（中脳腹側症候群）

温痛覚：まず交叉してから上行します。
深部覚：まず上行してから交叉します。
したがって，左半側脊髄離断の場合，**図 111-b** のようになります。

＊病巣レベルに全感覚消失（←後根障害）があり，すぐ上に過敏帯があります。触圧覚は前脊髄視床路と後索でちょうど補っているので無症状です。

脊髄空洞症

脊髄の変性疾患です。主に下部頸髄から上部頸髄の温痛覚の線維が障害されます（**図 111-c**）。詳しくは各論（**p.208**）で説明します。

馬尾障害

上衣腫などにより，L_4 以下の神経がさまざまな程度に障害されます（**図 111-d**）。馬尾下位がやられると**膀胱直腸障害**，勃起不全（ED），会陰部の知覚消失が起こり，高位でやられると，さらに弛緩性麻痺とアキレス腱反射の消失がみられます。感覚消失の形から「saddle anesthesia」とよばれることがあります。

各論

Ⅰ. 脳血管障害

A 脳血管障害の定義と分類

　脳血管障害は，脳血管そのものに病的過程が起こるすべての病態の総称です。脳血管障害には，脳梗塞，脳塞栓，脳内出血，クモ膜下出血，動静脈奇形，もやもや病などの疾患が含まれます。また特に，脳血管障害の症状として急激に局所的な神経症状が発現するものを脳血管発作（cerebrovascular attack）といいます。

1 脳血管障害の病態生理

　脳血管障害の病態の中心となるのは，次の2つです。
①**脳循環の異常**（虚血・出血による脳代謝障害）
②**脳循環調節機序の障害**（autoregulationの障害，CO_2反応性の障害）

　脳血管障害により脳血流量が減少すると，酸素不足によって脳代謝に異常をきたします。脳は嫌気的解糖で抵抗しますが，次第に乳酸アシドーシスでpHが低下し，やがて障害されていない血管まで拡張します。この血管拡張が脳浮腫の原因です。
　全身に生じる浮腫の場合と異なり，次のような特殊性があります。

● **脳の体液のコンパートメントでは，細胞外液が少ない**

	脳	体
細胞外容積	20%	30%
細胞内容積	80%	70%

● **脳は頭蓋で囲まれている**

　つまり，脳の浮腫では膨張した体積を逃がす場所がなく，細胞外液に加えて細胞内液も増加するのです。これは下肢のむくみのような全身性の浮腫と異なり，神経細胞内の環境に大きな影響を及ぼします。また，限られた場所に水が溜まると，頭蓋内圧が上昇します。
　以上のように，大脳半球の血腫や広汎な浮腫が生じると頭蓋内圧（intracranial pressure；ICP）が亢進し，進行すれば**脳ヘルニア**になります。脳ヘルニアは脳幹障害と意識障害を増悪させ，やがて脳死を引き起こします。この**脳浮腫は1週がピーク**で

あり，この間の対処が生命予後を決めます．特に**脳出血ではICP亢進が著明で，脳ヘルニアが発生しやすい**状態となります．

脳血管障害の分類

　脳血管障害の各疾患は，大きく虚血性と出血性の2つに分けられます．
　虚血性は血管が詰まって脳に血液がいかなくなる場合で，出血性は血管が破れて出血したことにより脳に血液がいかなくなる場合です．結局，両者とも脳に血液がいかなくなることで脳が障害され，症状が出るというわけです．
　では次に，虚血性脳血管障害と出血性脳血管障害について，各々を細かくみてみましょう．

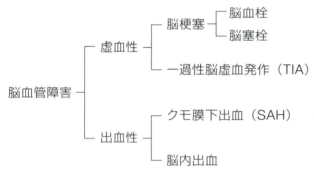

表17 ●脳梗塞と脳内出血の違い

	脳梗塞	脳内出血
TIAの先行	多い	ない
発病する時間	安静時（脳塞栓症では活動時）	活動時
発病からピークまで	1時間～1日	直後～6時間以内
高血圧の既往	あったりなかったり	よくある
頭痛，嘔吐	ほとんどない	よくある
項部硬直	ない	ときにみられる
麻痺と意識障害	麻＞意	意＞麻
神経障害を伴うけいれん発作	ほとんどない	ときにみられる
心房細動の既往	脳塞栓でよくみられる	ない
頸部血管雑音	脳血栓でよくみられる	ほとんどない

3 虚血性脳血管障害

虚血性脳血管障害の原因

1）血栓性

　血栓生成の主な原因である動脈の**アテローム硬化（粥状硬化）**は、血管の内側にこびりつく粥状の病変です。**図112-a**は，内頸動脈の起始部付近に生じたアテローム硬化を示しています。アテロームがそのまま肥大して血管が閉塞する場合（**図112-b**）もありますが，多くの場合は，アテロームに血小板が粘着してできる壁在血栓が血管を閉塞させます（**図112-c**）。

　また，**図112-d**やeは，血栓の一部がはがれて飛んでいくか，アテロームそのものがちぎれて飛んでいく場合です。これらのケースでは，栓子がより下流の血管部分で詰まります。

　血栓は比較的ゆっくりと動脈の狭窄や閉塞を引き起こしますが，このときは側副血行路を発達させておく準備ができるので，完全閉塞してもすぐには症状が発現しません。

図112 ●アテローム硬化の進展と疾患

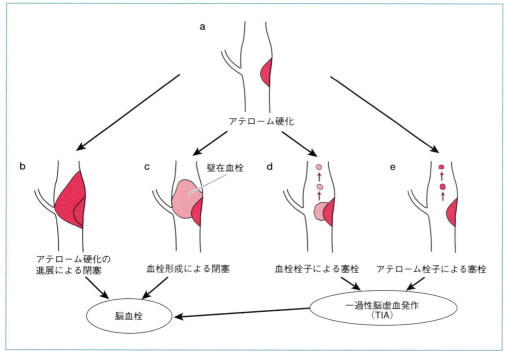

脳血栓は，閉塞する動脈の太さによって2つに分類できます。病変が比較的**太い動脈**（前・中・後大脳動脈などの主幹動脈）**に起こるのがアテローム血栓性梗塞**で，**穿通枝に起こるのがラクナ梗塞**です（**図113**）。

どちらも脳血栓ですが，一般的に脳血栓症というときはアテローム血栓性梗塞を指します（ラクナ梗塞はラクナ梗塞とよばれます）。

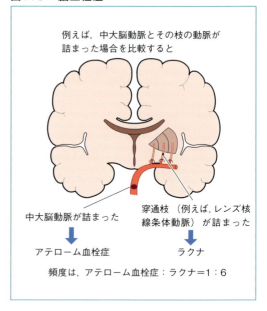

図113 ●脳血栓症

2）塞栓性

塞栓とは，閉塞血管部位とは違う場所で生じた栓子が，その部位で突然血流を阻止する場合をいいます。脳動脈塞栓で多いのは，心臓内に生じた栓子が血流に乗って流されて脳動脈を閉塞する場合です。緩やかに血管が閉塞する血栓性の脳血管障害と異なり，**突然発症**するので側副血行路の準備ができず，血管の支配領域に相当する脳部位の障害による症状が典型的に現れます。

最後に脳血栓症と脳塞栓症の違いについて表にまとめます（**表18**）。

表18 ●脳梗塞の分類と特徴

	脳血栓症		脳塞栓症
	アテローム血栓性	ラクナ	
頻度	10%	60%	30%
年齢	高齢者		若年〜高齢
基礎疾患	高血圧，糖尿病		心房細動，心筋梗塞
TIAの先行	多い（約半数）	20%	10%
発病時間	安静時		活動時
発病様式	徐々に	突然〜緩徐	突然
意識障害	（+）	（−）	（+）
閉塞部位	（+）	（−）	（+）
病巣部位	境界域	基底核	動脈支配領域全部
急性期治療	抗血小板薬オザグレルナトリウム 選択的トロンビン阻害薬，グリセロール		tPA（超急性期）脳保護薬 グリセロール抗凝固薬
予防	アスピリン，塩酸チクロピジン		ワルファリン，アスピリン

脳梗塞(cerebral infarction)

1) 脳梗塞の定義

脳血流が減少することによって脳に不可逆的変化が起こることを臨床的に**脳梗塞**とよびます。脳梗塞はその成因により,主に以下の2つに分けられます。

- **脳血栓**:動脈硬化,特にアテローム硬化による脳動脈の閉塞
- **脳塞栓**:主に心臓内に生じた血栓から流れてきた栓子による脳動脈の閉塞

2) アテローム血栓性梗塞

● 症状

- **前駆症状**があり,脳梗塞の約50%に一過性脳虚血発作(TIA)がみられる
- **睡眠中**,あるいは起床後すぐに起こり,進展することが多い
- 症状の時間的変化に特徴がある。脳血栓症では数時間〜数日かけ,改善と急な悪化を交じえて**階段状に進行**(stepwise development)することが多い
- 神経症状は梗塞の部位と大きさ,側副血行のでき方などで決まる

表19 ● 閉塞する動脈と症状の関係

	閉塞される血管	障害部位	症状
大脳皮質	前大脳動脈	前頭葉	認知症,人格変化,自発性欠如,異常反射(吸引反射,強制にぎり反射など),錐体路障害
	中大脳動脈	側頭葉	意識障害,片麻痺,知覚障害,同名半盲,失語(前頭葉:Broca失語,側頭葉:Wernicke失語),Gerstmann症候群
	後大脳動脈	後頭葉	黄斑回避する同名半盲,Anton症候群,視覚失認,視床穿通枝の閉塞でParinaud徴候(+)
脳幹	上小脳動脈,後大脳動脈	中脳	→p.135
	脳底動脈	橋	→p.137
	椎骨動脈	延髄腹側	→p.142
	後下小脳動脈	延髄背側	→p.142

障害部位ごとの症状を覚えるうえでのポイントは何かというと,「どの脳神経がどの高さから出るのか」という点です。表20にまとめておきますのでしっかり確認してください。

表20 ● 脳神経が出る高さ

部位	〜運動核	〜感覚核
中脳	動眼神経(Ⅲ),滑車神経(Ⅳ)	三叉神経(Ⅴ)
橋	三叉神経(Ⅴ),外転神経(Ⅵ),顔面神経(Ⅶ)	三叉神経(Ⅴ),内耳神経(Ⅷ)
延髄	舌咽神経(Ⅸ),迷走神経(Ⅹ),副神経(Ⅺ),舌下神経(Ⅻ)	三叉神経(Ⅴ),舌咽神経(Ⅸ),迷走神経(Ⅹ)

● **診断**
● CT
　梗塞巣は低吸収となります。明瞭な低吸収が出現するのはおおむね24時間以降ですが，大きな梗塞巣の場合は，発症の数時間後でも軽度の低吸収，皮髄境界の不明瞭化などが認められることがあります（早期CT徴候）。
● MRI
　MRIの場合梗塞巣は発症後数時間で拡散強調画像で高信号となり，早期診断に役立ちます。12〜24時間以降は，T1強調画像で低信号，T2強調画像で高信号となります。
● 脳血管造影
　MRA（magnetic resonance angiography）により責任血管を描出できる場合もあります。
● 頸部動脈エコー

● **生活指導・リハビリテーション**
　再発防止のため不摂生を禁止することも大切な治療の一つです。また，早期からリハビリテーションを開始して機能回復を目指します。意識障害・麻痺の進行があっても積極的にリハビリテーションを行うべきですが，重篤な合併症がある場合や，進行型脳梗塞・血行力学性脳梗塞に対しては慎重に適応を判断します。
　また、バイタルが悪化した場合、歩行など高負荷のリハビリテーションは中止します。

3）ラクナ梗塞（lacunar infarction）
　脳の深部に生じる小さな梗塞性病巣（0.5〜15mmまたは数百ミクロンとも）で空洞を形成しているものをラクネ（lacune）といいます。この小軟化は脳動脈の穿通枝の血栓で起こります。高齢者に多くみられ，高血圧による脳の細動脈レベルの硬化が発生機序に関係すると考えられています。そして，多数のラクネによる症候群をラクナ梗塞とよびます。

● **症状**
　普通は無症状ですが，場所が悪かったり多数のラクネができたりすると種々の症状を呈するようになります。例えば，多数のラクネでは，偽性球麻痺（p.118），四肢の痙直，深部腱反射（DTR）の亢進，Babinski反射陽性，小刻み歩行，知能低下，情動失禁などの症状を認めます。
　ラクネは，被殻・橋・視床・尾状核・内包・放線冠などの好発部位が明確で，しかも予後が良いのが特徴です。ただし，高血圧の高齢者などで，びまん性にラクネを生ずると多発梗塞性認知症（multi infarct dementia）となります。

● **診断**

　高血圧の患者で、上記症状の出現したものをラクネ発作とします。また、MRI拡散強調画像（または発症1週目以降でGd造影MRI）で皮下15mm未満の脳梗塞が発見されればラクナ梗塞と診断します。

● **治療**

　アテローム血栓性脳梗塞の治療に準じます。特に血圧をコントロールすることが重要です。

4）脳塞栓症

　脳塞栓症とは栓子による脳動脈の閉塞のことです。塞栓源はいろいろありますが、ほとんどが心臓内の血栓が剥離して詰まることが原因です。原因疾患は**心房細動**・心筋梗塞・心臓外科疾患（特に弁置換術後）・**感染性心内膜炎**・左房粘液腫などです。

　また、非心臓由来のものとしては、大動脈や頸部頸動脈の動脈硬化巣が重要です。ほかに肺静脈血栓、空気塞栓、骨折後などに起こる**脂肪塞栓**、癌細胞による塞栓などがあります。

● **症状**

　心臓から血栓が飛ぶことで**突然発症**します。発生部位をみてみると、心原性のものは中大脳動脈の皮質枝の閉塞を起こすことが多く、片麻痺や半身の知覚障害のほかにしばしば失語・失行・失認などの高次神経機能の障害、半盲を伴います。**出血性梗塞を起こしやすい**のも特徴の一つです。図114のように、血管を詰まらせる原因となった栓子が末梢のほうへ移動する結果、梗塞領域内の血管に血液再灌流がみられ、その際に出血が生じます。

　このように、栓子の移動が起こるのは脳血栓よりも脳塞栓のほうが多いというわけです。なぜなら脳血栓はその血管部位での器質的な狭窄であるので、場所が移動しません。一方、脳塞栓では心臓から流れてきた栓子が、たまたまある血管部位に詰まる結果起こるものなので、その栓子がさらに末梢へと流れる可能性も大きいのです。

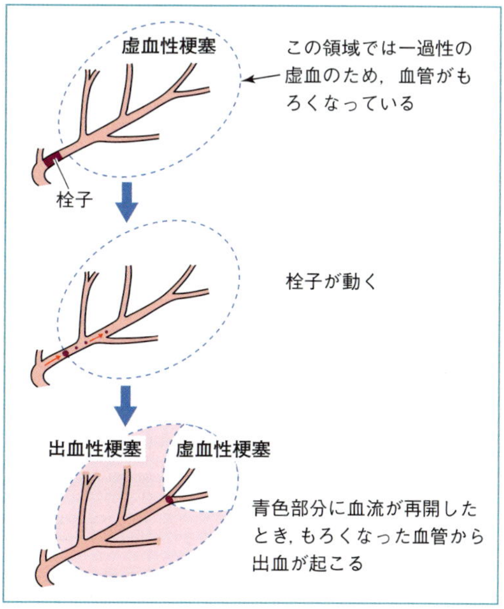

● **診断**

　心電図・心エコーで、塞栓の原因となり得る心疾患か、多発性梗塞を発見すると確定診断です。

図114 ● 出血性梗塞の発生機序

虚血性梗塞　この領域では一過性の虚血のため、血管がもろくなっている

栓子

栓子が動く

出血性梗塞　虚血性梗塞

青色部分に血流が再開したとき、もろくなった血管から出血が起こる

● **予後**

経過と予後は，脳血栓症と同じです。ただし，生命予後は出血性梗塞への移行，塞栓の再発（数日〜数週以内），基礎疾患の重症度によって大きく左右されます。

● **治療**

アテローム血栓性脳梗塞の治療と原則的に同じです。ただし，**出血性梗塞を起こしやすい**ため急性期に抗凝固薬は使用しません。1週ほどしてから初めて再発予防のため使用します。発症から3時間以内の**超急性期梗塞にはt-PA治療**が有効とされていますが，頭蓋内出血などの**リスクも高い**です。

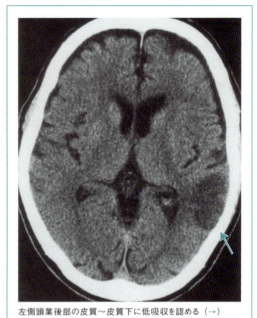

図115 ●脳塞栓症（Wernicke失語を伴う）

左側頭葉後部の皮質〜皮質下に低吸収を認める（→）

一過性脳虚血発作（transient ischemic attack；TIA）

● **概念**

脳の虚血により**一過性の神経症状を呈する発作をTIA**といいます。すなわち，脳の虚血の原因がすぐに解除されて，脳梗塞に至らずに終わったものをTIAとよぶわけです。

神経症状の発現は**24時間以内**（多くは1時間以内に回復）とされていて，それ以上症状が持続した場合はTIAとは診断されません。

TIAは**脳梗塞に移行**しやすく，**脳梗塞を発症する前駆症状**として重要な警告サインとなります。TIAの発症後，90日以内に脳梗塞を発症する危険度は15〜20％といわれていますが，TIAの段階で治療すればある程度将来の脳梗塞を予防できます。

● **病態**

TIAの発症には，アテローム硬化および血栓が大きく関係します（**図112-d，e，p.151**）。その機序としては，主に①**微小栓子による塞栓**，②**脳血管不全**の2つがあります（**図116**）。

● 微小栓子による塞栓（**図116-a**）

頭蓋外の大型動脈，特に内頸動脈起始部のアテローム硬化病変に付着した壁在血栓が遊離，またはアテローム自体がちぎれて飛び，脳内の小動脈に塞栓が起こる場合です。**TIAは大部分がこの微小栓子を原因としています。**

放置すれば病変が脳に近い動脈まで広がり，アテローム血栓性脳梗塞を引き起こします。TIAは脳梗塞の警告サインであり，この段階で治療するのはそのためです。

●脳血管不全（**図116-b**）

脳動脈に狭窄または閉塞があり，狭窄部分または側副血行によってかろうじて血流が保たれている場合，起立性低血圧などの原因で灌流圧が急激に下降するか，高度の不整脈などが起こると，局所の乏血をきたして可逆性の中枢神経症状が現れることがあります。脳血管不全によるTIAは微小栓子によるものより頻度がずっと低くなります。

図116 ●TIAの主な発生機序

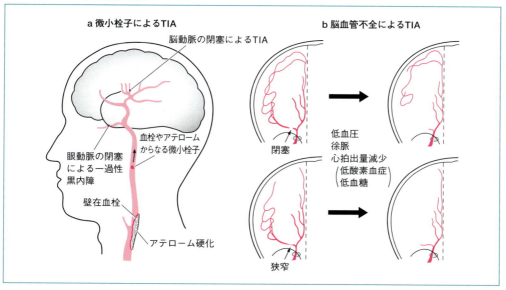

●診断

　TIAの症状はさまざまですが，大きく**内頸動脈系TIA**と**椎骨脳底動脈系TIA**に分類されます。簡単にいうと内頸動脈系TIAでは片麻痺，感覚障害，失語・失認といった**大脳皮質症状**が出ます。一方の椎骨脳底動脈系TIAでは，左右の椎骨動脈が合わさって1本の脳底動脈となるため**両側性に症状が出る**ことが多く，また脳幹の血流を担っているので**脳神経症状**（複視，めまい，嚥下困難）を伴うことも特徴的です。内頸動脈系TIAのほうが脳梗塞への移行が多く，より積極的な治療が必要となります。

　そして，**理学的所見をとって発作時の症状が残っていないことを確認し，CT・MRIで脳梗塞を認めなければTIA**と診断できます。また，内頸動脈にできた壁在血栓がはがれて生じた微小塞栓が主な原因ですから，塞栓源となる頸動脈を評価するために脳血管造影の実施も大切です。

表21 ●内頸動脈系TIAと椎骨脳底動脈系TIA

	内頸動脈系 TIA	椎骨脳底動脈系 TIA
運動障害	症状は体の半側に現れる	症状は体の半側，両側など多様
感覚障害	症状は体の半側に現れる	症状は体の半側，両側など多様
視力障害	一過性黒内障まれに同名半盲	中心回避型視野欠損一側または両側の同名半盲
小脳症状	みられない	運動失調
脳神経症状	ほとんどみられない	複視，構音・嚥下障害
発作回数	発作回数は少なく，発作ごとの症候は同じ	発作回数は多く，発作ごとの症候は変動する
梗塞への移行	梗塞を起こしやすい	梗塞を起こすことは少ない
その他の症状	失語（全失語のこともあり，場合により失読・失書・失算を伴う）	**失調・平衡感覚障害**（小脳の障害による）
TIAの症状とはみなさないもの	・**意識障害（失神を含む）** ・強直性または間代性けいれん ・感覚障害がマーチするもの ・錯乱のみ，健忘のみ ・便，尿失禁	・意識障害に伴う視力障害 ・閃輝暗点，片頭痛に伴う局所症状 ・回転性（真性）めまいのみ，非回転性めまいのみ ・嚥下障害のみ，構語障害のみ ・drop attack*

＊drop attack（急激な下肢脱力により意識障害なしに転倒する発作）は失神と混同されやすいので，基準から除外された。確実にdrop attackであると信頼できる場合はTIAと考慮してもよい。

可逆性虚血性神経脱落症状
（reversible ischemic neurological deficit；RIND）

●概念
　虚血性脳血管障害の中で神経症状が24時間以内に消失するものをTIA，それ以上所見が残るものをまとめて脳梗塞と呼ぶことは説明しましたが，脳梗塞にも「比較的短期間で完全治癒する症例」があることがわかってきました。

　そこで「**TIAのように24時間以内に症状が消失しないが，比較的短期間のうちに完全に回復する軽症脳卒中**」をRINDと呼び，完全発作と区別します。RINDは米国脳卒中共同委員会により，「**症状の持続が24時間を超えるが3週以内に回復するもの**」として，時間的に分類された概念です。ちなみに，RINDの**本態の多くはラクネ**であると考えられています。

●治療
　治療は通常の脳梗塞に準じて行われます。これも当然の話で，急性期にはまだRINDか脳梗塞かわからないわけです。そして再発や脳梗塞の予防には，例によって抗血小板療法が行われます。

3 出血性脳血管障害

出血性脳血管障害としては，出血する部位によって

- 脳内出血
- クモ膜下出血
- 硬膜下出血

などに分けることができます。脳は頭蓋骨に付着する硬膜，その内側に表面張力でくっついているクモ膜，そして脳の実質を覆う軟膜によって覆われています（図117）。

図117 ● 硬膜・クモ膜・軟膜

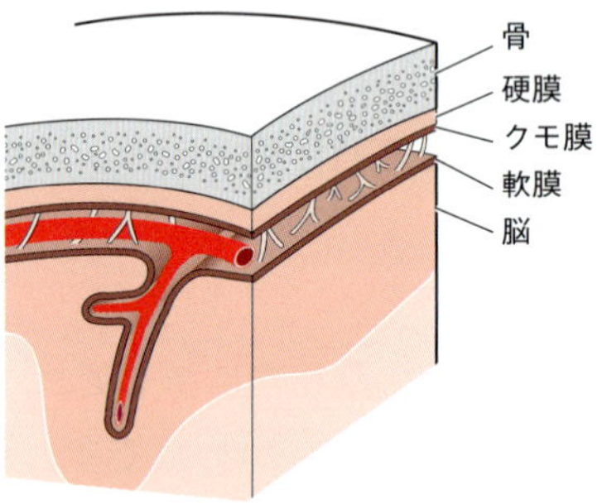

硬膜の下，つまり硬膜とクモ膜との間で出血した場合を硬膜下出血，同様にクモ膜の下ならクモ膜下出血，軟膜の下の脳実質内なら脳内出血というわけです。

脳内出血 （intracerebral hemorrhage）

脳内出血では高血圧が基礎疾患として大事です。高い圧が血管壁にかかり続けると脳内の細動脈が血管壊死に陥り，その部分が微小動脈瘤となり，それが破裂して脳内出血となります。

脳内出血の他の原因としては，外傷性，出血性素因（血友病，白血病，血小板減少症など），脳腫瘍などがあります。

脳出血の好発部位は微小動脈瘤ができやすい部位といえます。微小動脈瘤ができやすいのは主に穿通枝です。

高血圧性脳出血の頻度とそれに対応する穿通枝は，以下のようになっています。

50%　被核出血：中大脳動脈のレンズ核線状体枝
30%　視床出血：後大脳動脈の視床穿通枝
10%　　橋出血：脳底動脈の橋枝
10%　小脳出血：各小脳動脈の皮質枝
　数%　皮質下出血：各大脳動脈の皮質枝

●症状

　脳内出血の病態は，まず一時的に出血した血液が固まってできた血腫が直接脳実質を破壊します。そこに脳浮腫や循環障害による二次的な脳損傷が加わります。微小動脈瘤が1か所破れただけでも，かなり広い範囲にわたって障害されます。脳梗塞では症状が限定的なのに対し，脳出血では血管が破れてその周りに血腫が「爆発する」ようなものなのです。

　さて，皮質下出血を除く代表的な四大出血について症状をまとめてみましょう（表22）。出血部位を鑑別するにあたって大切な症状は，眼症状と運動障害です。この表はとても重要なので覚えてください。以下に説明を加えておきます。

表22 ●脳内出血における眼症状と出血部位

出血部位	眼症状	運動障害
被殻出血	被殻の出血巣／病巣側への共同偏視，対光反射（+）	片麻痺（+）
視床出血	下方共同偏視（鼻先凝視）病巣側への共同偏視縮瞳（2mm），瞳孔不同，対光反射（±）	片麻痺（+）
橋出血	正中位，著しい縮瞳（pin-point pupils），対光反射（+）oculocephalic 反射（人形の眼現象）（−）	四肢麻痺（+）
小脳出血	小脳の出血巣／病巣と反対側への共同偏視，外転神経麻痺，対光反射（+），運動失調（+）	四肢麻痺（−）

1）被殻出血では……

　被殻出血で被殻だけが障害されるわけではありません。先にお話ししたように，血腫の爆発によって，その周囲も被害を受けます。特に，内包は症状の出現を考える上で重要です。

● 病巣をにらむ共同偏視

　これは内包の障害によって前頭葉の第8野から始まり，橋の側方注視中枢である傍正中橋網様体へ降りてくる神経路が遮断されるために起こります。例えば右側内包レベルでやられると左側方注視ができなくなり，眼球は自然と右へ片寄るという傾向が生じます。

● 反対側の片麻痺

　これも内包の障害で説明できます。内包後脚を上位運動ニューロン（皮質核路や皮質脊髄路）が通るためです（p.132）。

● その他の症状

・失語：右利きの人では優位大脳半球が左側になるので，左側の被殻出血を起こした

人にしばしば失語がみられます。
・反対側の感覚障害：内包障害です．視床から始まる第3次感覚ニューロンは，内包後脚を通過して頭頂葉へと上がるためです．

2）視床出血では……

　視床は内包を挟んで，ちょうど被殻と対称的な位置にあります．つまり，内包の外側に被殻があるのに対し，視床は内側に位置しています．こうした位置関係から，被殻出血を外側出血とよび，視床出血を内側出血とよぶこともあります．内・外の違いはあるにせよ，基本的には内包が隣接しているので，内包の障害による症状がみられるという考え方は被殻出血と同じです．

　ただし，視床障害特有の症状もあるので，これをさらに覚えておく必要があります．

● 鼻先をにらむ共同偏視

　内包や視床の障害というよりは，脳出血の二次的な影響（脳浮腫や脳圧亢進など）により外転神経などの眼球運動を司る神経が障害されるために起こると考えられます．

● 反対側の片麻痺

　被殻出血の場合と同じように，内包の障害で説明できます．

● 視床症候群

　対側に知覚鈍麻や逆に視床痛といわれるような疼痛の増加などの知覚異常がみられます．また，視床手といって対側の手指の1本1本が，それぞれ異なった不随意運動を伴い3〜6か月後に**図111**（**p.134**）にみられるような手指の変形をきたすことがあります．

4）橋出血では……

　橋は顔面神経，外転神経，三叉神経などの脳神経が出入りする場所でした（**p.137**）．また，脳幹部は意識レベルを保つ場所としても重要です．

● 正中位固定の眼球，著明な縮瞳

　橋の側方注視中枢が障害されるとMLF症候群（核間性眼筋麻痺）が起こります（左側方注視に対しては右眼球の内転が不能）．橋出血ではこれが両側に起こると考えます．また，外転神経が両側性に均等に障害されると両眼球とも外転不能となり，ほぼ正中に位置します．

　また，交感神経が障害されることが多く，瞳孔は著明に小さくなります（**pin-point pupils**）．瞳孔が小さくても中脳レベルが保たれていれば対光反射は保たれます．眼球頭反射（oculocephalic反射）も眼球運動そのものが制限されているので，障害されたような格好になります．さらに，ocular bobbingといって，眼球が上下方向に動くような橋出血特有の症状もみられます．急に下方へ落ち込み，ゆっくりと元に戻るよ

うな眼球運動を繰り返します。
● 突然の意識障害
　一般的に脳内出血は，脳梗塞に比べて意識障害を起こしやすいのが特徴でした。中でも，この橋出血は発症直後から意識障害をきたします。これは，橋を含む脳幹部が意識を司る中枢として機能しているからです。

4）小脳出血では……

　小脳は運動の調節を行っている場所ですから，小脳の障害では運動失調をきたします。しかし運動麻痺はなく，橋出血とは反対に発症直後は意識障害はきたしません。また，激しい頭痛と嘔吐を訴えます。

● 運動麻痺はない

　小脳出血では，錐体路の障害をきたしません。したがって，運動麻痺は起こりません。しかし，めまい・嘔吐・歩行時のふらつきなどの小脳失調は起こります。

● 激しい頭痛

　小脳はテント下の後頭蓋窩の中に収まっています。大脳とは違って，後頭蓋窩のスペースは狭いので，そのなかで血腫が生じると直ちに内圧上昇が起こります。そして，激しい頭痛を訴えるわけです。

● 意識障害はない

　小脳は意識の中枢ではないので，小脳出血のみでは意識障害はみられません。ただし，小脳に生じた血腫が脳幹部を圧迫すると，意識障害が生じることもあります。

　また，脳幹部が圧迫され始めた際に，最初に外転神経の麻痺が出現することがあります。したがって，外転神経に麻痺が起こり始めたら脳幹圧迫の徴候ですから要注意です。

● 診断

　頭部CTでは出血部位に高吸収域を認め，その周囲に脳浮腫による低吸収域をみます（図118）。

● 治療

● 血腫の除去

　視床出血（内側型出血）・橋出血は適応なしと覚えてください（図119）。

　また，脳ヘルニアの恐れがある場合は減圧術の適応です。

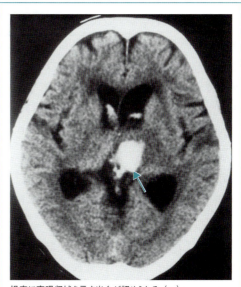

図118 ● 高血圧性脳出血（視床出血）

視床に高吸収域を示す出血が認められる（→）

●保存的治療

　血腫に対して保存的な治療はなく，**血栓への線溶療法は出血を悪化させるので禁忌**です。したがって，保存的治療としては脳浮腫の予防が目標になります。

　また，脳出血のストレスから消化管出血をきたすことが非常に多く，脳出血に合併する胃潰瘍を**Cushing潰瘍**といいます。

図119 ●脳内の出血部位

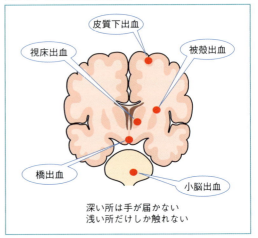

深い所は手が届かない
浅い所だけしか触れない

クモ膜下出血（subarachnoid hemorrhage；SAH）

●原因

　SAHには外傷性と特発性があり，特発性の原因には以下のものがあります。
・**脳動脈瘤破裂**によるもの（80％）
・**動静脈奇形**によるもの（5～10％）
・**もやもや病**によるもの（わずか）

●症状

　「**突然の経験したことのないような激しい頭痛**」がキーワードです。青天の霹靂の頭痛が起こり，バットで殴られたような痛みを感じます。クモ膜下に出血すると頭蓋内圧が急速に上昇し，そのため膜が引っ張られて痛覚神経が刺激されるのです。SAHは，特に誘因がなく**突発的に起こる**のが特徴的です。この頭痛にさらに髄膜刺激症状として**項部硬直**，さらなる頭蓋内圧亢進による**意識障害**などがみられます。

　また，SAHが脳内に穿破して血腫を作ったりしない限り，片麻痺や失語・失認などの**focal sign**は出現しません。

図120 ●クモ膜下出血

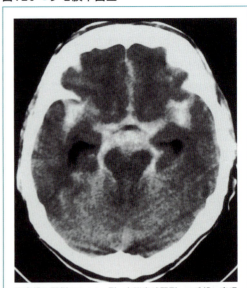

脳底槽や両側のSylvius裂，大脳半球間裂，四丘槽に高吸収域がみられる

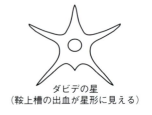

ダビデの星
（鞍上槽の出血が星形に見える）

●診断

SAHの診断には臨床症状が重要ですが，診断がつき次第，原因疾患の検索のため補助検査を行います。

●頭部CT・MRI

急性期にはCTで脳槽内クモ膜下腔の血腫，脳内血腫，脳室内血腫，硬膜下血腫などによる高吸収域が認められます（図120）。また、後述する脳血管攣縮による虚血性病変を併発すると低吸収域が認められます。

一方MRIは，発症直後に診断目的で使われることは少ないです。

●合併症と予後

SAHの三大合併症として再出血（24時間以内），脳血管攣縮（4日～2週後），正常圧水頭症（1～2か月後）があります。正常圧水頭症（NPH）の三大症状は，歩行障害・尿失禁・認知症です。CTで脳室の拡大を確認すればNPHの診断がつきます。

クモ膜下出血の原因には脳動脈瘤，動静脈奇形，もやもや病があります。

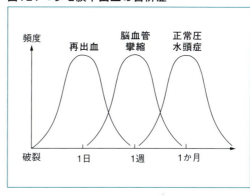

図121 ●クモ膜下出血の合併症

脳動脈瘤（aneurysm）

脳動脈瘤は，SAHの原因の80％以上を占めます。

●原因

脳動脈瘤は囊状のものと紡錘状のものに分けられます。破裂するのは囊状のものがほとんどです。Willis動脈輪（前後交通動脈，前後大脳動脈によるリング）の分岐部では動脈壁の中膜がとぎれてしまうことがあり，その壁が比較的弱くなります。その中膜が欠損している部分に血流の負担が加わって，血管壁が伸びると囊状になるわけです（図122）。

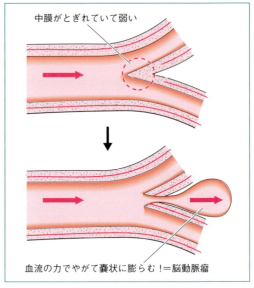

図122 ●脳動脈瘤の発生機序

●症状

一般的にSAHでは局在神経症状はありません。しかし，動脈瘤が原因となって起こるSAHでは症状と部位が以下のように対応することがあります。例えば，動眼神経麻痺があればIC-PC動脈瘤の可能性が大きく，一方，発症時に下肢が一側または両側で一過性に麻痺すれば前交通動脈瘤の可能性が大きいです。また，精神症状を主体としたり，無動性無言，無為を呈していれば，やはり前交通に生じた動脈瘤の可能性があります。

片麻痺・失語があれば中大脳動脈瘤です。眼動脈起始部内頸動脈の動脈瘤では，一側の失明・視力障害がみられることもあります。

脳底部付近の動脈分枝部に動脈瘤は好発します。発生部位とその頻度を図123にまとめておきます。

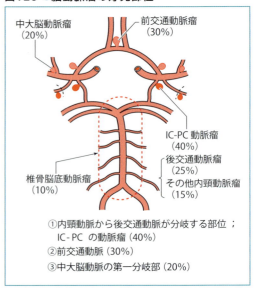

図123 ●脳動脈瘤の好発部位

● 治療
●外科的療法

発症直後に開頭で血腫を除去し，再破裂防止のため**瘤頸部にクリップをかける**（neck clipping）のが最も理想的な治療です。瘤の性状や周囲の血管の状態によっては，瘤の中をコイルで詰める（coiling）塞栓術なども行われることがあります（**図124**）。

●リハビリ

再発の可能性がある2週間までは，ベッドサイド（関節可動域訓練・座位訓練など）でのリハビリを慎重に行います。

図124 ●直接手術による脳動脈瘤処置方法

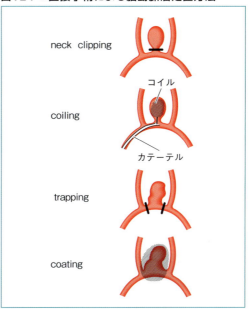

脳動静脈奇形（arteriovenous malformation；AVM）

●病態

脳動静脈奇形は，動脈と静脈が毛細血管を介さずに直接吻合している状態です。吻合部には種々の太さの異常血管が塊のように集合（**nidus**）しており，このnidusの血管が脆弱で出血しやすいため，SAHを起こします。

SAHの原因の5〜10％を占め，発症年齢は全年齢層ですが，SAHをきたして発見される例は**脳動脈瘤よりも若年**（30歳代）に多くみられます。好発部位は中大脳動脈領域です。この病変部の脳は酸素が供給されず、低酸素状態になるため，**てんかん発作**が起きやすくなります。

図125 ●動静脈奇形

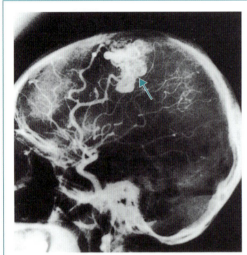

流入動脈の拡張，異常な血管塊（nidus，→）を認める

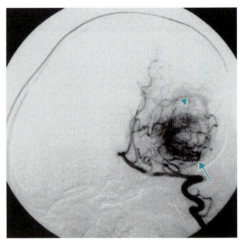

流入動脈や導出静脈（▼），および（nidus，→）を認める

●症状

AVMの二大症状は**出血**と**てんかん発作**です。

●診断

CTA，MRA，脳血管造影などでfeeder・nidus・drainerが描出されます。

●予後・治療

脳動脈瘤と比べ予後は良好です。治療はnidusを取り除くことが原則で，**手術**による全摘が基本です。抗けいれん薬による内科的治療を行うこともあります。

もやもや病

●概念
動脈主幹部の閉塞により側副血行路が発達し，その結果脳血管造影で脳底部に**もやもやとした異常血管像**（側副血行路）が認められることから，もやもや病と名づけられました．日本人に多くみられ，10歳以下の子どもと30歳代の青年期の2つの年齢層に多くみられます．

●症状
子どもでは虚血症状やてんかん発作などをきたしますが，成人では脳内出血，または二次性SAHの症状をきたします．

臨床では**過換気**，つまり熱い食べ物をフーフーと吹いて冷ましたり，リコーダーやフルートを吹いていて症状が現れたというエピソードが聞かれます．

●診断
MRAや脳血管造影によって脳底部にもやもやとした血管像を認め，Willis動脈輪の閉塞があれば診断されます（**図126左**）．

●治療
浅側頭動脈—中大脳動脈吻合術，血管拡張薬の投与が行われることがあります．

図126 ●もやもや病

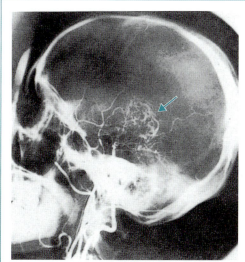

脳血管造影ではもやもやした血管像が認められる（→）

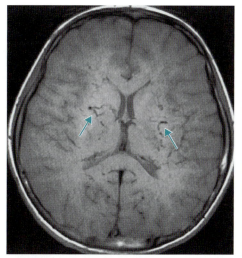

T1強調画像．拡張した穿通枝（もやもや血管）が多発するflow void（無信号域）として認められる（→）

慢性硬膜下血腫（chronic subdural hematoma）

●病態

軽い外傷によって橋静脈（bridging vein）が損傷され，硬膜とクモ膜の間に血腫が形成されます（図127）。橋静脈はクモ膜下腔から硬膜を貫いて，上矢状静脈洞へと走る血管です。

bridgeとは，脳と静脈洞の橋渡しをする血管という意味です。クモ膜下出血や脳内出血の場合と異なり，静脈性の出血です。したがって，血腫が数週～数か月かけてじわじわとゆっくり大きくなり，硬膜下腔を占拠して頭蓋内圧を高めていきます。血腫の内容は典型例ではチョコレート状の流動血であり，被膜に包まれています。

図127 ●橋静脈の損傷による硬膜下血腫

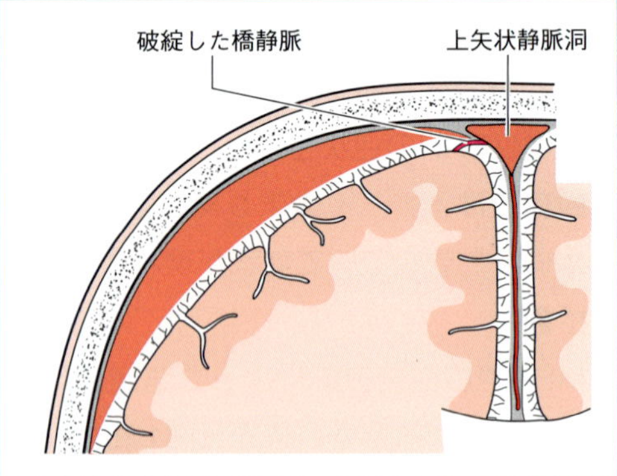

破綻した橋静脈　　上矢状静脈洞

●疫学

慢性硬膜下血腫をきたす患者の80～90%に数週前の頭部外傷の既往があります。しかし残りの10～20%には，はっきりとした外傷の既往がありません。また，高齢者やアルコール多飲者に多くみられる傾向があります。

●症状

神経症状はきわめて少ないのが特徴です。少なくとも巣症状は明らかでないことが多いです。血腫による頭蓋内圧の亢進のため，頭痛（鈍痛）を訴えることもありますが，クモ膜下出血のように激しい訴えではありません。また，失見当（識）などの軽い意識障害を認めることもありますが変動的で，一過性に改善することもあります。

慢性硬膜下血腫では，しばしば記銘力の低下や性格変化などの認知症様症状が初発症状として出ることがあります。特に高齢者の発症例にこうした認知症様症状がよくみられる傾向があります。

●診断

神経学的症状が少なく，発症形態も非特異的なので，症候学的な診断のアプローチは困難です。

● **頭部CT**

硬膜とクモ膜は接していますが，癒着していないために血腫が脳表に広がり三日月型になります。早期には三日月型が高吸収域として認められますが，次第に中〜低吸収域に変化していきます（**図128**）。健側は脳溝のデコボコがはっきりみえるのに対して，血腫のある側は脳溝を認めません。そこが発見のポイントです。

● **脳血管造影**

CTでみられた三日月型の高吸収域に一致して，無血管領域を認めます。

図128 ●慢性硬膜下血腫

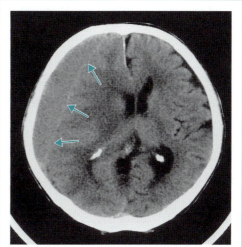

三日月型の高吸収域の血腫を認め（→），側脳室・正中構造の偏位がみられる

● **治療**

穿頭洗浄術を行います。頭蓋骨に2か所の穴をあけて，一方の穴から生理食塩水を流して，もう一方の穴から引き出して血腫を洗い出します。

急性硬膜外血腫（acute epidural hematoma；AEDH）

● **病態**

急性硬膜外血腫は，**頭蓋骨の骨折を伴う外傷**の際に**中硬膜動脈**や上矢状静脈洞などが損傷されることにより生じます。したがって比較的太い血管からの出血なので，かなり勢いよく出血を起こし，わずかな時間（1〜12時間）で頭蓋骨と硬膜の間に血液が溜まってしまい，高度の脳圧迫の状態となります。

図129 ●急性硬膜外血腫

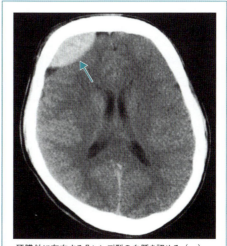

硬膜外に存在する凸レンズ型の血腫を認める（→）

● **症状**

急性硬膜外血腫では受傷直後は脳振盪のために意識消失が起こります。しかし，**短時間で覚醒して話せるようになり，それから数時間後に再び意識混濁をきたす**のが特徴です。意識が清明な数時間のことを**lucid interval**とよびます。

● 診断

　診断は頭部CTが重要です。硬膜と頭蓋骨は強く結合しているため出血部位は限局され，**凸レンズ型の高吸収域**を認めます（**図129**）。

● 治療

　lucid intervalの時期に外科的治療（**開頭による血腫除去術**）が行われないと昏睡に陥ってしまい，最後は死に至ります。

急性硬膜下血腫（acute subdural hematoma；ASDH）

● 原因

　外傷などで脳表面の動静脈が損傷して出血した際に硬膜の下に血液が溜まります。脳実質の損傷に出血による脳実質の圧迫が加わるため，より脳へのダメージが大きくなります。

● 症状

　受傷直後から意識障害となることが多いです。ですから，硬膜外血腫でみられるlucid intervalはみられません。また，頭蓋内出血が増大するにつれてさらに意識レベルが低くなります。

● 診断

　診断の確定は通常頭部CTでなされ，脳表を覆う三日月型の高吸収域として描出されます。ただし急性硬膜下血腫の場合は，**受傷側だけでなくその反対側に出血**する可能性もあることを忘れてはいけません。

● 治療

　出血が増大しなければ経過観察することもあります。出血が続くときには，出血のコントロールや頭蓋内の減圧を図るために開頭して手術をします。

　ですが，脳がダメージを受けていた部分については，当然のことですが回復はしません。ですから治療といっても，治すためというよりはそれ以上悪くならないようにするための治療となるわけです。

II. 脳腫瘍

A 脳腫瘍とは

　本書では，慣例にならって脳腫瘍という言葉を使いますが，脳腫瘍が脳実質の腫瘍だけではないことを覚えておきましょう。原発性の脳腫瘍は年間で人口10万人に10人程度の割合で発生するといわれています。

　脳腫瘍（**頭蓋内腫瘍**）は，脳実質，脳実質以外，胎生期の組織から発生するものに転移性腫瘍を加えた4つのタイプの腫瘍に大きく分類されます。

1 脳腫瘍の分類

▶ 脳実質から発生する腫瘍（神経膠腫）

　脳実質は，神経細胞と神経膠細胞から構成されています。そして，成熟した神経細胞からは腫瘍は発生しないといわれていますので，結果として脳実質から発生する腫瘍は**神経膠腫**（**glioma**）に限られることになります。腫瘍の境界は不鮮明で，脳実質内に浸潤性に発育します。

▶ 脳実質以外から発生する腫瘍

　頭蓋内には脳実質以外に，髄膜・脳神経・下垂体・血管などが存在し，それぞれ**髄膜腫**，**神経鞘腫**，**下垂体腺腫**，**血管芽腫**の発生母地になります。

　脳組織との境界が明瞭なものが多く，組織学的に良性なものが多いです。また脳にはリンパ系組織はありませんが，**悪性リンパ腫**が発生することがあります。

▶ 胎生期の組織から発生する腫瘍（先天性腫瘍）

　胚細胞腫瘍，**髄芽腫**（神経膠腫に含まれることも），**頭蓋咽頭腫**などが含まれ，先天性腫瘍ともよばれます。発生学的な性質上，大部分の先天性腫瘍は中心線付近に発生します。

転移性腫瘍

転移性腫瘍の**原発巣で最多なのが肺癌**で，乳癌・胃癌がその次です。一般的に多発性にみられます。

2 症状

脳腫瘍による共通の症状は大ざっぱに，頭蓋内圧亢進による症状と脳の局所（巣）症状に分けられます。

頭蓋内圧亢進による症状

一般的にどのタイプの腫瘍にもみられるもので，**頭痛・嘔吐・乳頭浮腫**が三大症状（triad）とされています（図130）。

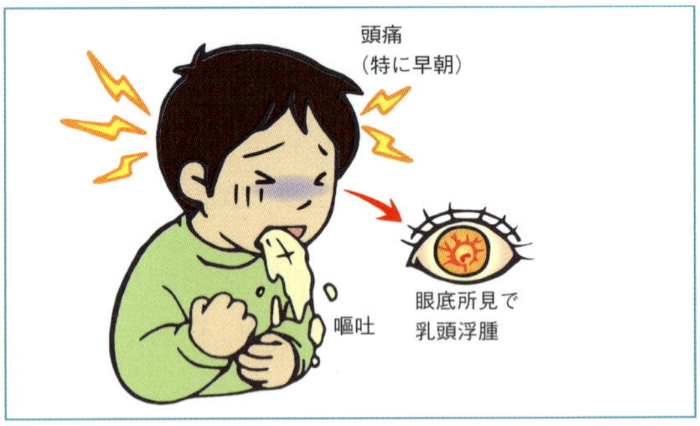

頭痛は朝強くなることが多く，朝の**頭痛**（morning headache）といわれています。また嘔吐は頭痛に伴って起き，吐き気を伴わないで突然吐く（噴出性嘔吐）ことが多いという特徴があります。

図130 ●頭蓋内腫瘍の三大症状

頭痛（特に早朝）

嘔吐

眼底所見で乳頭浮腫

乳頭浮腫に関しては，画像診断の発達した現在では，乳頭浮腫が出現するまで腫瘍が放置されるということは少なくなっています。

脳の局在神経（巣）症状

初発症状としていちばん多いといわれる運動障害や失語などの症状自体は他の疾患によるものと同じですが，脳腫瘍による局在神経症状の場合，進行性に悪化するのが特徴です。

また，刺激症状としての**てんかん発作**が患者の30％程度にみられるといわれています。20歳以降にてんかん発作を初発した患者なら，まず脳腫瘍を疑います。

図131 ● 脳腫瘍の発生部位と局在神経症状

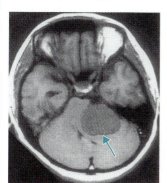
発生部位：小脳橋角部
局所症状：難聴（聴力障害），
　　　　　顔面神経麻痺など

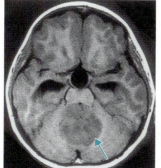
発生部位：小脳
局所症状：体幹運動失調

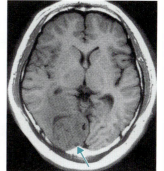
発生部位：側頭葉
局所症状：皮質盲（対側同名半盲）

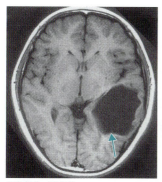
発生部位：側頭葉
局所症状：側頭葉てんかん，
　　　　　感覚性失語など

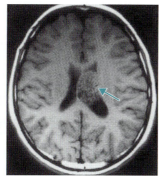
発生部位：側脳室内
局所症状：閉塞性水頭症による
　　　　　頭蓋内圧亢進症状

3 主な検査

● 単純エックス線写真

　頭蓋骨の不自然な偏位，トルコ鞍の変化，石灰化した松果体の偏位などをみます。また，頭蓋咽頭腫や髄膜腫などでは腫瘍自体が石灰化した像がみられます。

● CT

　脳腫瘍は，腫瘍のタイプ，発生部位により低吸収～高吸収，あるいは吸収域が混在したものまで，さまざまな像を呈します。

● MRI

　脳幹・小脳・下垂体など，CTでは骨のアーチファクトのために十分に観察できなかった部位の観察ができます。また，T1とT2，2つの画像を組み合わせることにより，細かく腫瘍の性格を同定できます。ガドリニウムによって増強することで，よりクリアな画像を得ることもできます。

● 髄液検査

　もちろん，**頭蓋内圧亢進が明らかなときには禁忌**です。しかし，臨床的に頭蓋内圧亢進の症状を認めず穿刺を行ったときに髄液圧の上昇を認めることがあります。そのようなときには，穿刺後も脳ヘルニアの発生に注意します。

　他の所見として，髄膜腫・神経鞘腫など髄液腔に接した腫瘍では，タンパクの上昇を認めることが多く，細胞診では，胚細胞腫瘍・髄芽腫などで腫瘍細胞が検出されます。

 治療

　外科的に除去するのが治療の原則です。施設によっては，ガンマナイフによる脳定位放射線手術が行われています。補助療法としては放射線療法が頻繁に行われていて，髄芽腫，胚腫などで効果を上げています。

　また，化学療法と放射線療法が併用されることもあり，脳〜血液関門を通過できるニトロソウレア系薬剤が治療の中心です。脳腫瘍による頭蓋内圧亢進には，脳血管障害の際には効果が否定的だった**副腎皮質ステロイド薬が第一選択**となっています。

> ✏️ 脳腫瘍の発生頻度
>
> 年齢による発生頻度の違いを押さえておきましょう。
>
> ●成人での原発性脳腫瘍の発生頻度　　　●小児での原発性腫瘍の発生頻度
> 第1位　神経膠腫、髄膜腫（20％）　　　第1位　神経膠腫（40％）
> 第2位　下垂体腺腫（15％）　　　　　　第2位　胚細胞腫瘍（15％）
> 第3位　神経鞘腫（10％）　　　　　　　第3位　髄芽腫（10％）

B 脳実質の腫瘍

 神経膠腫（グリオーマ）

　神経膠腫は脳腫瘍のなかでも発生頻度の高いもので，全体の20％程度を占めます。

　総論でもお話ししたように，神経膠腫の発生母地になる神経膠細胞は，脳実質内で神経細胞の支持，栄養，代謝などを行う細胞（つまり脳実質内の神経細胞以外の細胞）の総称です。神経膠細胞には，栄養，代謝に関わるアストログリア（星膠細胞），髄鞘を形成するオリゴデンドログリア（乏突起膠細胞），脳室の表面を覆う上衣細胞などがあり，それぞれから**星細胞腫**，**乏突起膠腫**，**上衣腫**が発生します。

　なお，星細胞腫のうち未分化で進展が早く，悪性度が高いものを**膠芽腫**とよびます。

▶ 星細胞腫（astrocytoma）

●**好発部位**

　成人では大脳半球，特に前頭葉に発生することが多く，小児では小脳半球に発生することが多いのですが，その他どの部位にも発生します。

●**診断**

　多くの場合，CTで境界の不明瞭な低吸収域（囊胞を形成するため）として描出され，造影CTでもほとんど増強されません。MRIではT2強調画像で低信号，T1強調画像でやや高信号を認めます。

●**治療**

　手術は可能ですが，脳実質内を浸潤性に発育する腫瘍なので，通常全摘出は困難です。術後は放射線療法を行い，さらに化学療法を加える場合もあります。

乏突起膠腫（oligodendroglioma）

●**好発部位**

成人の前頭葉の白質に発生することが多いです。

●**診断**

CT・MRIの所見は星細胞腫とあまり変わりませんが、乏突起膠腫では石灰化の頻度が高くなります（約70%）。

●**治療**

手術が基本ですが、放射線療法、化学療法も行われます。

図132 ●乏突起膠腫

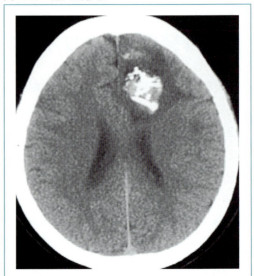

左前頭葉に、強い石灰化を伴う低吸収性腫瘤（百島祐貴著『画像診断コンパクトナビ 第4版』P.69, 医学教育出版社, 2016より転載）

上衣腫（ependymoma）

●**好発部位**

小児（5〜15歳）の脳室に発生することが多く、中でも第4脳室が好発部位です。

●**診断**

CTで低〜等吸収域として認められることが多く、造影CTでは増強効果がみられます。MRIの所見は他の神経膠腫とあまり変わりません。

●**治療**

手術が基本ですが、放射線療法、化学療法も行われます。

図133 ●上衣腫

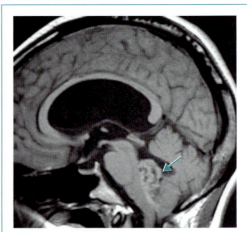

第4脳室内に、不整な造影効果を示す腫瘍（→）。これによる閉塞性水頭症のため、側脳室、第3脳室が拡張している（百島祐貴著『画像診断コンパクトナビ 第4版』P.77, 医学教育出版社, 2016より転載）

膠芽腫（glioblastoma）

●好発部位
30〜60歳代の男性に多く，好発部位は成人では大脳半球，小児では脳幹部です。非常に急速に増殖し，脳実質に浸潤していきます。

●診断
CTでは，高吸収と低吸収が混在する辺縁不整な病変です。出血を伴うところは高吸収，壊死や浮腫があるところは低吸収となります。また造影CTでは，ring enhancementがみられます。

MRIでもT1，T2ともに低・高信号域が混在する病変を認めます。

●治療
外科的に全摘または部分摘出します。ただし全摘は困難なことが多く，残存部から再発を起こしやすいです。放射線感受性は低くなりますが，放射線・化学療法も行います。

予後はきわめて悪く，5年生存率は約5％です。手術を行っても1年以内に死亡することが多いです。

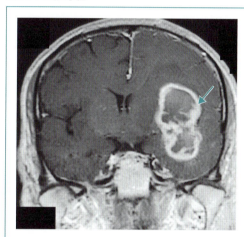

図134 ●膠芽腫

不整な輪状造影効果を示す（→）（百島祐貴著『画像診断コンパクトナビ 第4版』P.68,医学教育出版社,2016より転載）

C 脳実質以外から発生する腫瘍

髄膜腫（meningioma）

髄膜腫は神経膠腫と同じく発生頻度の高い腫瘍で，全体の20％程度を占めます。髄膜（主にクモ膜細胞）から発生します。**成人女性**に多く，小児に発生することはまれです。

●好発部位
脳実質外，特に円蓋部，傍矢状洞部，大脳鎌部に発生することが多くみられます。

●診断
単純エックス線で腫瘍の一部の石灰化をみることができます。CTでは**境界が明瞭**な軽度の高吸収域，造影CTでは著明に増強される病変として認められます。

MRIではT1強調画像でやや低信号，T2強調画像では高信号として認められます（**図135**）。

脳血管撮影では，腫瘍内に入り込んだ栄養血管が放射状に広がる**sunburst appearance**がみられるのが特徴です。

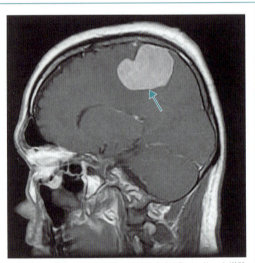

図135 ●髄膜腫

大脳鎌に一致して脳との境界が明瞭な病変を認め，均一な増強効果がある（→）

●治療
良性の腫瘍であることが多く，手術で全摘できれば根治が望めます。

神経鞘腫（schwannoma）

神経鞘腫は，脳神経を覆っているSchwann細胞から発生する腫瘍です。神経鞘腫の90％が聴神経のSchwann細胞を発生母地としていて，聴神経由来の神経鞘腫を**聴神経鞘腫**といいます。

聴神経鞘腫では耳鳴，難聴などの蝸牛神経症状と，めまい・眼振などの前庭神経症

状を認めます。また，**神経線維腫症2型**に合併することが多いです。

● **好発部位**

小脳橋角部に発生することが多く，この部位にみられる占拠性病変の80%は聴神経鞘腫です。

● **診断**

単純エックス線で内耳道の径に差を認めたときに本腫瘍を疑います。CTでは低〜等吸収域として認められ，造影CTでは比較的均一に増強されることが多いです。MRIではT1強調で低信号，T2強調で高信号として認められます。

● **治療**

被膜のある境界明瞭な腫瘍なので，手術で全摘できれば根治が望めます。

図136 ● 神経鞘腫

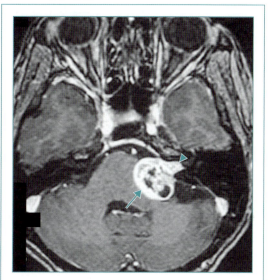

左小脳橋角槽（→）から内耳道内（▶）に連続する，強い造影効果を示すオタマジャクシ型の腫瘍。内部には，小囊胞が多発（百島祐貴著『画像診断コンパクトナビ 第4版』P.78,医学教育出版社，2016より転載）

下垂体腺腫（pituitary adenoma）

● **病態**

トルコ鞍で発生し，腫瘍が大きくなると視交叉部を圧迫して，典型的な**両耳側半盲**をきたすことが多いです。下垂体前葉は各種ホルモンを産生する場所ですから，機能障害があると**内分泌異常**を伴います。

● **診断**

CTでは低〜等吸収域として認められますが，骨のアーチファクトがあるため，この部位ではMRIのほうが診断には有利です。T1で低信号，T2で高信号の領域として描出されます。また，微小な腺腫を発見するうえでも有効です。

● **治療**

手術（経蝶形骨洞到達法；**Hardyの手術**など）で腺腫を取り除くのが基本です。放射線，化学療法も行います。予後は良く，全摘できた場合の5年生存率はほぼ100%だといわれています。ですから大事なことは，生命を助けたうえで視野の回復を図り，内分泌的な異常を是正することです。

血管芽腫（hemangioblatoma）

●病態
　血管芽腫は血管を発生母地にすると考えられている血管系腫瘍のひとつで，全脳腫瘍の約2％を占めます。**遺伝性のものはvon Hippel-Lindau病に合併**することが多いです。70％の症例で囊胞を伴います。
　また，血管芽腫はエリスロポエチンを産生することがあり，約20％の症例で赤血球増加症をきたします。

●好発部位
　大部分は小脳半球に発生します。また，多発性のこともあるので注意が必要です。

●診断
　CTで囊胞をもつ腫瘍が低吸収域として描出され，囊胞壁の一部に等吸収域の腫瘍実質（**壁在結節**）を認めることが多いです。MRIではT1強調画像で低信号，T2強調画像で高信号として描出されます。
　壁在結節は，造影CT，MRIで増強されます。MRIのT1強調画像では等信号，T2強調画像では高信号として描出されます。

●治療
　手術で全摘できれば根治するといわれていますが，多発性かどうかの検索を忘れないようにしなければいけません。

悪性リンパ腫（malignant lymphoma）

●病態
　原発性脳腫瘍の約3％を占め，ほとんどは中高年に発生します。多くは大脳半球に発生しますが，多発的に発生することもあります。麻痺や失語といった脳局所症状や頭痛，嘔吐といった頭蓋内圧亢進症状で見つかることが多いです。画像検査以外では，髄液中のβ_2ミクログロブリン高値が診断に有効です。

●診断
　CTでは強く均一に増強され，腫瘍に伴う浮腫と正常構造の著明な偏位を認めることが多いです。

●治療
　予後はきわめて悪いです。メトトレキサートと放射線療法の併用で多少の生存期間を延ばすことができるくらいです。

D 胎生期の組織から発生する腫瘍

胚細胞腫瘍（germ cell tumor）

●病態
　生殖細胞から発生する先天性腫瘍の一つで，10歳代の男児に好発します。組織学的には，胚腫（germinoma）や奇形腫（teratoma）などがあります。

　松果体と下垂体付近に好発します（松果体：下垂体付近＝3：1）。下垂体付近に発生した場合は，尿崩症（ADHの分泌不全）で初発します。松果体に発生したときは水頭症の他，Parinaud徴候（**p.137**），Argyll Robertson瞳孔（**p.99**）がみられます。

　奇形腫では腫瘍によるhCGの異所性産出が生じ，その結果精巣が刺激されてテストステロン増加が起こり，性早熟を認めることもあります。

●診断
　胚腫ではCTでほぼ均一な高吸収域を認め，造影CTで均一に増強されます。MRIではT1・T2強調画像のどちらでも明瞭な等信号域として描出されます。**奇形腫では骨・歯・脂肪組織などが混在**しているので不均一にみえます。

●治療
　胚腫は放射線に感受性が高く，放射線治療のみでも高い寛解率が期待できます。具体的には，胚細胞腫瘍の疑いをもったら，少量（20Gy程度）の試験的放射線照射を行い，縮小するようなら胚腫だと診断し，そのまま放射線治療を追加（20～30Gy）します。

　一方，奇形腫は放射線感受性が低く，試験的照射によって縮小しません。この場合は化学療法を行います。

頭蓋咽頭腫（craniopharygioma）

●病態
　頭蓋咽頭腫は，胎生期の頭蓋咽頭管の遺残から発生すると考えられている先天性腫瘍です。代表的な良性先天性腫瘍で，全脳腫瘍の約4％，小児脳腫瘍の約10％を占めます。嚢胞を伴うことが多く（約80％），嚢胞は多房性であることが多いです。視床下部，下垂体付近に好発します。そのため**尿崩症**をよく認めます。

　CTでは嚢胞が低～等吸収域として認められ，造影CTで嚢胞壁と実質部分が不規則に増強されます。またMRIでは，T1強調画像で等信号域，T2強調画像で高信号域として認められます（**図137**）。

　石灰化やトルコ鞍の破壊を描出するには，MRIよりもCTのほうが有効です。

●治療

　もちろん手術が基本です。しかし，良性腫瘍にもかかわらず石灰化が強く，視床下部に強固に癒着しているときは全摘が困難になることもあります。

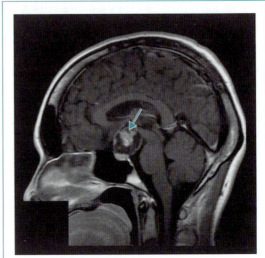

図137 ●頭蓋咽頭腫

トルコ鞍上部に囊胞と囊胞内に造影される実質性部分を認め（→），囊胞性腫瘍を示す部分がみられる

髄芽腫（medulloblastom）

　胎生期の小脳顆粒層の細胞から発生すると考えられている先天性腫瘍です。周囲組織への浸潤傾向が強く，脳室やクモ膜下腔への播種や，小児での発生が多くみられます。

●好発部位

　ほとんどが小脳虫部に発生しますが，まれに小脳半球にも発生します。

●診断

　CTでは小脳虫部から第4脳室にかけて均質な等～軽度高吸収域として描出され，造影CTでは均質に強く増強されます。

　MRIではT1強調画像で低信号，T2強調画像で高信号として描出されます。

●治療

　術後に放射線療法と化学療法を行います。

転移性脳腫瘍（metastatic brain tumor）

転位性脳腫瘍は，全脳腫瘍のうちの約20％，あるいはそれ以上の割合を占めるといわれています。転移性であれば，当然ながら原発巣があるわけで，他の部位にも転移していることもあり，全身症状が強い場合が多くなります。

肺癌，乳癌，胃癌からの転移が多いといわれています。腫瘍の周りに浮腫を伴うのが特徴です。頻度は少ないですが，脳に親和性が高く，早期から脳転移を起こしやすい場合で有名なのが**悪性黒色腫**です。

● 好発部位

大脳皮質下・小脳・髄膜に多いといわれています。また症例の約30％が多発性です。

● 診断

CTで低吸収域が認められ，腫瘍周囲に浮腫を伴い，造影CTではring enhancementを認めます。

MRIの所見はT1強調画像で低信号，T2強調画像で高信号を認めます。

● 治療

全身状態，原発巣，転移巣の部位によって治療方針が変わってくるので，一概にはいえませんが，患者のQOLを考慮した方針決定が望ましいということだけは確かです。

> ### 松果体部腫瘍？下垂体部腫瘍？
>
> 発生部位で腫瘍を分類して，松果体部腫瘍，下垂体部腫瘍などということがあります。例えば胚腫は，松果体付近に発生したら松果体部腫瘍，下垂体付近に発生したら下垂体部腫瘍ともいえるわけです。
>
> これら部位による分類と，松果体細胞腫（松果体の細胞から発生するまれな腫瘍），下垂体腺腫などの組織による分類とがごちゃごちゃになることがあるので，気をつけましょう。

II 脳腫瘍

Ⅲ. 神経変性疾患

　神経が変性するということは「死んでいくこと」とほぼ同じ意味です。神経細胞が死ぬこと（**アポトーシス**）で機能の損傷が起こり，神経症状が現れるわけです。通常，何年もの潜伏期間があり，ゆっくりと発症します。
　神経変性疾患の神経症状は，どの部位の神経が変性するのかによって異なり，
・大脳皮質の神経が変性→**認知症**など
・大脳基底核の変性疾患→**錐体外路症状**
・小脳の変性疾患→小脳症状
・脊髄の変性疾患→脊髄症状
となります。すごくあたりまえのことですね。
　ここで大事なことは，総論で学んだ知識をいかに活用するかです。例えば，大脳基底核の変性でみられる錐体外路症状にはどういったものがあったか，大脳基底核は脳のどこにあって，もともとどういう役割を果たしているのかといった知識が大変重要になります。総論を復習しながら変性疾患の各論をみていくと，よりいっそう理解が深まるでしょう。

A 大脳皮質の変性疾患

　大脳皮質は主にヒトの精神活動を担います。では，大脳皮質の変性疾患ではどのような症状が出るでしょうか？ 想像に難くないのは**認知症**ですね。ここで取り上げる代表的な大脳皮質の変性疾患は，代表的な認知症を呈する疾患でもあります（Alzheimer型認知症，Pick病）。
　ですので，いわゆる変性疾患以外の認知症についても最初に少し取り上げます。代表的な3つの認知症において人格障害の度合いが，Pick病 > Alzheimer型認知症 > 脳血管性認知症（いわゆる変性疾患ではないです）であることに注意しつつ読んでいってください。

Alzheimer型認知症

●病態

初老期（40～65歳）に，進行性認知症を主として発症し，神経学的に巣症状を伴う，びまん性脳萎縮性疾患です。**女性に多くみられます**（男：女＝1：3）。

重要なのは次の3つです。

- **大脳の萎縮**：大脳皮質の神経細胞の脱落と顆粒空胞変性
- **神経原線維変化**：リン酸化された**タウ蛋白**やユビキチン
- **老人斑**：アミロイドβタンパク（Aβ1-42）を主成分とするアミロイドの沈着

また，脳内神経伝達物質の1つである**アセチルコリンの減少**が認知症の発症に関与していると考えられています。アセチルコリン作動性ニューロンは前脳基底部のマイネルト核という部位に豊富に含まれていますが，Alzheimer型認知症ではこの部位の神経細胞が顕著に脱落することが報告されています。

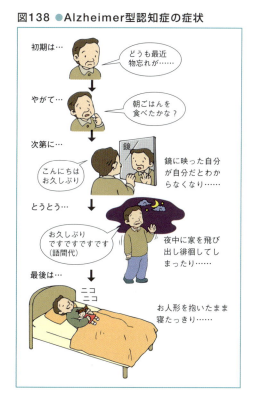

図138 ●Alzheimer型認知症の症状

●症状

●精神症状

記銘・記憶障害で始まり，見当識障害，計算力，判断力，認識力の低下，徘徊などの知的機能の障害と行動異常がみられます（**図138**）。後述するPick病と比べて，**人格は比較的後まで保たれます**。全体として老年性認知症よりは早い経過で完全な認知症に陥ります。

●神経症状

中期より，失名詞（言葉が思い出せない），着衣失行（服が着られない），徘徊，幻覚，妄想（特に財布を盗まれたと訴えるなどの物盗られ妄想）といった症状が目立つようになります。また，さらに中期以降に錐体路障害が起こったり，筋固縮，小刻み歩行などのParkinson症状（**p.191**）が出現したり，てんかんや四肢の振戦を伴うこともあります。

●診断
- 特定の認知機能の進行障害
- 日常生活動作の障害，行動様式の変化
- 家族歴
- CTやMRIで側脳室の拡大，脳溝の拡大など**脳萎縮像**（特に，**海馬**などの内側側頭葉や頭頂葉）（**図139**）
- SPECTやPETで初期に**頭頂葉，側頭葉の血流低下や代謝低下**
- 髄液検査でタウ蛋白の増加やAβ1-42の減少

●治療

コリンエステラーゼ阻害薬（**塩酸ドネペジル**），ガランタミン，メマンチン，リバスチグミンが臨床的に使われています。

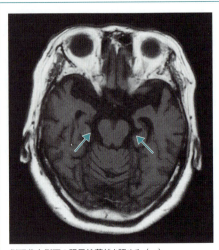

図139 ●Alzheimer型認知症

側頭葉内側面の限局性萎縮を認める（→）。

2 Lewy小体型認知症

　現在，Alzheimer型認知症に次いで多く認知症をきたす変性疾患です。黒質，青斑核のみならず大脳皮質にびまん性にLewy小体（**図140**）という細胞質内封入体が現れます。

　認知症として分類していますが，かなりの頻度でパーキンソニズムを呈するため，Parkinson病に認知症を伴った症例との鑑別が難しいのが実情です。特に若年発症の場合はパーキンソニズムが初発症状であることも多く，若年性Parkinson病と診断されることも多いですが，Lewy小体型認知症では皮質性認知症を伴うのが特徴です。

●症状

　進行性の認知機能障害に加え，認知機能の動揺，幻視，パーキンソニズムが中核症状となります。認知機能障害においては，Alzheimer型認知症では初期から記銘や記憶の保持が低下するのに対し，Lewy小体型認知症では記憶の再生障害が強いといわれています。

　また，Alzheimer型認知症と比べ，注意障害や構成障害，視空間障害など，前頭葉・頭頂葉機能障害が強いため，改訂長谷川式簡易知的機能評価スケールなどでは高い値を示すのに，職場や家庭ではさまざまな困難を示すことも多くなります。ただし，認知症が進めばAlzheimer型認知症と区別するのが難しい記憶障害を呈してきます。

また，視覚認知障害，幻視が特徴的です。小動物などが見える場合もあれば，ハンガーにかかっている洋服を人だと間違えて話しかけたりすることもあります。

● 診断

頭部CTやMRIで海馬や前頭葉の萎縮がみられますが，本疾患に特異的なものではありません。MIBGシンチグラフィで取り込みの低下がみられることで，Alzheimer型認知症と鑑別ができます。

脳SPECTやPETで後頭葉のびまん性の血流低下や糖代謝の低下がみられます。

● 治療

根本的な治療方法はありません。塩酸ドネペジル（アリセプト®）や非定型抗精神病薬のクエチアピンが有効です。

ただし，感受性が高いので抗精神病薬に過敏に反応し，著しい運動機能低下を起こしやすいこと，逆にParkinson病治療薬により幻覚やせん妄を起こしやすいことが治療で問題になったりします。

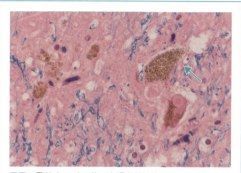

図140 ● Lewy小体型認知症

周囲に暈輪（halo）を伴い赤褐色調に染まるLewy小体（→）

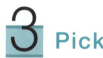 Pick病

● 病態

初老期（45〜65歳）に発症する進行性認知症で，Alzheimer型認知症よりまれ（Alzheimer型認知症の1/5くらい）であり，男女差は特にみられません。大脳皮質の限局性葉性萎縮が前頭葉や側頭葉に認められ，それに対応した大脳巣症状（錐体路障害や運動・感覚麻痺）がみられます。

病変部分の病理所見では，細胞内に嗜銀性封入体（Pick小体）の入ったPick細胞を認めます。老人斑も神経原線維変化もみられません。

● 症状

ほとんどAlzheimer型認知症と同じですが，記銘力障害よりも先に，前頭葉あるいは側頭葉の障害を示す症状が，きわめて強く発現します。すなわち，初期より，人格変化と社会性の喪失が徐々に目立つようになる点が特徴です。本能の赴くままの行動（悪気はないが，おいしそうなものが目に入ると店先の品物を勝手に食べてしまうな

ど）や、立ち去り行動（診察中に関心が他に向くと、勝手に出ていこうとする）がしばしば観察されます。また、常同症状を示すことも多く、毎日同じ時間に散歩や食事などをする時間表的行動や、同じものばかりを食べ続ける食行動異常などがみられます。進行すると記憶障害が目立ち、嗜好・行動も著しく貧困となります。

- ●診断

CTやMRIで、**前頭葉や側頭葉前方部などに特異的な萎縮像**を認めます（**図142**）。

初老期に誘因がなく、**記銘力障害よりも人格障害が前景に現れる場合はPick病**を考慮します。

- ●治療

現在、有効な治療法はありません。予後としては5～7年の経過で合併症により死亡し、Alzheimer型認知症より予後は不良です。

図141 ●Pick病の症状

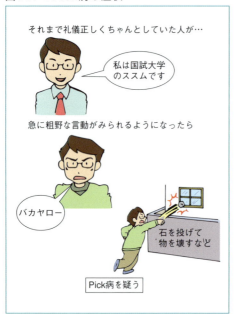

図142 ●Pick病

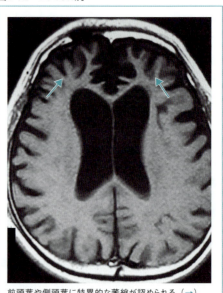

前頭葉や側頭葉に特異的な萎縮が認められる（→）。

> ### ✎ 中核症状に対する4つの薬剤
>
> 1999年に初めて認知症の中核症状に対する薬剤としてドネペジル（アリセプト®）が日本で認可されました。ガランタミン（レミニール®）・メマンチン（メマリー®）・リバスチグミン（商品名：イクセロン®orリバスタッチ®）が日本で認可されたのは2011年です。すなわち、2011年まではドネペジルのみが日本で使用できる認知症治療薬でした。

B 大脳基底核の変性疾患

　大脳基底核の障害では，筋のトーヌスの異常により，動かなさすぎる症状と動きすぎる症状が出現するのでしたね（錐体外路症状）。前者の代表がParkinson病，後者の代表がHuntington病です。

　動かないか，動くかで疾患（症状）をある程度区別していくと，単なる丸覚えにならなくてすむでしょう。

Parkinson病
●病態
　Alzheimer型認知症と並んで，最も有名な神経変性疾患の一つです。黒質の変性により，**振戦**，**強剛**，**無動**，**姿勢反射障害**（これらを**Parkinson症状**とよぶことが多い）をきたします。

　主に50〜60歳代に発症し，男性のほうが女性よりわずかに多く（男女比＝1：0.7）みられる疾患です。例外的に遺伝性，家族性のこともありますが，大部分は原因不明で，比較的よくみられる疾患（有病率は5人/1万人）です。通常，この疾患が直接の死因になることはありませんが，動作の制限や易感染性などにより結果的に寿命が短くなる傾向があります。

　黒質のメラニン色素が消失し，メラニン神経細胞の脱落がみられます。また，残存細胞内に**Lewy小体**を認めることがあります。さらに，黒質のメラニン神経細胞で作られるドパミンが，黒質・線条体線維を介して線条体へ送られるので，メラニン神経細胞の脱落は，線条体でのドパミンの欠乏を意味するわけです。

●症状
　線条体のドパミンが減ると，以下の四徴が現れます。

●振戦（tremor）
　初発症状として最多70%で，**安静時振戦**（resting tremor）が特徴的です。多くは身体の片側上肢に始まり，次いで同側の下肢に，数か月〜1年のうちに反対側に同じ順序で広がるというように，順序だった進行（marching）を呈します。振戦の回数は3〜5Hzと比較的遅く（目で数えられる），丸薬を丸めるような**pill-rolling tremor**が特徴的です。

●強剛（rigidity），または筋硬直
　片側の上肢に始まります。筋トーヌスが増し，硬くなるような症状です。受動的運動に対する抵抗で評価します。運動の速度に関係なく**歯車様強剛**（cogwheel

rigidity），あるいは**鉛管強剛**（lead pipe rigidity）を示します。錐体路障害でみられる痙縮では，速く動かすほど抵抗が大きく，折りたたみナイフ現象がみられるのでしたね（**p.38**）。

●**無動**（akinesia）
　筋力低下も小脳症状もなく，日常動作が遅くなります。運動開始障害，すなわち動作の立ち上がりが遅いのが特徴です。
・顔つき：**仮面様顔貌**（無表情，まばたきが減り，眼は一点をみつめる）
・言葉：小さく低い声，単調で分かりにくい（喉の奥の筋の協調運動障害による）
・文字：振戦で書きにくくなり，小さな字になる（**小字症**）
　小脳失調では力が入りすぎて，大きな字になる（大字症）

図143　●Parkinson病患者の前屈姿勢

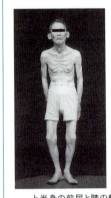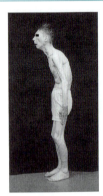

上半身の前屈と膝の軽度の屈曲が認められる。

●**姿勢反射障害**
　体の重心が移動したときにバランスをとる能力が障害されるため，Parkinson病の患者は特徴的な前傾姿勢になります（**図143**）。

●**歩行障害**
　第1歩を出すことが困難で（**すくみ現象**，特に長期経過例で顕著），歩くときは腕を振らず，歩幅が狭く小刻みにチョコチョコと歩きます。また，**加速歩行**（いったん歩き出すと上体が前のめりになり，そのまま止まらなくなる）や，緊張事態に遭遇すると突然動きが良くなり，とても速く走れたりすることがあります（**矛盾運動**）。

●**Myerson徴候**（マイヤーソン）
　眉間をハンマーでたたくと両側の眼輪筋の収縮を認めますが，健常人では数回叩打を繰り返すと，収縮がおさまります。しかしParkinson症状を呈する疾患では，これが何度叩打を繰り返しても減弱せずに続きます。これをMyerson徴候陽性といいます。

●**自律神経障害**
　起立性低血圧，排尿障害，**便秘**などを認めます。Parkinson病では，錐体外路症状以外に，こうした自律神経症状を認めます。しかし，それ以外の神経症状，すなわち，感覚障害，錐体路症状，知能障害，運動失調などは**原則認めません**。

●**治療**
①方針
　Parkinson病は変性疾患で原因不明なので，原因療法は難しく，**対症療法**（症状の軽減）が中心となります。現在は薬物療法が中心ですが，外科療法も存在します。

②薬物療法
●L-dopa
　現在のParkinson病の主流となる治療薬です。歴史的にはまずドパミン投与を行っていた時代がありました。しかし，これは血液脳関門を通過できないので，前駆体のL-dopaを投与するようになりました。このL-dopa（levo form）は血液脳関門を通過でき，脳内に入った後，代謝を受けてドパミンに変わります。L-dopaは経口投与も可能で，多くの場合は経口内服で治療を行いますが，経口投与量中，脳内に入るのは0.05〜0.1%のみであるため大量投与が必要です（通常1日2〜3g程度）。また，L-dopaは補充療法であるために長期投与が必要となり，副作用は不可避である点が問題です。さらに，長期投与で効果が変化してしまう点も治療上の難点です。そのため，適応は高齢者となります。

●抗コリン薬
　アセチルコリン受容体（ムスカリン受容体）を遮断する薬です。かつては治療薬の中核的存在でしたが，現在はL-dopa製剤の出現により，補助的ないし第二選択薬となっています。しかし最近，L-dopa製剤長期投与に伴う副作用の問題から再び見直されつつあります。
　抗コリン薬には硫酸アトロピンと同じ副作用があります。
・中枢性副作用：幻覚・妄想などの精神症状
・末梢性副作用：口渇，排尿抑制，対光・輻輳反射消失，悪心・嘔吐・便秘などの消化器症状

③外科療法
　定位脳手術という術式により，**脳深部刺激療法**（DBS）が行われます。胸部に埋め込んだ電源から脳内の刺激電極に電気を流しますが，Parkinson病では特に視床下核を刺激することが多いです。この治療は，特に振戦に対して効果があるため，外科的治療の適応は以下のような症例に限られています。
・長期一側性で振戦が特に強い症例
・L-dopa無効，または副作用・禁忌により使用不能の症例
・比較的若年で精神症状がない症例

●予後
　常に進行する疾患ですが，合併症に注意して上手にコントロールすれば，10〜20年生存することも可能です。

2 Parkinson症候群（パーキンソニズム）

振戦，強剛，無動，姿勢反射障害などの症状（Parkinson症状）を主徴とする臨床的症候群をParkinson症候群とよびます．1817年にJames Parkinson（英）が，shaking palsyと命名して初めて記載しました．

脳血管障害性パーキンソニズム（arteriosclerotic parkinsonism；動脈硬化性パーキンソニズム）

大脳基底核を中心とする部位に小梗塞巣（ラクネ）が多発することによってParkinson症状を呈するものを指します．Parkinson症状のなかでも，筋強剛や無動を前景に呈し，**振戦をみることは少ない**のが特徴です．また，ラクネ発作が起こるたびに症状が悪化するので，**段階的な症状の進行**を認めます．したがって，Parkinson病のような症状の順序だった進行（marching）はありません．

また，基本的には脳血管障害なので，高血圧・錐体路症状・偽性球麻痺・認知症などを合併することが多いのも特徴です．治療はラクネ発作に準じますが，Parkinson症状に対しては，**L-dopaなどの抗Parkinson病薬はあまり効果がありません**．

薬剤性パーキンソニズム（drug-induced parkinsonism）

ドパミン受容体を阻害する薬物，ドパミンの産生を阻害する薬は，Parkinson症状を引き起こします．本来は，降圧薬，抗精神病薬，胃・十二指腸潰瘍，鎮吐薬などとして使われています．

使用中にParkinson症状が出現した場合は，**薬物の投与量を減少**するか，抗コリン薬（塩酸トリヘキシフェニジルなど）を投与します．特に統合失調症などの場合は，抗精神病薬を減量すると幻聴などの精神症状が再燃する場合があるので，**抗コリン薬との併用**がなされます．

脳炎後パーキンソニズム（postencephalitic parkinsonism）

1915年以降ヨーロッパで流行したEconomo脳炎後の後遺症や，日本脳炎の後遺症として生じるなどしましたが，現在ではほとんどみられません．

脳炎後パーキンソニズムには，以下のような特徴を認めます．

・眼球運動発作（oculogyric crisis）：発作性に両眼球が上方に偏位し，数分以上固定

したままの状態
- Alzheimer神経原線維変化（neurofibrillary changes）
- 自律神経症状，精神症状が顕著

中毒性パーキンソニズム

- **マンガン中毒後**：電池工場や特殊鋼工場で起こることがある
- **一酸化炭素中毒後**：急性症状後に，しばらくの正常間欠期の後で後遺症としてParkinson症状が出現

3 Huntington病（ハンチントン）

●病態

　尾状核のドパミンやHVA（homovanillic acid：ドパミンの代謝産物）の減少，脳脊髄液中のHVAの減少がみられます。Huntington病は，黒質から線条体へと向かうドパミン作動性神経の過度の活動亢進により起こると考えられています。つまりParkinson病の場合と，ドパミンのバランスが逆になっていると考えればいいのです。したがって症状も無動ではなく，逆に**運動過多**（hyperkinesia）が特徴的です。

　尾状核・被殻の萎縮が特徴的で，線条体の進行性の変性をきたします。このような黒質から線条体へ投射する**ドパミン作動性神経の相対的に過剰な支配**によって，過剰運動を中心とした不随意運動が起こるわけです。

　常染色体優性遺伝で，通常は30〜40歳代に発症します。

●症状

●舞踏病様運動
　初発症状として認められ，小舞踏病より進行が早く，構音障害や上肢・歩行の運動失調をきたします。

●精神症状
　発症後数年してから出現します。進行性知能低下でやがて認知症となり，最後は廃人同様になってしまいます。

●人格変化

図144 ●Huntington病

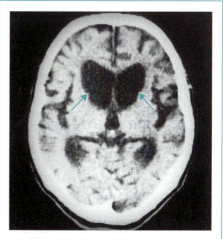

CTで側脳室前角の拡大を認める（→）。

● 診断

CT（**図144**）で，尾状核萎縮による側脳室前角の拡大を認めます。また，遺伝子検査も有効です。

● 治療

治療は対症療法のみで，ドパミン受容体阻害薬や，ドパミンを枯渇させるような薬を使います。（例：ハロペリドール，クロルプロマジン，レセルピン）

● 予後

急速に進行し，10～15年で死亡します。うつ状態になって自殺する人も多くいます。

4 小舞踏病（sydenham's chorea, chorea minor）

● 病態

以前はリウマチ熱の一症状としてみられるものがほとんどでしたが，最近国内ではリウマチ熱の発生を認めなくなりました。浮腫・うっ血・変性がびまん性に，特に線条体とそれに関連した部位にみられます。β溶連菌に対する抗体が，基底核の神経と *in vitro* で交叉反応することが報告されています。5～15歳に多く発症し，男女比は1：3と女児に多いです。

● 症状

潜行性に発症します。最初は，ぎごちなさ，落ち着きのなさ，当惑のしぐさと解され，学校の先生に行儀が悪いと注意されることがあります。

- 舞踏病様の不随意運動
- 筋力低下，筋緊張低下
  （ひどいときは「麻痺性舞踏病」。ただし，完全な麻痺にはならない）
- 易疲労性
- 精神症状：易刺激性，イライラなど
- 回内徴候：腕を伸ばしたときの前腕の回内がみられる

● 治療

ベッド上で安静を保ち，クロルプロマジンやハロペリドールを使います。リウマチ熱の他の症状に対してはペニシリンを使います。

回復期には作業療法を行い，スムーズに学校に戻れるように促します。

● 予後

2～3か月（まれに6週未満）で回復し，死に至ることはありません。ひどい後遺症も特にありませんが，約1/3は再発します。特に初回妊娠時に再発することが多いです（妊娠性舞踏病）。

アテトーゼ（athetosis）

両側性アテトーゼ（大理石状態）

通常，**先天性**です。髄鞘（myelin）の異常のため，基底核に大理石様の模様を認めるのが特徴です。生後6か月頃からアテトーゼが出現し，知能障害が認められます。

片側性アテトーゼ

脳性麻痺に伴うことが多く，まれに成人になってからも線条体を含む領域の脳血管障害によって起こることもあります。

● 症状

先天性アテトーゼでは，数か月になるまで気づかないことが多いです。失調性歩行がみられます。上肢の運動のコントロールがひどく障害されています。また，構音障害もみられます。

● 治療

内科的治療はうまくいきません。

その他の神経変性疾患

捻転ジストニア

ジストニアを主症状とする原因不明の疾患です。10〜20歳代に発症し，常染色体優性遺伝（孤発例もあります）するといわれています。Wilson病，薬剤性ジストニアの除外が診断には必須です。

治療には，塩酸トリヘキシフェニジルが用いられますが，効かないときはボツリヌス毒素を局注することがあります。

本態性振戦

頭を左右に振る振戦と，上肢を前方挙上したときに明らかになる姿勢時振戦を特徴とします。常染色体優性遺伝を示すものは，本態性家族性振戦といわれ，20〜40歳代に発症します。孤発例は年を取ってから発症することが多く，この場合，老人性振戦といわれます。全体的に良性の疾患で，β-blockerによく反応します。

進行性核上性麻痺（progressive supranuclear palsy；PSP）

珍しい疾患で，50～60歳代で発症し，男性に多くみられます。車イスが必要になるのは発症してから2～3年，寝たきりになるのは4～5年といわれています。死因は肺炎や喀痰の窒息などによります。もちろんL-dopaも無効で，治療法はありません。

具体的な症状としては，**Parkinson症状**（歩行障害が必発），**知能低下**・**認知症**（大脳皮質への波及による），**眼球運動障害**（**垂直**・**下方注視麻痺**），**頭部の後屈**（頸部筋のジストニアによる），**偽性球麻痺**（嚥下障害，構音障害）などです（**図145**）。

なお，病理学的には，大脳基底核・黒質・脳幹部（中脳水道周辺灰白質）などに神経細胞の変性と神経原線維変化を認めます。

図145 ●進行性核上性麻痺の症状

核上性の眼球運動障害
しかし，見つめさせて
頭を動かすと眼は動く
頭部
Parkinson病は
前屈
進行性核上性麻痺は
後屈

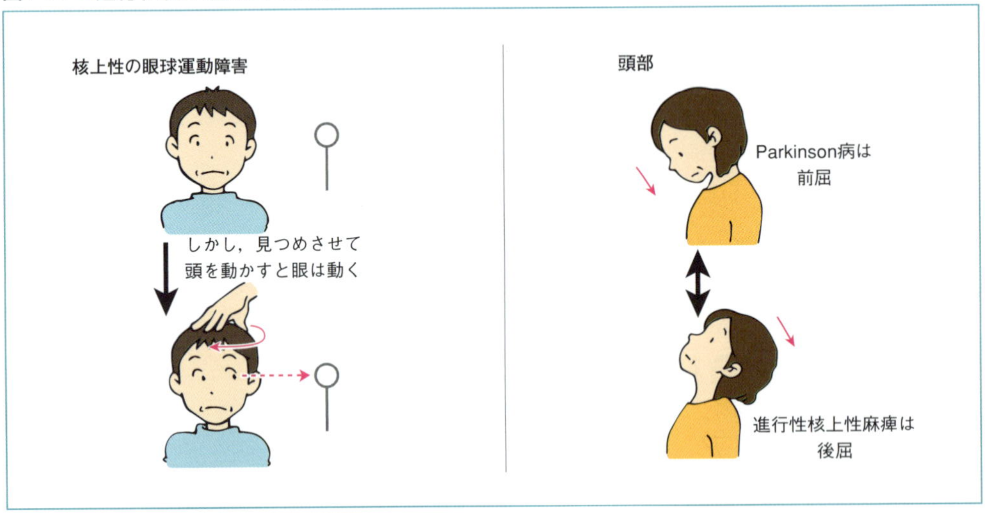

図146 ●進行性核上性麻痺のMRI画像

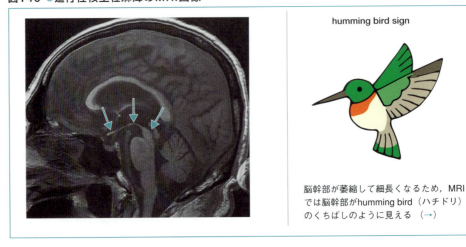

humming bird sign
脳幹部が萎縮して細長くなるため，MRI
では脳幹部がhumming bird（ハチドリ）
のくちばしのように見える（→）

皮質基底核変性症（corticobasal degeneration；CBD）

　皮質基底核変性症（CBD）は進行性核上性麻痺（PSP）と同様，神経細胞やグリア細胞に変性を認める点は似ていますが，異なる病気です．PSPと同じく50～60歳代で発症しますが，PSPが男性に多いのに対して，こちらの疾患は女性に多いです．
　症状としては，**無動・固縮**（ただし振戦は少ない），**ジストニア**，**ミオクローヌス**，**肢節運動失行**，他人の手徴候（**alien hand**），**認知症・失語**がみられます．
　画像所見では，第3脳室の拡大や中脳被蓋の萎縮はなく，**大脳萎縮や白質病変が特徴的**です．また治療法はなく，5～10年で寝たきりとなります．

Wilson病（ウィルソン）

●病態
　遺伝性の**銅代謝障害**をきたす疾患ですが，Parkinson症状を呈します．**常染色体劣性遺伝**であり，10～25歳に多発します．
　Wilson病遺伝子は，13番染色体長腕に見つかっています．この遺伝子から誘導されるタンパク（銅輸送ATPase）をATP7Bとよびます．

●症状
①神経症状

●**錐体外路症状**
・振戦：flapping tremor（**羽ばたき振戦**），wing beating tremor（羽ばたき運動）
・強剛（Parkinson症状）
・ジストニア，構音障害
●精神障害
●錐体路症状：Babinski反射（＋）

②**肝障害**
③**尿細管障害**：**アミノ酸尿**，Fanconi症候群
④**角膜輪**：**Kayser-Fleischer輪**（カイザー・フライシャー）
　角膜にみられる直径2mm程度の緑黄褐色の輪．角膜のDescemet膜（デスメ）への銅沈着により生じます．
⑤ヒマワリ白内障（sunflower cataract）
　水晶体前嚢下に青緑色の花弁のような放射状の混濁がみられます．

●予後
　進行性で，多くは致死的です．

C 脊髄小脳変性症

脊髄小脳変性症（spinocerebellar degenerapion; SCD）とは，運動失調を主症状とする原因不明の変性疾患の総称であり，しばしば家族性・遺伝性発現をみることがあります。

主な障害部位は，①小脳，②小脳の求心路と遠心路，③脊髄後索（深部感覚）ですが，他の神経系統の変性を合併することも少なくありません。したがってさまざまな症状を呈することがあります。発症は小児期から老年期で慢性に進行します。

脊髄小脳変性症は，大きく孤発性と遺伝性の2つに分けられ，そこからさらに次のように分類されます（**表23**）。

また，これらの疾患を症候学的な面からまとめると，**図147**のようになります。まだ症状についてはまとめていないので，分かりにくいかもしれませんが，次の項目から始まる各疾患の説明を読んだ後，もう一度見直すと，違いがはっきりすると思います。

表23 ● 主なSCDの分類

孤発性		遺伝性
多系統萎縮症（MSA）	オリーブ橋小脳萎縮症（OPCA）	常染色体優性遺伝
	線条体黒質変性症（SND）	Machado-Joseph病
	Shy-Drager症候群（SDS）	歯状核赤核淡蒼球ルイ体萎縮症
皮質性小脳萎縮症（CCA）		常染色体劣性遺伝
		Friedreich運動失調症

図147 ● 運動失調を認める疾患の鑑別

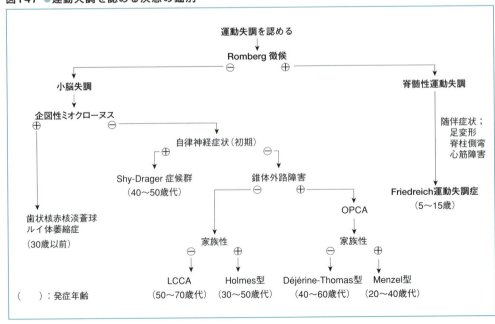

オリーブ橋小脳萎縮症（olivopontocerebellar atrophy；OPCA）

●病態
OPCAには，孤発性と遺伝性のものがあります。
- 孤発性：Déjérine-Thomas型→OPCA
  40〜60歳代に発症
- 遺伝性：Menzel型（**常染色体優性**）→hereditary OPCA
  20〜40歳代に発症

現在では詳しい解析が進みSCA-1，SCA-2と分類されています。頻度としては孤発性のほうが高く，狭義のOPCAとしては，孤発性のほうを指すのが一般的です。したがって，「**OPCAは40〜60歳代の男性に多くみられ，遺伝性はない（孤発性である）**」と覚えておいたほうがよいでしょう。

①**小脳**
- 小脳半球に変性が強くみられる
- 虫部，片葉，小脳核は保たれることが多い
- 下小脳脚，下オリーブ核の変性は，オリーブ小脳路の逆行性変性によると考えられている

②**橋**：橋核・橋小脳路の変性，中小脳脚の萎縮がみられる

③**錐体外路系**：線条体，特に被殻に変性を認める

④脊髄
- 後索と脊髄小脳路が障害され，時に前角細胞の消失をみることがある
- 皮質脊髄路，中間質外側核の変性

●症状
- **小脳症状**
  起立歩行時の失調，上下肢の協調運動障害
- **錐体外路症状**
  振戦，固縮，無動が混合症状として現れます。初期は小脳症状が現れることが多いのですが，Parkinson症状が現れるとマスクされて目立たなくなってしまいます。
- 自律神経症状
  起立性低血圧，膀胱直腸障害などを認めます。
- 錐体路症状
  一部の患者で症状を認める程度で，前述のFriedreich失調症よりも頻度は少ないです。深部腱反射も正常ですが，一部で亢進します。
- その他
  脳神経麻痺（嚥下障害，顔面神経麻痺），不随意運動，筋萎縮，視神経萎縮，知覚障

害……，つまり，さまざまな症候を伴うことがあります。

● 検査

MRIで早期より小脳，橋の萎縮を認めます。T2強調画像の橋部断面では，十字型高信号（**cross sign**）がみられます（図148）。

● 治療

小脳症状に対して甲状腺刺激ホルモン（TRH）である酒石酸プロチレリンやTRH誘導体のタルチレリン水和物を，錐体外路症状に対してL-dopaやドパミン受容体作動薬を投与します。

● 予後

発症からの生存期間は数年～20年と幅広く，進行は緩徐です。10年余りで合併症により死亡することが多いです。

孤発型は高齢で発症するため，予後は平均6年で短いといわれます。

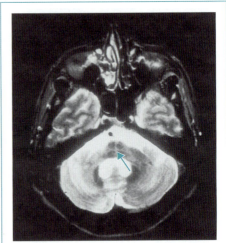

図148 ●OPCA

著明な小脳と橋の萎縮，橋中央にcross signを認める（→）。

線状体黒質変性症（striatonigral degeneration；SND）

線条体，特に被殻に変性を認め，さらに黒質にも変性を認める疾患です。

Parkinson病ではLewy小体という細胞内封入体がみられるのが特徴的な病理学的所見ですが，このSNDでは神経細胞の変性が主体で，**Lewy小体はみられない**という違いがあります。また，臨床症状をよく観察するとSNDの場合は振戦は少なく，筋固縮が強いという人もいます。

L-dopaはほとんど効かないという点も，Parkinson病との大きな違いです。

Shy-Drager症候群（SDS）

● 病態

今まで述べてきた脊髄小脳変性症のなかに分類されないこともありますが，小脳，錐体外路，自律神経系といくつかの共通する機能系の変性を起こす疾患として重要です。

このような変性疾患を広くまとめて**多系統萎縮症**（MSA）とよぶことがあります（図

149)。Shy-Drager症候群も，この多系統萎縮症の一つになります。Shy-Drager症候群は，脊髄小脳変性症と比べて，自律神経症状が前景にあることが特徴です。

黒質・青斑核・星状神経節・迷走神経背側核が変性します。また脊髄中間質外側核（別名：Ônuf核）に変性・脱髄を認め，封入体の出現をみます。

図149 ●多系統萎縮症の概念

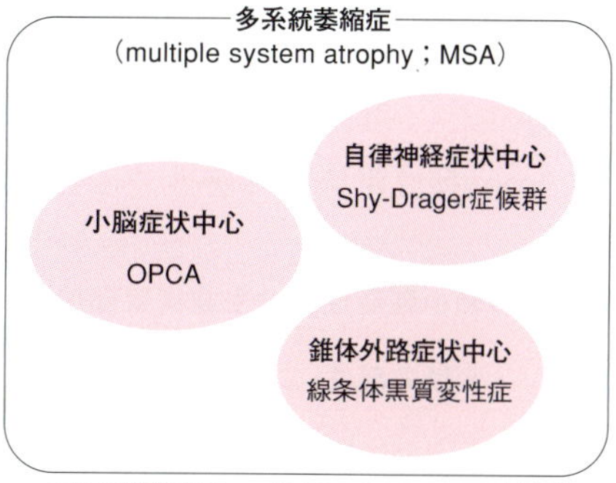

多系統萎縮症
(multiple system atrophy；MSA)

小脳症状中心
OPCA

自律神経症状中心
Shy-Drager症候群

錐体外路症状中心
線条体黒質変性症

多系統萎縮症は，OPCA，Shy-Drager症候群，線条体黒質変性症を包括した概念

●症状

多くは中年に発症します。自律神経症状（勃起不全が初発症状で，起立性低血圧，膀胱直腸障害，失神・無発汗など），小脳症状，錐体外路症状（Parkinson症状），脊髄前角細胞障害（弛緩性麻痺や線維束攣縮など），瞳孔症状（Horner症候群〈p.99〉）がみられます。

●予後

病像は進行性で，特に起立性低血圧のため，患者は臥床したままとなります。心伝導系，血圧の異常変動などによる突然死が起こることがあり，予後不良です。

多系統萎縮症では声帯開大障害・声帯麻痺で死亡することもあり，Gerhardt症候群とよばれます。

皮質性小脳萎縮症（cortical cerebellar atrophy；CCA）

●病態
①孤発性（LCCA）：50〜70歳代に発症（Mari-Foix-Alajouanine病）
②遺伝性（Holmes型）：30〜50歳代に発症

OPCAよりも高齢の男性に多くみられ，進行は緩徐です。小脳皮質・下オリーブ核が萎縮し，小脳虫部，特に虫上部の萎縮が強く，小脳半球（特に前葉）も萎縮します。橋・小脳脚・脊髄は正常です。アルコール依存症・悪性腫瘍（特に肺癌）との関連が深いです。

また，Purkinje細胞の消失・脱落がみられます。

●症状

症状は緩徐に発症し，緩徐進行性で，下肢の運動失調（歩行障害，ふらつき）に続いて上肢の運動失調，書字障害といった小脳症状がみられます。また，小脳症状の他に，以下の特徴があります。

・深部反射は正常（ときに亢進）

- opsoclonus（眼球の特異運動）
- 眼振はない
- OPCAと異なり，錐体外路症状（Parkinson症状）や自律神経症状はみられない

● 遺伝

Holmes型は常染色体優性遺伝ですが，LCCAは遺伝性疾患ではありません。

表24 ● 脊髄小脳変性症の主要病変部位

変性の部位		脊髄型 Friedreich失調症	脊髄小脳型 OPCA	小脳型 LCCA
脊髄	後索	++	+	−
	脊髄小脳路	++	++	−
	錐体路	+	±	−
脳幹髄	下オリーブ核橋	−	++	++
		−	+	−
小脳	小脳皮質	−	++	++

歯状核赤核淡蒼球ルイ体萎縮症（dentato-rubro-pallido-luysian atrophy）

● 病態

小脳の出口の歯状核→赤核と大脳基底核の淡蒼球→ルイ体という2つの系に変性を認めます。常染色体優性遺伝で，第12番染色体短腕上に原因遺伝子がありCAGリピートの異常伸長が原因です。

● 症状

● 20歳以下の若年発症（若年型）

けいれんとミオクローヌスてんかんが強いです。小脳失調，認知症もみられます。

● 20〜30歳代発症（早期成人型）

小脳失調で発症し，舞踏病様運動，アテトーゼが加わります。
てんかん発作やミオクローヌスは軽いです。

● 40歳以降発症（後期成人型）

小脳症状，舞踏病様運動，アテトーゼが主症状です。
てんかんやミオクローヌスはありません。

Machado-Joseph病（MJD）
マシャド・ジョセフ

● 病態

常染色体優性遺伝で第14番染色体長腕に原因遺伝子（MJD-1）があり，CAGリピー

トの異常伸長が原因です。SCA-3（spinocerebellar ataxia type3）ともよばれます。

入力系（橋核など）と出力系（歯状核，赤核など）が変性します。大脳皮質，小脳皮質，視床は変性しません。

● **症状**

「びっくり眼」のように驚いた表情となり，Parkinson症状に加えてジストニアがみられます。また，顔・舌・四肢・体幹の萎縮や線維束性攣縮を認めます。

脊髄小脳変性〈失調〉症1・2・6・7型（spinocerebellar ataxia；SCA，spinocerebellar degeneration；SCD）

● **病態**

1990年代に入ると，分子生物学的手法によって，家族性の脊髄小脳失調症（SCA）の原因遺伝子が解明され，発見の順にSCA-1，SCA-2……と分類されるようになりました。

SCA-1，SCA-2は，常染色体優性遺伝を示し，発見者にちなんでMenzel（メンツェル）型オリーブ橋小脳萎縮症とよばれてきましたが，今ではSCA-1は第6番染色体短腕に，SCA-2は第12番染色体長腕に原因遺伝子があり，CAGリピートが伸長していることが判明しています。症状はOPCAに似ていますが，小脳症状や認知症が強く，Parkinson症状は軽度です。

SCA-6は従来はHolmes型小脳萎縮症とよばれていましたが，今では第19番染色体短腕に原因遺伝子があり，CAGリピートが伸長していることが分かっています。症状は，40〜50歳頃からめまい，眼振，失調性歩行など小脳症状のみが出現します。

SCA-7は，常染色体優性遺伝疾患で，第3番染色体短腕に原因遺伝子が同定され，CAGリピートが伸長していることが分かっています。症状は小脳症状に自律神経障害が加わります。そのほかに網膜黄斑変性を伴うこと，父から子への表現促進現象（世代を追うごとに発症年齢が若年化し重症化する）を認めるのが特徴です。

図150 ● **Friedreich運動失調症の障害部位**

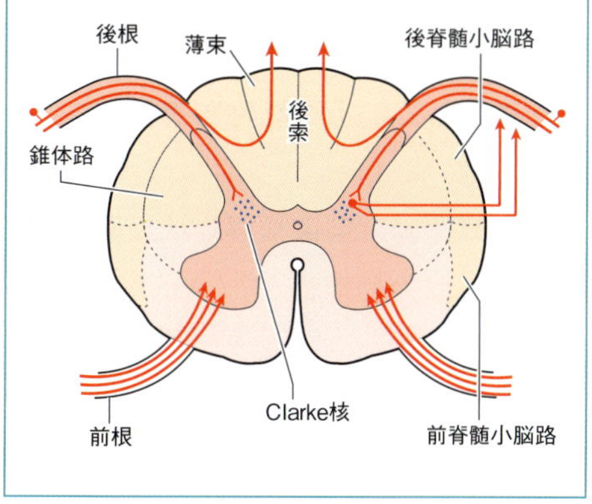

Friedreich（フリードライヒ）運動失調症

● **病態**

脊髄癆（神経梅毒による）とは異なる脊

髄後索萎縮を示す家族性失調症としてFriedreich, F.が記載した疾患です。

主として**常染色体劣性遺伝**であり，脊髄後根・後索・脊髄小脳路・錐体路に変性をきたします。

特に変性が強いのは薄束と後脊髄小脳路およびその起始核Clarke核（クラーク）（**図150**）です。

● 症状

①発症

- **10歳前後**に発症し，歩行時のふらつきや速く走れないなどの**歩行障害**がまず現れ，20歳代で歩行不能
- 失調症状は下肢に強いのに対し，上肢の失調は数年遅れで現れ，程度も軽い
- **Romberg徴候（＋）**（**脊髄性運動失調**）
- 小脳性構音障害，眼振も高率に認める

②反射

- Babinski反射陽性で，深部腱反射消失となるのが特徴
- アキレス腱反射→膝蓋腱反射の順に消失し，上肢での消失は遅れる
- **膝蓋腱反射は亢進することもある**（錐体路障害のため）

③感覚障害

- 深部感覚障害（特に**振動覚の消失**がみられる）
- 後根が障害されるため，表在感覚障害・感覚異常を伴うことがある

④筋力

- 下肢に低下がみられることが多い
- 末期には四肢遠位に筋萎縮

⑤錐体路症状

- 下肢脱力（＋）
- **Babinski反射（＋）**
- 腹壁反射消失

⑥精神症状

- 正常のことが多い
- しばしば，統合失調症や知能低下をみることもあるが，幼児期における教育的問題が影響している可能性もある

⑦その他

- 不随意運動，自律神経症状，難聴，てんかん，視神経萎縮など

⑧神経系以外の症状

- 心異常
  高率に存在し，特に孤発例においては診断的意義が高いといわれる（心筋変性，線維化，冠動脈狭窄など，心電図では肥大所見，房室ブロック）

- 代謝異常

  糖尿病（8〜20％に合併）

  凹足，脊椎側弯は高率に合併（図151）

● 予後

失調症発症後10〜20年で歩行不能になります。死因としては，心疾患が多く認められます。

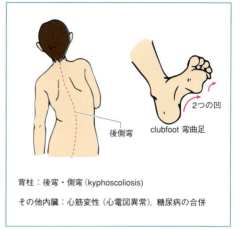

図151 ●Friedreich運動失調症の脊椎と足

遺伝性痙性対麻痺（hereditary spastic paraplegia；HSP）

● 病態

皮質脊髄路（錐体路）の変性が中心ですが，後索・大脳皮質中心前回のBetz錐体細胞にも変化をみることもあります。多くは常染色体優性遺伝で，第13染色体上にあるspartinという遺伝子に変異がみつかっています。

● 症状

発症は幅広い年齢で，下肢の痙性対麻痺，DTR↑，Babinski反射（＋），腹壁反射消失，構音障害，嚥下障害などの症状がみられます。まれに感覚障害，視神経萎縮，網膜色素変性症もきたします。

● 予後

良好です。この疾患は，わずかに小脳症状があるために小脳変性症のなかに分類されていますが，錐体路症状が強いために筋萎縮性側索硬化症（ALS）と関連する疾患として分類されることもあります。また，原発性側索硬化症とよばれることもあります。

D 脊髄の変性疾患

🞥 脊髄空洞症（syringomyelia）

●病態

脊髄空洞症とは，その名のとおり脊髄の中に空洞が生じる疾患で，20〜30歳代に多くみられます。問題は空洞のできる場所ですが，下部頸髄から上部胸髄にかけて脊髄灰白質の脊髄中心管のやや背側に生じます。図152は頸髄の横断面です。中央部に開いた穴が空洞です。さて，このような図から神経症状を推測できますか？

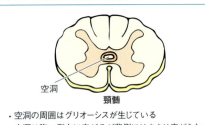

図152 ● 脊髄空洞症の病変

- 空洞の周囲はグリオーシスが生じている
- 空洞は腹，側方に広がるが背側にはあまり広がらない

●症状

●両側上肢の温痛覚の障害（図153）

頸髄のレベルは上肢を支配する神経が出入りする高さです。中心管付近は後根から入ってきた温痛覚を伝える神経が交叉する場所ですので，中心管の近くの空洞病変は両側上肢の温痛覚障害をもたらします（図153）。**釣り鐘型**や，**宙吊り型**の温痛覚障害ともよばれます。これは脊髄空洞症の大切なキーワードの一つです。胸部や腰部，下肢などには温痛覚異常は起こりません。

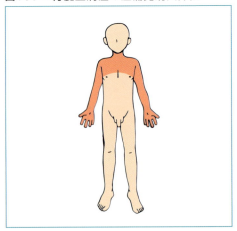

図153 ● 脊髄空洞症の温痛覚消失部位

さて，もう一つ大事なのは，障害されるのは温痛覚だけで深部感覚は正常のまま（**解離性感覚障害**）という点です。深部感覚は後根から入るとすぐに後索を上行し，中心管の近くは通らないため深部感覚の障害は起こりません。こうした障害をきたす疾患は他にもいろいろとあります。総論を見直しておきましょう。

●下肢の錐体路障害

中心管付近に起こった空洞は周囲にグリオーシスを生じながら，主に側方・前方へ拡大します。後方へはあまり広がらないので後索障害はみられません。

側方へ広がった場合，錐体路にぶつかります。錐体路は側索を下行する上位運動ニューロンの束でした。これが障害されると，**痙直性麻痺**や**膝蓋腱反射の亢進**などが出現します。

●自律神経の障害

空洞が側方へ広がると，側索の手前で灰白質の中間質外側核，つまり側角にある神経核が障害されることがあります。この核は交感神経の節前ニューロンの起始核で，頸髄にはなく胸髄に存在する神経核でした。

したがって，頸髄に生じた空洞が胸髄まで広がると，この交感神経の起始核が障害されるわけです。胸髄上部から出る交感神経は，交感神経幹で節後ニューロンに乗り換えた後，顔面へと上行します（**図154**）。それが障害されてHorner症候群（p.99）がみられるわけです。

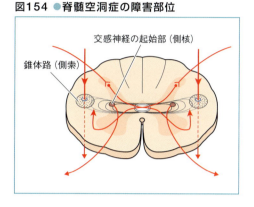

図154 ●脊髄空洞症の障害部位

●上肢・肩の筋萎縮と筋力低下

最後に，空洞が前方に広がった場合を考えてみましょう。前方には前角細胞が存在しています。この前角細胞が障害されると，下位運動ニューロンが障害されるのと同じことが起こります。すなわち筋萎縮，筋力低下，弛緩性麻痺，腱反射低下などです。頸髄空洞症では，そうした異常が上肢や肩を中心に，特に小指筋力の低下や萎縮が最初に起こり，次第に肩甲や胸部へと広がります。

●検査

脊髄の空洞病変を証明するためには，MRI検査が有効です（**図155**）。

●治療

空洞部位の椎弓切除を行ったり，空洞とクモ膜下腔との短絡術を施行します。症状が軽ければ対症療法でようすをみます。

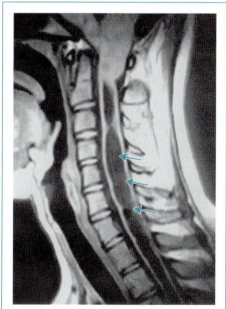

図155 ●脊髄空洞症

脊髄に髄液と同じ信号を示す空洞を認める（→）。

亜急性連合性脊髄変性症
（subacute combined degeneration of the spinal cord）

●病態

ビタミンB$_{12}$欠乏によって起こる変性疾患です。連合性とは変わった表現ですが，脊髄の側索と後索がともに障害される（連合して障害される）という意味です。他にも末梢神経や大脳白質にも変性が起こります。側索や後索というのは神経線維の通り道で，神経細胞体がある場所ではありません。つまり，灰白質よりも白質のほうに病変が強くみられるというわけです（図155）。

ビタミンB$_{12}$欠乏の原因としては胃全摘，悪性貧血，吸収不良症候群（BillrothⅡ法再建術後などでみられる盲端症候群や広節裂頭条虫の感染など）があります。

図155 ● 亜急性連合性脊髄変性症の病変

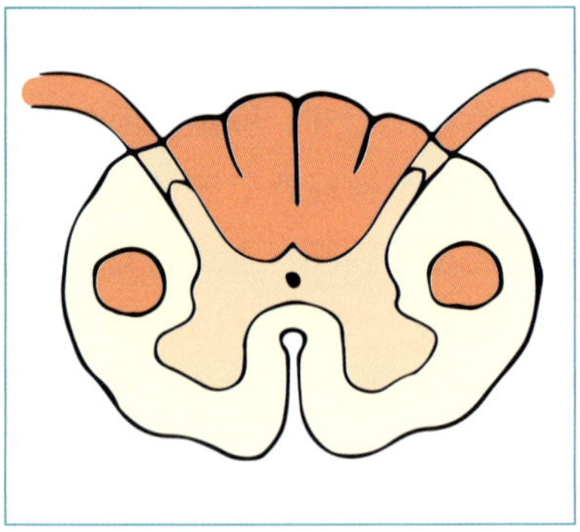

●症状

①後索の障害による症状

深部知覚の障害により振動覚，位置覚，触圧覚が侵されます。温痛覚は保たれています。特に大切なキーワードは，Romberg徴候陽性です。

②側索の障害による症状

痙直性麻痺，深部腱反射の亢進，Babinski反射陽性などがみられます。

③末梢神経障害による症状

主に後根が障害されるので，知覚障害優位のニューロパチーをきたします。これが強く出現すると深部腱反射は低下します。

④その他の症状

Hunter舌炎や舌乳頭の萎縮，認知症などの精神症状，視神経萎縮，白髪などがみられます。

●検査

ビタミンB$_{12}$欠乏では，大球性正（高）色素性の巨赤芽球性貧血をきたします。まず血液検査を行い，貧血の有無をみることが大切です。さらに血中ビタミンB$_{12}$の低値やSchilling試験で陽性であれば，ビタミンB$_{12}$欠乏であることが証明できます。

●治療

ビタミンB$_{12}$を投与しますが，悪性貧血の場合は経口投与は無効です。筋注によって投与します。また，葉酸の投与は神経症状をかえって悪化させる場合もあるため禁忌です。

E 運動ニューロンの変性疾患

運動ニューロン疾患（mortor neuron disease；MND）は，運動ニューロンのみが選択的に障害される進行性の神経変性疾患です．末梢神経障害のように末梢神経なら感覚でも運動でも，なんでも障害されるのでもなく，多発性硬化症（**p.219**）のように中枢神経系だけが障害されるのでもありません．MNDでは運動ニューロンのみが主に大脳皮質から脊髄にかけての経路内で変性をきたします．

MNDは以下のように分類されます．

表25 ●運動神経変性疾患の分類

上位運動ニューロンの変性	原発性側索硬化症（PLS；primary lateral sclerosis）
	＊痙性脊髄麻痺（SSP；spastic spinal paralysis）といわれる場合もある
	偽性球麻痺
下位運動ニューロン変性	脊髄性進行性筋萎縮症（SPMA）
	進行性球麻痺（PBP）
	Werdnig-Hoffmann病
特殊型	Kugelberg-Welander病
	Kennedy-Alter-Sung症候群

また，特殊型の2疾患はSPMAの類縁疾患で，下位運動ニューロンのみの障害をきたしますが，一般的な法則に反して筋力低下が近位筋優位に起こるのが特徴的です．つまり，筋萎縮というと通常は神経原性筋萎縮，筋原性筋萎縮の2つに分けますが，**主に神経原性は四肢の遠位部に萎縮が起こる**のに対し，**筋原性では近位部に萎縮が起こる**のが特徴です．しかし，この特殊型に属する3つの疾患は，**下位運動ニューロンが変性しているにもかかわらず，近位筋優位の筋力低下と筋萎縮を認める疾患**なのです（図157，表26）．

図157 ●前角細胞が変性する疾患

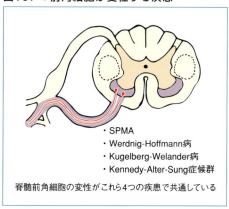

・SPMA
・Werdnig-Hoffmann病
・Kugelberg-Welander病
・Kennedy-Alter-Sung症候群

脊髄前角細胞の変性がこれら4つの疾患で共通している

Ⅲ 神経変性疾患

表26 ●ALS, SPMA, PBPの鑑別

症状 病型	球症状 [構音障害 嚥下障害]	上位運動ニューロン徴候 [病的反射（＋） 深部反射亢進]	下位運動ニューロン徴候 [筋力低下 筋萎縮]
ALS (3通り)	（＋）	（＋）	（＋）
	（＋）	（＋）	（－）
	（－）	（＋）	（＋）
SPMA	（－）	（－）	（＋）
PBP	（＋）	（－）	（－）

筋萎縮性側索硬化症（amyotrophic lateral sclerosis；ALS）

●病態

錐体路が通る脊髄側索の変性・脱落だけではなく，筋肉を直接支配する脊髄前角細胞や延髄運動神経細胞も変性・脱落していることが分かっています。

どの年齢にもみられますが **50〜60歳代** がピークで，男女比は3：2で **やや男性に多くみられます**。

有病率は2〜7人/10万人で，発症率は1〜1.5人/10万人とされています。人種間では特に差異はありませんが，米国のグアム島や日本の紀伊半島が多発地域として知られています。多くは原因不明であり，一部が家族性（常染色体優性遺伝）です。

●症状

●初発症状

発症は緩徐です。典型例では，手の細かい運動ができなくなることから始まり，次第に手指筋の萎縮・筋力低下，fasciculationが出現します。特に診療では，**手掌の母指球**（thenar eminence）と**小指球**（hypothenar eminence）が**正常の盛り上がりを失っている点**に注意します（図158）。

やがて筋萎縮は急速に上肢全体に広がり，
・一側上肢→他側上肢→下肢
・一側上肢→同側下肢→片麻痺
というように広がります。

非典型例では，上位近位筋から侵されるものもあります。

図158 ●筋萎縮性側索硬化症

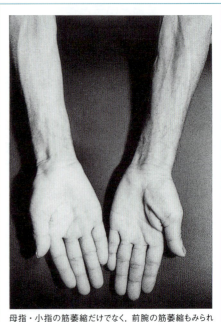

母指・小指の筋萎縮だけでなく，前腕の筋萎縮もみられる

●下位運動ニューロン変性症状

　筋萎縮，線維束攣縮，筋力低下があり，筋力低下には以下の症状がみられます。

①上肢の症状（猿手と鷲手，図159）

　　・猿手（ape hand）
　　　→正中神経麻痺：母指の対立運動が不能，母指が手掌と同一平面にある
　　・鷲手（claw hand）
　　　→尺骨神経麻痺：環指と小指のMP関節の過伸展とIP関節の屈曲

②下肢の症状

　　・垂れ足（drop foot）→前頸骨筋や腓骨筋の萎縮による

※初発部位が上肢の場合は，通常上位運動ニューロン障害により下肢の症状は痙性麻痺や深部腱反射亢進が現れることが多いですが，まれに下肢から早期に侵される場合は下位運動ニューロンの障害が先行し，垂れ足となることがあります。

●上位運動ニューロン変性症状（錐体路症状）

・深部腱反射↑：ただし筋萎縮高度になると誘発されにくい

・病的反射出現：Babinski反射陽性

・痙直性麻痺：通常は下肢の運動障害として現れる

・足クローヌスの出現

●球麻痺症状

・舌筋の萎縮，fasciculation

・構音障害，嚥下障害

●偽性球麻痺症状

・上位ニューロン障害のため強制笑い，強制泣き

図159 ●猿手と鷲手

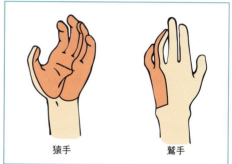

●検査

　ALSを特異的に診断するための検査法はありません。次のような検査項目を組み合わせて，診断をつけていきます。

①筋電図（神経原性異常のパターン）

　　・安静時にfasciculation potential →正常NMUの減少
　　・随意運動時に高振幅NMUの出現（giant spike）

②血清CK

　　急速に四肢近位筋が侵される場合に，50%程度の人で上昇を認めることがあります。しかし，通常CKは正常です。

③血中抗ガングリオシド抗体

　　これが陽性の場合は，免疫抑制薬が奏効する可能性があります。

④筋生検

図160 ●ALSの臨床症状

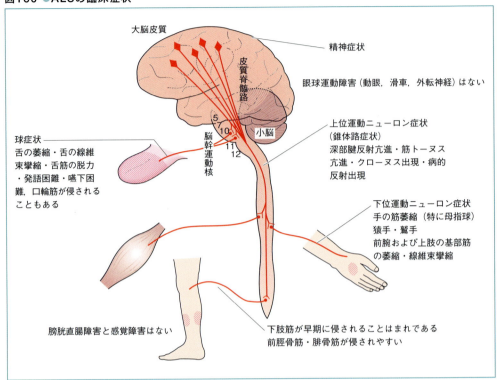

正常筋線維中に小径線維の大小集団を認め，神経原性の変化を示唆させます。

● 診断

前述の症状の他，以下の「ALSでは出現しない症状（四大陰性徴候）」をチェックすることも重要です。

・膀胱直腸障害がない（仙髄のOnuf核だけは保存されるため）
・眼球運動障害がない（延髄など下位の障害が主となるため）
・感覚障害がない（脊髄神経節に神経核をもつ感覚神経細胞は障害されないため）
・褥瘡がない（知覚障害がなく寝返りが打てるため）

運動ニューロンのみに限局した疾患ですので，他に小脳症状，錐体外路症状，知能障害などといったものもいっさい起こりません。

● 鑑別

いずれも上肢の筋力低下・筋萎縮を呈する疾患です。

① 変形性頸椎症

これは頸椎椎間板の退行性変化による疾患です。下顎反射は亢進し，知覚障害があるので，鑑別可能です。また，筋萎縮の広がり方や，頸部椎間板所見（ミエログラフィによる）も鑑別にとって参考所見となります。

② 脊髄空洞症

脊髄中心管を中心に灰白質・白質に空洞を形成する疾患です．上位運動ニューロンの障害により下肢の深部腱反射は亢進し，上肢の深部腱反射は消失あるいは低下するので一見ALSであるかのようにみえますが，**解離性感覚障害**（深部覚は正常だが，温痛覚は消失している状態）があるので，ALSと区別できます．

③**ミオパチー**

発症年齢が若いことから，区別できます．また，ミオパチーの分布が特徴的で他にEMG，biopsyで鑑別は容易です．

④**重症筋無力症**

EMGでwaningやテンシロンテストで鑑別可能です．

●**予後**

決して良くなりません．症例により進行の度合いは異なりますが，SPMA・PBPのほうが予後は比較的良いです．発症から5年以内で死亡する例が多く，予後不良の疾患です．

●**治療**

対症療法が中心です．原因には今なお不明な点が多く，特に有効な治療法はありません．また，生活指導なども重要で，例えば嚥下障害の強い人には，水や硬いものは飲み込めないので半固形食（豆腐など）をゆっくり食べさせるようにします．
呼吸困難には，人工呼吸器を使用します．

脊髄性進行性筋萎縮症 (spinal progressive muscular atrophy；SPMA)

これからさまざまなものを取り上げる運動ニューロン疾患は，すべてALSのバリエーションとしてとらえることができます．ALSは繰り返し述べてきているように，錐体路・延髄運動神経細胞・脊髄前角細胞がさまざまな程度に障害されるというものでしたが，そのバリエーションとしては，以下のように分類できます．

・脊髄前角細胞が強く障害される→SPMA
・延髄運動神経細胞が強く障害される→PBP
・近位筋優位の下位運動ニューロン障害
　乳児：Werdnig-Hoffmann病
　学童：Kugelberg-Welander病
　成人：Kennedy-Alter-Sung症候群

進行性球麻痺（progressive bulbar paralysis；PBP）

●病態
球麻痺症状が前景に出るのが特徴です。運動神経核の変性・変化が最も強いものは舌咽神経と舌下神経核と疑核で，三叉・顔面神経系と前庭核にも障害のあることがありますが，典型的ではありません。

●症状
構音障害と，舌萎縮，舌のfasciculation，嚥下障害，口蓋筋と咽頭筋の運動麻痺を発症します。咽頭反射の減弱・消失がみられます。

●鑑別
球麻痺症状を起こすものとして，ALS（本疾患を含む），重症筋無力症，延髄空洞症，脳神経麻痺，延髄の血管性障害または腫瘍，ミオパチーがあげられますが，それぞれ特徴的な病態を有するので，鑑別は困難ではありません。

Werding-Hoffmann病
（ウェルドニッヒ・ホフマン）

●病態
乳児期に発症し，かつ進行が早いので4～5歳で多くは死亡します。この疾患などで，乳児が筋力低下や筋萎縮をきたしてだらんとする様子をfloppy infantとよびます。

男女比は1：1で常染色体劣性遺伝をします。なお，Werdnig-Hoffmann病，Kugelberg-Welander病では，第5染色体長腕（5q13）に遺伝子座（SMA遺伝子）がある家系が報告されていますが，病因はいまだ不明です。

脊髄前角細胞が変性消失し，前根・末梢神経の変性をみます。錐体路（側索）は障害されません。

●症状
乳児期より筋緊張の低下があり，首が座りません。四肢近位筋に筋力低下，筋萎縮が著明で，腱反射の消失，fasciculation（＋），frog positionがみられます。

●検査
筋生検で神経原性筋萎縮の所見をみます。またEMGでは，fasciculationやgiant spikeなどの神経原性変化を呈します。血中のCK値は正常です。

●予後
きわめて悪く，生後1～2年で死亡します。

Kugelberg-Welander病（クーゲルベルグ・ヴェランダー）

●病態

Werdnig-Hoffmann病と同じく，**脊髄前角細胞の変性を起こす**疾患です．しかし，Werdnig-Hoffmann病よりも発病は遅く，**学童期以後**に**近位筋優位の筋力低下**，筋萎縮などの症状で発症し，進行もゆっくりで症状も軽く，**予後も比較的良い疾患**です．Werdnig-Hoffmann病と同じく，**常染色体劣性遺伝**をします．

神経原性の障害にもかかわらず，四肢特に下腿の近位筋優位の筋力低下と筋萎縮で発症します．学童期（10歳前後）から発症するので，「うまく歩けない，歩くときによろけるようになった，体育が苦手になった」などを訴えて来院するケースがあります．

●検査

基本的にはWerdnig-Hoffmann病と同じですが，違うのは，**血中のCK値が軽度上昇**するという点です．

Kennedy-Alter-Sung症候群（ケネディ・オルター・スン）

前角細胞の変性をきたす疾患です．**四肢近位筋群の筋萎縮**，球麻痺症状がみられます．特に**舌萎縮**が先行してみられる場合はALSとの鑑別が必要となります．X染色体劣性遺伝なので，ほとんどすべて**男性**に発症します．思春期以降に起こります．

全身性にみられる線維束攣縮が特徴的です．**女性化乳房**，性腺機能不全，肝腫大などがみられます．また，CAG trinucleotide repeatの伸長がみられます．

III 神経変性疾患

なぜ正中神経障害で猿手なのか？

　母指球は親指を内転させる働きのある筋です。母指球は正中神経によって支配されています。ALSで正中神経が麻痺すると母指球の力は弱くなり萎縮します。すると，親指は内転しなくなるわけです。

　ところで，猿が手で物を握るところを見たことがありますか？ 猿の手はちょうど人間の足の親指のように，屈曲はできても内転はできません。つまり，猿に鉄棒を握らせると必ず**図161-a**のようになります。人間の場合は親指が内転するので，**図161-b**のような握り方が可能です。

　正中神経麻痺ではこの母指の内転が不能になるため，猿のような棒の握り方しかできないわけです。そこで「猿手」といわれるわけです。

図161

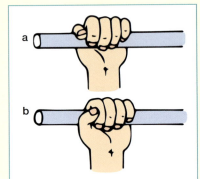

ALSは上下が逆？

　さて今までみてきたように，ALSの症状は意外と複雑です。記述されてあるのは，単に「運動ニューロンの障害」だけなのにもかかわらず，なかなか全体像がつかみにくい感じがするかもしれません。こういうときは，すべてを網羅して覚えようとするのではなく，まず細かいところは切り捨てて，およその全体像をつかむことが手っ取り早いと思います。

　覚えることは，上位運動ニューロンと下位運動ニューロンの障害があることだけです。そして，主に上肢では下位運動ニューロン障害が，一方，下肢では上位運動ニューロン障害がみられるということです。「上肢では下位，下肢では上位」ということが覚えるポイントです。

IV. 脱髄性疾患

多発性硬化症（multiple sclerosis；MS）

●病態

原因は今のところ不明ですが，上気道感染が先行することが多く，EBウイルスなどの感染が発症に関与するといわれています。また，自己免疫が発症に関与するといわれています。ミエリン塩基性タンパク（myelin basic protein；MBP）を感作すると実験動物でMSがみられ，患者血清中にも抗ミエリン抗体がみられます。

好発部位は脳室周辺，視神経，橋，延髄，小脳です。大脳表面においては異常は認めませんが，割面において白質に大小不同の不規則な新旧の**脱髄斑（plaque）が点在しているのが特徴**です。

MSではまず血液脳関門が破綻し，T細胞やマクロファージが浸潤してきます。脱髄斑というのは，これらの細胞から産生されるサイトカインの働きで髄鞘が障害され，マクロファージに取り込まれて形成されます。脱髄症は，髄鞘（脂肪）の減少と炎症による滲出性病変（水）を意味するので**MRIのT2強調画像で高信号領域**として認められます。

●症状

初発症状として**視力障害が最も多くみられます**。他にも歩行障害，異常感覚，運動麻痺，複視，言語障害などがみられます。高頻度に現れる症状は以下の通りです。

●視力障害
・一側性，または両側性の**球後視神経炎**＊
・急速に進行し，視力低下や**中心暗点**を伴います。
・特にMariotte盲点と中心暗点がつながると盲中心暗点とよばれます。
・時間が経過すると視神経萎縮を呈します。
・視放線，視索の障害では種々の視野障害も生じることがあります。
＊視神経の炎症を生じているが，視神経乳頭は正常な状態を球後視神経炎といいます。

●**錐体路症状**
・運動麻痺…皮質脊髄路の障害によって起こります。**痙性対麻痺**の型を示すことが多いです。
・病的反射の出現，深部腱反射の亢進…同じく，皮質脊髄路障害によって起こります。

●**感覚障害**
・他覚的感覚障害

深部感覚障害は，後索障害によって生じます。特に**振動覚の障害**が多くみられます。
- 自覚的感覚障害

 しびれ感や冷たい感じなどを訴えることがあります。

 次に示す感覚障害は特異性が高い（ただし，頻度は低い）ので，ぜひ覚えておいてください。

- **Lhermitte徴候**（レルミット）

 頸部前屈時に，背中を電撃的な感覚が瞬間的に下行します。

- **有痛性強直性けいれん**（painful tonic spasm）

 自発的に，または外的刺激により身体の一部の痛みを伴って数十秒間続く強直性の筋収縮です。**カルバマゼピンが有効**です。

以下のものは，さほど頻繁には出現しない症状（出現率40％以下）です。

● **運動失調**

小脳の障害によって起こります。歩行障害，四肢協調運動障害，構語障害，企図振戦，変換運動障害などがみられます。脊髄後索障害が高度になると脊髄性失調が加わるようになります。

● **膀胱直腸障害**

仙髄および上部の脊髄障害によって生じます。**自動性膀胱**（中枢性の障害）がMSではみられます。

● **脳幹障害**

- MLF症候群（**p.138**）

 これも疾患特異性が高いので，ぜひ覚えておいてください。特に若年者で**両側性MLF症候群**がみられたならば，MSを強く疑います。

- 顔面筋の筋力低下
- 難聴
- 顔面けいれん

● **精神症状**

- 多幸：広汎な前頭葉白質の障害によって起こると考えられています。
- うつ状態：自分の症状に対する反応だと考えられています。

● **診断**

MSの症状は，時間的・空間的多発性が特徴なので，一見非常に複雑にみえます。しかし，MSの経過は非常に特徴的なので診断は比較的容易です。日本人に比較的多くみられる症状は**視力低下**でした。一般的に，目が見えなくなるような神経の病気は完治が難しいですが，MSでは何もしなくても自然経過のなかで正常に戻るのが特徴です。

したがって，「ここ数日で急に目が見えなくなったが，1か月後には再び見えるようになった」という経過の記載をみたら，まずMSを考えればOKです．MSの診断基準を**表27**に示しますが，簡単にいうと以下の3点になります．

①**複数の病巣が中枢神経系にある**
②**寛解と再発**
③**他の疾患を除外し得る**

表27 ●多発性硬化症の診断基準

主要項目	1. 中枢神経系に2つ以上の病巣に由来する症状がある(空間的多発性) 2. 症状の寛解や再発がある(時間的多発性) 3. 他の疾患(腫瘍，梅毒，脳血管障害，頸椎症性ミオパチー，SMON，Behçet病，膠原病，脊髄空洞症，脊髄小脳変性症，HTLV-I関連ミオパチーなど)による神経症状を鑑別し得る
検査所見	1. 髄液の細胞・タンパクとも軽度増加することがあり，IgG増加，oligoclonal band，塩基性タンパクを認めることが多い 2. CT・MRI・誘発電位にて，病巣部位が確定されることがある
参考事項	1. 視神経および脊髄に症状を呈することが多い 2. 急性期に副腎皮質ホルモンが効果を呈することがある 3. 全身性の所見(他臓器障害，赤沈促進，白血球増加など)に乏しい 4. 成人に多く発症するが50歳以上の発症はまれ 5. 症状には左右差を伴うことが多い

● 治療

根治的治療法はまだ存在していませんが，次にあげるものはある程度の効果が期待されています．

● **副腎皮質ステロイド薬**（プレドニゾロン）またはACTH

再発期に投与して急性増悪期間を短縮します．再発期にパルス療法として用いるのがもっぱらで，大量長期投与は副作用があるので行いません．

● **免疫抑制薬**（アザチオプリン，シクロホスファミド）

慢性期に用いて症状の増悪を阻止します．また，最近インターフェロンβ療法も行われるようになり，特に再発を繰り返す若い患者に適応があります．

● 血漿交換療法

慢性進行性の症例に対して効果があるとされます．

IV 脱髄性疾患

図162 ●多発性硬化症のMRI（T2強調画像）

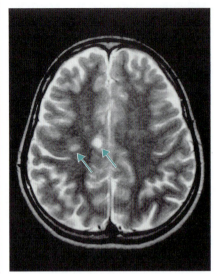

右深部白質に高信号の病巣を認める（→）。

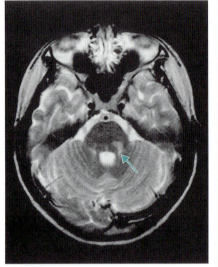

橋の左背側部に高信号の病巣を認める（→）。

●対症療法
・運動障害に対して：理学療法，筋弛緩薬，神経ブロック
・疼痛に対して：ビタミンB_{12}注射，ニコチン酸（血管拡張）
・有痛性強直性けいれんに対して：**カルバマゼピン**
・対麻痺に対して：ダントロレンナトリウム，ジアゼパム，バクロフェン
●一般的注意：安静・保温・栄養維持を心がけるように指導します。

視神経脊髄炎（neuromyelitis optica；NMO）

　視神経炎と横断性脊髄炎を発症する疾患で，30〜40歳代の女性に多くみられます。日本ではMSの一病型とされてきましたが，MSではみられない**抗アクアポリン4抗体**が存在していることがわかり，**現在は別の疾患であると考えられています**。
　治療は，MSに用いるインターフェロンβ療法は効果がないとの報告がありますが，再発防止のためには**ステロイド**や**免疫抑制剤**の投与が有効であると考えられています。

急性散在性脳脊髄炎（acute disseminated encephalomyelitis；ADEM）

●病態

急性に発症する中枢神経系の脱髄疾患です。MSと異なり単相性の経過をとり，脱髄巣は大脳から脊髄にかけて散在性にみられます。

遅延型アレルギー（Ⅳ型）による疾患で，ウイルス感染後やワクチン予防接種後，数日してから起こります。

●症状

ADEMでは，灰白質にも病変がよくみられるのでけいれんや意識障害を高頻度に伴います。また，髄膜刺激症状やMSと同様に片麻痺，四肢麻痺など運動麻痺を呈します。視神経炎は両側性のことが多いです。さらに腱反射の消失などの末梢神経障害も認められることがしばしばあります。

●検査・診断

ADEMでは，より強く炎症所見がみられます。
- 髄液：中等度以上のリンパ球およびタンパクの増加がみられ，oligoclonal bandも出現します。
- 血液：白血球増加，赤沈亢進，CRPの上昇などがみられます。
- 脳波：徐波化します。
- MRI：白質の広範な左右対称の散在性病変がみられます（T2 high intensity）。

●治療

副腎皮質ステロイド薬によるパルス療法が有効とされています。

●予後

単相性なので，軽度の後遺症を残すことはあっても，繰り返すことはめったにありません。

副腎白質ジストロフィー（adrenoleukodystrophy）

●概念

副腎と脳に炭素数26以上の極長鎖の飽和脂肪酸が蓄積します。その結果，広範な脱髄と副腎機能不全を引き起こすという疾患です。X染色体性劣性遺伝形式をとります。原因遺伝子はX染色体長腕（Xq28）に見つかっています。脳白質にgliosisを認めます。

●症状

副腎機能不全によるコルチゾールの分泌低下のため，下垂体からACTHの分泌が亢進し，皮膚・粘膜に色素沈着を認めます（5〜10歳頃）。次第に知能低下，皮質盲，皮

質聾，痙性肢体麻痺，けいれんなどを呈し，最終的に除脳硬直に陥ります。

● **診断**

　血球膜の脂肪酸分析にて，極長鎖の脂肪酸を証明することで確診されます。MRIで白質の高吸収域がみられます。

● **治療・予後**

　治療としては極長鎖脂肪酸の摂取を控え，さらにその合成を阻害するLorenzo's oilという食事療法が有名です。現在では造血幹細胞移植のほうが期待されています。
　予後は5〜10歳で発症したのち，1〜5年で死亡します。

V. 末梢神経障害（ニューロパチー）

A 末梢神経障害の分類

末梢神経障害の種類

　一言で末梢神経障害といっても，その障害の起こり方にはさまざまなパターンがあります。

◆ 単ニューロパチー（モノニューロパチー）

　1本の末梢神経が障害される場合です。全身のなかで，ある1本の末梢神経だけがやられるわけですので，かなり限局した障害だということを意味します（**図163**）。

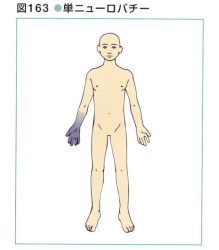

図163 ●単ニューロパチー

　代表的な単ニューロパチーには，以下の3つがあります。

①**外傷性ニューロパチー**

　機械的に神経が障害される場合です。腕枕などで腕を長時間圧迫した後，腕がしびれたり動かなくなったりするのはこれに当てはまります。

②**顔面神経麻痺**

　交通事故などの顔面外傷としても起こりますが，末梢神経レベルで顔面神経麻痺が起こる場合，片側性ならBell麻痺（**p.111**）とRamsay-Hunt症候群（**p.111**），両側性ならGuillain-Barré症候群とサルコイドーシスと考えます。Guillain-Barré症候群での両側顔面神経麻痺はとても重要なので，ぜひ覚えておいてください。

③**手根管症候群**

　狭窄した部位を通る末梢神経が慢性的に外力を受けて障害される場合を，**絞扼性ニューロパチー**といいます。手根管症候群もその一つです。

　手根管は手関節の骨と横手根靱帯によって囲まれたすき間で，その中を正中神経が

走っています。この部位で正中神経が障害されると，その場所よりも末梢側で障害がみられます。

　原因としては，アミロイドーシス（アミロイドが手根管内に沈着して起こります。アミロイドニューロパチーとは機序が違います），粘液水腫（甲状腺機能低下症），先端巨大症，関節リウマチ，月経前や妊娠中の浮腫などがあります。手首を反復的に動かす職業，例えば，マッサージ，クリーニング，床磨きなどに従事している人にも起こりやすいです。

　神経症状としては以下のものがみられます。
- 小指以外の指の先の感覚異常，疼痛
- 猿手（運動麻痺・母指球の萎縮）
- Phalen徴候（手関節を屈曲させると指先に感覚異常が出現）

　参考までに，手の感覚支配域と上肢神経の麻痺症状をまとめておきます（**図164**）。

図164 ●上肢の各神経麻痺

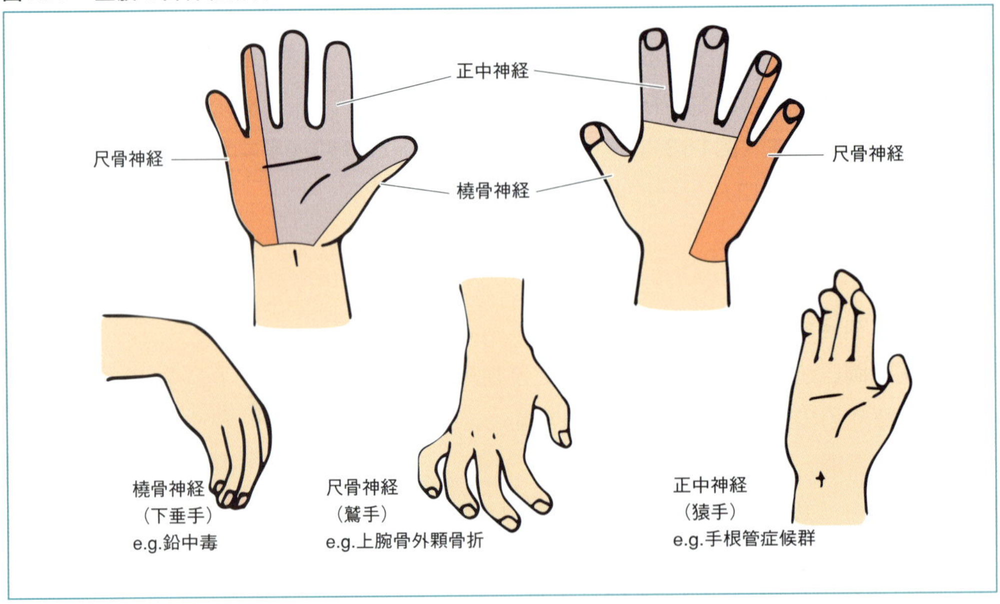

多発単ニューロパチー（マルチプルモノニューロパチー）

単ニューロパチーが多発する場合です。2本以上の末梢神経が左右非対称に完全に不規則に障害されます。全身のあちらこちらで限局した神経の障害が，散在的に発生している状態を考えればよいでしょう（図165）。

具体的な疾患としては，**結節性多発動脈炎（PN）に伴うニューロパチー**があります。

PNや全身性エリテマトーデス（SLE）などの膠原病では，しばしば末梢血管の障害のために末梢神経への栄養供給が障害されます。このため全身のあちこちで，血管障害のある部位と一致した単発の末梢神経障害が散在するかたちになります。

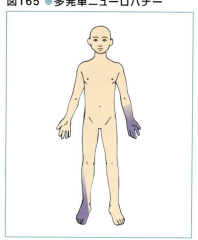

図165 ●多発単ニューロパチー

多発ニューロパチー（ポリニューロパチー）

1本ではなく複数の末梢神経が，体のある箇所で同時にやられているような場合です（図166）。多発単ニューロパチーとどう違うのかをよく理解しておく必要があります。

多発単ニューロパチーは，あくまでも1本の末梢神経障害が体のあちらこちらでみられる場合です。一方，**多発ニューロパチーは，複数の末梢神経の障害が体のある部位で同時にみられる**場合です。多発単ニューロパチーとは異なり，障害される末梢神経が左右対称性に，特に四肢末梢に強くみられるのが特徴です。中毒や代謝異常，遺伝性疾患など全身性に障害を生じる疾患で起こります。

具体的な疾患としては，以下のものがあります（表28）。

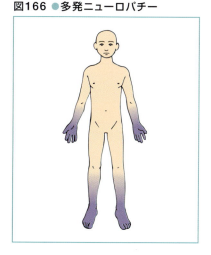

図166 ●多発ニューロパチー

表28 ●多発ニューロパチーの分類

代謝性ニューロパチー	糖尿病性ニューロパチー，尿毒症性ニューロパチー，急性連合性脊髄変性症（ビタミンB_{12}の欠乏），アルコール性ニューロパチー，脚気（ビタミンB_1の欠乏）
中毒性ニューロパチー	有機溶剤（ノルマルヘキサン，有機リン），金属（砒素，鉛，有機水銀），薬剤（SMONなど）
遺伝性ニューロパチー	Charcot-Marie-Tooth病，Dejerine-Sottas病，Refsum病，急性間欠性ポルフィリン症（AIP），家族性アミロイドポリニューロパチー（FAP）
アレルギー性ニューロパチー	Guillain-Barré症候群，Fisher症候群，慢性炎症性脱髄性多発神経根炎
癌性ニューロパチー	—

2 臨床症状からみた分類

　ニューロパチーは，先ほどの分類とは別に，臨床症状からみた分類として運動障害優位型の多発ニューロパチーと感覚障害優位型の障害との2つに大別できます。1本の末梢神経は必ずしも運動神経だけ，または感覚神経だけでできているのではありません。運動・感覚・自律の3種類の機能をもった神経が一緒くたの状態となって，1本の末梢神経を構成しているのです。したがって，たとえ単ニューロパチーの場合であっても，それが障害されたときにみられる症状は感じなかったり，動かなかったりといろいろなわけです。

　よく症状を観察してみると，個々の疾患によってよく目立つ障害に違いがあることに気づきます。臨床の現場では，そうした前景にくる症状を覚えておくほうが有意義なことが多いわけです。

B 末梢神経障害の各疾患

1 代謝性ニューロパチー

　この項目では，さまざまな代謝疾患で合併するニューロパチーについてお話しします。また，栄養障害の際にみられるニューロパチーについてもこのなかで一緒にまとめます。

糖尿病性ニューロパチー

●病態・症状

　感覚障害型のニューロパチーです。**glove and stocking型**といって，**両手足の末梢が左右対称性に障害**されます。感覚神経の障害なので，温痛覚や触圧覚などが分からなくなり，足を触っても「靴下をはいた上から触られているようだ」などの訴え方をします。

　初期では感覚障害型として，上記のような**振動覚の低下**（初期）と進行に伴い自覚症状を訴えますが，原疾患である糖尿病では神経に栄養する血管が障害されることがあるため，二次的に運動障害型のニューロパチーが起こる場合もあります。

　感覚障害型と比べて比較的早期に急に発生し，障害の身体的分布は左右非対称的で，**多発単ニューロパチー**のかたちをとります。

　また，糖尿病は自律神経障害を引き起こし，膀胱直腸障害，勃起不全，**Romberg徴候陽性**（位置覚・深部知覚障害による），**筋萎縮・筋力低下**（運動神経障害のため），起立性低血圧などの症状がみられます。

亜急性連合性脊髄変性症
（subacute combined degeneration of the spinal cord）

　末梢では後根障害による，感覚障害型のニューロパチーが起こります。

アルコール性ニューロパチー

　慢性的にアルコールを多飲する人にみられます。アルコールそのものによる神経障害と，**ビタミンB_1の相対的な欠乏**による結果として起こる栄養障害があります。
　ビタミンB_1は神経細胞のエネルギー源となる炭水化物の代謝に必要不可欠な因子で

す．不足すると神経細胞の代謝がおかしくなり，さまざまな障害が起こると考えられています．

感覚障害型が一般的で，指先のしびれ感や鈍くなった感覚を訴えて来院することが多いです．

Wernicke脳症

アルコール性ニューロパチーと同じアルコールで起こる神経障害にWernicke脳症があります．こちらもアルコール依存症でみられますが，症状は急激でもっと派手です．突然のせん妄状態から始まり，小脳失調（ヨタヨタ歩き），眼球運動障害（外直筋の障害が優位になり，寄り目に）をみると同時に，全身の力が抜けたように座り込んだ状態になります．酔いが覚めてくるとともに正常に戻りますが，ニューロパチーは時間が経過しても後まで残ることがあり，手足のしびれや運動麻痺の状態が続いたりします．

また，慢性アルコール中毒の他にビタミンB_1の欠乏も原因となります．ビタミンB_1欠乏によって中枢神経障害が起こるのがこの疾患で，末梢神経障害を生じるのが脚気です．

早期にビタミンB_1の大量投与を行うことが重要で，放置するとKorsakoff症候群（逆行性健忘，失見当〈識〉，作話，記銘力障害が四主徴）に移行したりします．

脚気

ビタミンB_1の欠乏で起こります．下腿浮腫や心不全など，さまざまな全身症状の合併をみますが，感覚障害型のニューロパチーをみるのが特徴です．よく，膝蓋腱反射をやって反応がないと脚気を疑うのは，反射弓の求心性ニューロンがビタミンB_1の欠乏で障害されることが多いからなのです（運動神経が障害されるから足が上がらない，というわけではありません）．

中毒性ニューロパチー

　末梢神経の脊髄神経根は中枢神経系の血液脳関門と末梢神経の血液神経関門の境界部分にあたり，比較的毒性物質が通過しやすいとされています。

　ここでは神経毒性物質（有機溶剤・金属・薬剤など）によって起こるニューロパチーをみていきましょう。

有機溶剤によるニューロパチー

①ノルマルヘキサン

　感覚障害型の多発ニューロパチーで始まり，やがて運動神経の障害も併発するようになります。シンナーの吸引や有機溶剤を使用する職業病としてみられます。

②有機リン

　アセチルコリンエステラーゼを阻害する作用があるので，アセチルコリンが分解されず蓄積します。よって急性期には**副交感神経亢進症状**（**縮瞳**，**分泌亢進**など）を生じますが，2～3週後に，遅発性で運動障害型の多発ニューロパチーを生じます。農薬の誤用や，自殺の目的で使用されて発症します。地下鉄サリン事件のサリンも有機リンです。

　治療には**硫酸アトロピン**（抗コリン薬）や**ヨウ化プラリドキシム**（PAM，リン酸エステルをChEから離脱させ，ChE活性を復活させる）が使用されます。

金属によるニューロパチー

●**砒素中毒**

　四肢末端の疼痛や知覚異常などで発症し，やがて運動麻痺を伴うようになります。**皮膚症状**（皮膚炎，皮膚角化，色素沈着，色素脱失など）も同時に出現します。尿中・毛髪中の砒素濃度の測定が診断に役立ちます。

●**鉛中毒**

　鉛中毒によるニューロパチーは運動障害型で，特に上肢のほうが下肢よりも障害の程度が強いことが特徴です。有名なのが，**橈骨神経麻痺による下垂手**です（**図167**）。主として左右対称性に，四肢の伸筋が障害されます。

　小児の鉛中毒は，ニューロパチーを主徴とする成人型のそれと異なり，**鉛脳症**（頭蓋内圧亢進など）を特徴とします。こちらは予後が悪く，25％の死亡率です。

　鉛は経皮・経気道・経消化管的に吸収されるため，鉛性の水道管を扱う職業の人や，

鉛を含む玩具をなめたりする小児に中毒がみられます。

鉛中毒では神経以外の症状を呈します。鉛疝痛といって刺すような腹の痛みを訴えることがあったり，腎障害や貧血といった症状からみつかることもあります。

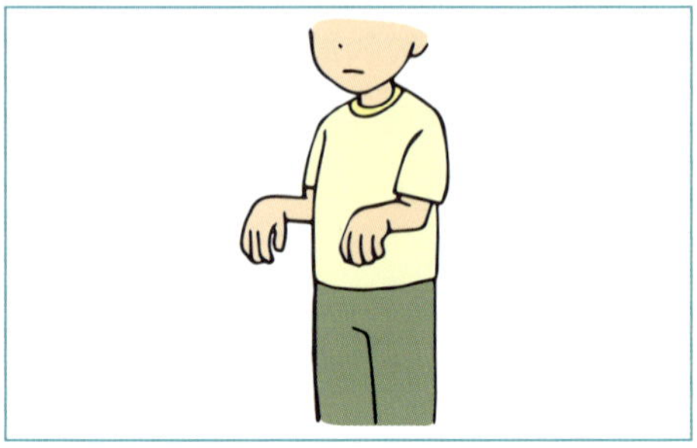

診断は，血中・尿中の鉛濃度の測定，赤血球中δ-ALA脱水素酵素活性の低下（図169，p.236），尿中δ-ALAの上昇，赤血球遊離プロトポルフィリン濃度の上昇，好塩基性斑点を伴った赤血球（小球性低色素性）の出現などでできます。

図167 ●鉛中毒はオバケの手

● 有機水銀中毒

日本では水俣病として有名です。感覚障害型の多発ニューロパチーをきたしますが，小脳性運動失調と求心性視野狭窄，神経性難聴なども併発します。Hunter-Russell症候群ともよばれることがあるので，水俣病と同じ病気と理解しておきましょう。

薬剤によるニューロパチー

● SMON

キノホルム®（クリオキノール）はSMON（subacute myelo-optico-neuropathy；スモン病）を引き起こした悪名高い薬（本来は胃腸薬）です。現在日本では使用禁止となっているので，スモン病患者の発生はありません。

亜急性に視神経障害と脊髄の障害を起こします。脊髄の障害は，ビタミンB_{12}欠乏で生じる亜急性連合性脊髄変性症の障害パターンと似ています。したがって，感覚障害や後索の障害による脊髄性運動失調がみられます。運動障害を伴うこともありますが，比較的軽症であるのに対し，感覚障害の方は難治性です。また，末梢神経の変性をみますが，神経肥厚はありません。

● その他の薬剤

有名なものとして抗結核薬のイソニアジドがあります。これは感覚障害と運動障害の混合型でビタミンB_6の欠乏をきたし，その結果として末梢神経障害を引き起こします。治療は塩酸ピリドキシン（ビタミンB_6）です。

また，抗腫瘍薬の硫酸ビンクリスチンも混合型のニューロパチーをきたすことがあるので覚えておきましょう。脳神経系のニューロパチーで有名なのは硫酸ストレプトマイシン・硫酸カナマイシンで生じる内耳神経障害と，塩酸エタンブトールによって生じる球後視神経炎です。

3 遺伝性ニューロパチー

遺伝的にニューロパチーをきたす疾患について取り上げます。ニューロパチーによる症状が主ですが、それ以外にも併発する症状がいくつかあるので、それらも併せて覚えてください。

Charcot-Marie-Tooth 病
（シャルコー・マリー・トゥース）

●病態・症状

主に**常染色体優性遺伝**の形式をとる疾患です。20歳以下、特に**小児期**に発症します。症状の特徴は下腿に著明な筋萎縮をみることで、こうした症状は慢性に少しずつ進行していきます。

基本的に運動障害型のニューロパチーなので運動、特に**歩行が障害**されます。足から下腿、大腿の下1/3というように、遠位側から近位側へ徐々に末梢神経障害が進み、それに伴って筋萎縮が生じます。発症の初期に、足の変形（**凹足**、または高アーチ）がみられ、さらに下腿の筋萎縮がみられるようになると下腿は変形を帯び、**逆シャンペンボトル型**や**コウノトリ脚型**というよび方をされます（図168-a）。

また、前頸骨筋の筋力低下のため足の背屈ができず、歩行させるとつま先を上げて歩けないため、垂れ脚の状態で歩くような格好となり、つま先から先に地面に着くような歩き方（鶏歩：steppage gait）をします。

筋萎縮が進行すると歩行はさらに困難となり、車椅子での生活を余儀なくされます。さらに、**脊椎側弯**などの骨格異常もみられることがあります。

末梢神経障害と筋萎縮は下肢だけでなく上肢にも及びますが、やはり遠位側に著明で、ALSと似たような**母指球や小指球の萎縮**を生じたり、線維束攣縮を認めるような場合もあります。また、運動神経のみならず感覚神経も障害されることがあり、四肢の末端を中心に軽い触圧覚の障害や振動覚の障害をみることもあります。

ところで、Charcot-Marie-Tooth病での末梢神経の障害のされ方には一つの特徴があります。神経の軸索だけが変性するのではなく、むしろ脱髄（Schwann細胞の変性・脱落）が初めに起こると考えられているのです。Schwann細胞が変性・脱落・再生を繰り返すうちに軸索が崩壊していき、末梢神経障害が出現してきます。Charcot-Marie-Tooth病の慢性的な症状進行の経過のなかでは、こうした脱髄と再生の繰り返しが常に行われていると考えられます。

そして、そうした繰り返しの結果、末梢神経は肥厚し、触診を行うとポコポコした感触でその走行を触れることが可能となります。病理学的には肥厚した部分の神経の

断面がタマネギの断面に似ていることから，**onion bulb**（**図168-b**）とよばれています．

図168 ●Charcot-Marie-Tooth病の下腿所見とonion bulb

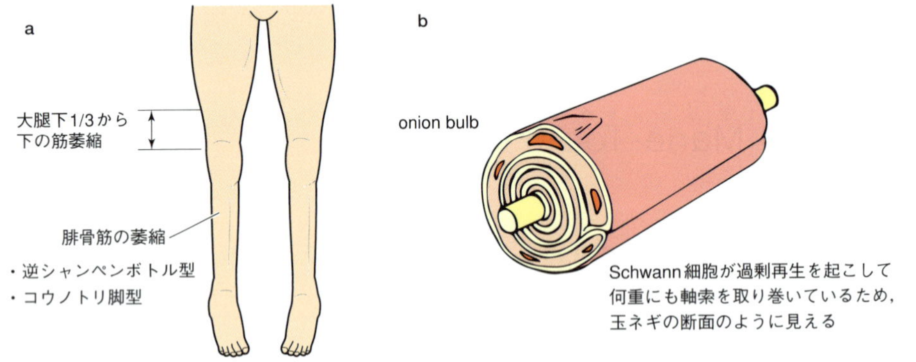

a
大腿下1/3から下の筋萎縮
腓骨筋の萎縮
・逆シャンペンボトル型
・コウノトリ脚型

b
onion bulb
Schwann細胞が過剰再生を起こして何重にも軸索を取り巻いているため，玉ネギの断面のように見える

● 検査

末梢神経伝導速度の測定と神経生検（特に腓腹神経の生検を行います）が重要です．総論でも述べたように，伝導速度の低下がみられます．また，生検ではonion bulbが病理学的に認められます．その他，筋電図を行うと基本的に神経原性の変化をみますが，筋萎縮が著明な部位では筋原性変化も混在して認めます．髄液タンパクは大部分の例で正常です．

● 鑑別

Friedreich運動失調症（**p.205**）との共通点は以下のとおりです．

・**10歳前後の子どもに多い**
・**歩行障害**を初発症状として訴える
・**凹足**，**脊柱側弯**などの骨格の変形を認めることがある

Friedreich運動失調症では，位置覚や振動覚の低下などの深部知覚の障害や企図振戦や眼振などの小脳失調を比較的病初期から認めます．Charcot-Marie-Tooth病は予後は良好で，命に関わるようなことはまれであるのに対し，Friedreich運動失調症は成人になると大部分が寝たきりのような状態になり，心不全などの併発で死亡することが多いので，鑑別診断は重要です（**表29**）．

表29 ● Charcot-Marie-Tooth病とFriedreich運動失調症の比較

	Charcot-Marie-Tooth病	Friedreich運動失調症
共通点	・10歳前後の発症 ・歩行障害で始まり，徐々に進行 ・凹足，脊柱側弯などの骨格異常	
鑑別点	・下肢の遠位から近位へ進行する運動障害型の末梢神経障害 ・進行とともに後索障害が出ることもあるが，まれ ・生検でonion bulb	・脊髄性＞小脳性の運動失調が前景 ・錐体路症状を同時に認める ・末梢神経障害を認めることがあるが，末期になってからである

急性間欠性ポルフィリン症
（acute intermittent porphyria；AIP）

● 病態

　ヘモグロビンはヘムというFeを有する物質を内包していますが，このヘムの合成に異常があると**ポルフィリン体**が体の中に溜まり，さまざまな障害が生じます。これを**ポルフィリン症**とよびます。ポルフィリン体とは，ヘムという物質の基本的な骨格を形成する化合物で，骨髄や肝臓で合成されます。

　ポルフィリン症のなかでも有名なAIPの場合は，図169を見てお分かりのように，ポルフォビリノゲンがウロポルフィリノゲンへと進むステップが障害されています。したがって，それよりも上流に存在するδ-ALAやポルフォビリノゲンが体内に蓄積したり，尿中に多量に排泄されるようになります。

　AIPを含め，ポルフィリン症は骨髄でポルフィリン体の過剰産生が起こっている骨髄性ポルフィリン症と，肝で過剰産生のみられる肝性ポルフィリン症の2つに分類されます（表30）。

　ポルフィリン症に含まれるこれらの病気には，いくつかの共通した臨床症状があります。例えば，**ポルフィリン体の尿中排泄が増加するために，尿が独特のワイン色**を呈します。

　また，黄疸や光線過敏症（ちょっと光を浴びただけなのに，皮膚がひどい日焼けをしたように赤くなってしまう）を呈するのも特徴ですが，**AIPだけは例外**で，**黄疸も光線過敏症もきたしません**。

　AIPは20〜40歳代の女性に多くみられる疾患です（男女比＝2：3）。

　AIPでは誘因があるので，それをきちんと聞き出すことも大切です。誘因としては，薬剤（**バルビタール**，**抗てんかん薬**，**経口避妊薬〈ピル〉**，**サルファ剤**，**経口糖尿病薬**）感染，ストレス，手術，**アルコール**などがあります（図170）。

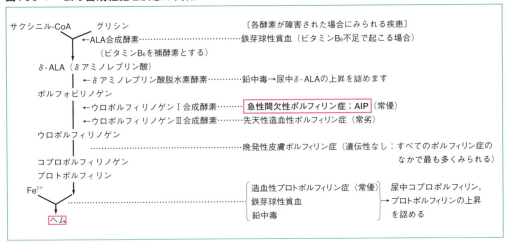

図169 ●ヘムの合成経路と疾患の関係

表30 ●ポルフィリン症の分類

骨髄性ポルフィリン症：小児に多い	肝性ポルフィリン症：成人に多い
・先天性造血性ポルフィリン症 ・造血性プロトポルフィリン症	・急性間欠性ポルフィリン症（AIP） ・多様性ポルフィリン症（porphyria variegata） ・先天性コプロポルフィリン症 ・晩発性皮膚ポルフィリン症

● 症状

①腹部症状

腹痛・嘔吐・便秘が三大腹部症状です。

②末梢神経障害

運動障害優位の多発性神経障害がみられます。特に下肢優位の左右対称性の弛緩性四肢麻痺（腱反射減弱）を認め，「立てない，歩けない」という状態になります。

③精神症状

記憶力の低下，不眠，幻覚，錯乱などが起こります。

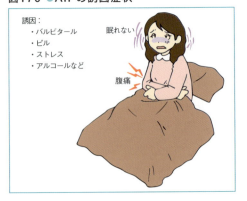

図170 ●AIPの誘因症状

以上の①〜③がAIPの三主徴です。その他，循環器症状（頻脈・高血圧など），内分泌症状（SIADH）などを認めます。さらにAIPでは，高コレステロール血症や耐糖能の異常がみられます。

● 検査・治療

臨床症状からAIPが疑われたら，まず尿中-ALAの高値と尿中ポルフォビリノゲンの高値があるかどうかをチェックする必要があります。また，ヘム合成系の律速酵素であるδ-ALA合成酵素の活性がヘム合成ダウンのフィードバックを受けてupしているので

δ-ALAも蓄積し，尿中で高値となります。ポルフォビリノゲンは，**アルデヒド試薬によって赤色化**すること（**Watson-Schwartz反応**）を利用した検査も有効です。

AIPに限らずポルフィリン症では，LDLの高値を中心とした**Ⅱa型の高脂血症**（総コレステロールのみ高く，トリグリセリドは正常）が約半数でみられます。また，AIPでは発作時に尿量減少をみます。これはSIADHの病態に基づく症状です。

次にAIPの治療についてですが，まず誘因となるような薬剤等を中止することが第一です。**バルビタールの使用などは禁忌**です。そして，発作時には輸液や**クロルプロマジン**の投与，副腎皮質ステロイド薬の投与などを行います。特に**クロルプロマジン**（ドパミン受容体拮抗薬であり，統合失調症の治療に使われます）は，精神症状や腹痛発作などに有効といわれます。予後は決して良好とはいえず，**5年生存率は70％ほど**です。

4 アレルギー性ニューロパチー

ウイルス感染（上気道感染など）が引き金になって末梢神経系に脱髄が起こることがあります。多発性硬化症が中枢神経系の脱髄を起こすのと対照的ですね。

一種のアレルギー反応で，感作された免疫細胞が自分のSchwann細胞を障害して，急性のニューロパチーをきたすものとみなされています。症状の進行が早く，半日〜1日で急に足腰が立たなくなったりします。また，Fisher症候群で血清中に**抗ガングリオシド抗体**（**抗GQ1b抗体**）が検出され，診断マーカーとして利用されています。

Guillain-Barré（ギラン・バレー）症候群

●病態

Guillain-Barré症候群は，**急性多発性神経根炎**（acute polyradiculoneuritis）ともよばれる疾患で，その名のとおり急性に発症して主に神経根炎を多発します。総論でもお話ししたように神経根というのは，髄鞘がSchwann細胞から乏突起膠細胞へ移行する中間地点であるわけです。こうした移行部は，正常な状態ですでに髄鞘が薄くできているのです。したがって，アレルギー反応などによって髄鞘が障害される場合も，最もその影響が顕著なのが神経根であると考えられます。

すべてのニューロパチーで神経根炎があるとはいえませんが，今までみてきてお分かりのように，多発ニューロパチーでは，かなりの疾患が高い確率で神経根炎を合併します。なぜ神経根が障害のターゲットにされるのかは，これまでお話ししてきたような組織学的な特徴（弱点？）があるからです。また，神経根炎を併発すると多くの場合，脳脊髄液中のタンパク増加が認められます。

● **症状**

急性に始まる**下肢から次第に上行する弛緩性の運動麻痺**が特徴的です。また多くの例で，発症の数日前に軽い**上気道炎**や**胃腸炎**などを認めます。**マイコプラズマ**や**カンピロバクター**が起炎菌となります。つまりこうした菌による感染症にかかった後，10日〜2週くらいしてから急に足が動かなくなってきたら，Guillain-Barré症候群を考えるわけです。Guillain-Barré症候群での運動神経の障害は大腿だけにとどまる場合もありますが，**上行して呼吸筋の麻痺**までをきたす場合もあります。

そのような症例では，気管挿管を行ってレスピレーターによる管理が必要となります。また，**脳神経症状**も半数以上の例で認められ，**両側顔面神経麻痺**，動眼神経麻痺，舌咽・迷走神経麻痺などを生じます（**図171**）。

以上のように，Guillain-Barré症候群では運動障害が優位ですが，発症直後では感覚異常を自覚したり，また症例によっては自律神経症状（頻脈や発汗異常）を生じることもあります。症状は発症から数日〜2週で完成し，その後は徐々に**自然回復**します（数週〜数か月）。

図171 ●Guillain-Barré症候群

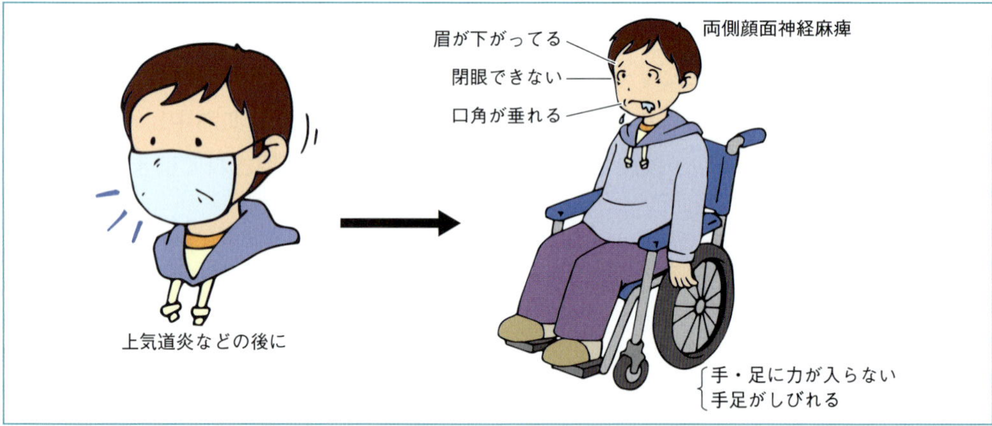

● **検査**

髄液検査と神経伝導速度検査を行います。前述のように，髄液所見で**タンパク細胞解離**をみるというのが有名です。しかし，これは神経根炎の結果であると考えられるので，Guillain-Barré症候群に限られた所見ではなく，神経根炎を合併するニューロパチーでは共通してみられます（アミロイドニューロパチーやRefsum病でも髄液タンパクの増加を認めます）。また，Guillain-Barré症候群の**発症直後では髄液所見はほとんど正常で，タンパク細胞解離をみるのは発症1〜2週後**である点も覚えておきましょう。

その他としては，**末梢神経伝導速度の低下**，特に運動神経の伝導速度の低下を示すことなどがあります。

●治療
　自然回復をするので経過観察でもよいのですが，症状の程度とのかねあいで以下のような治療を行います．
・呼吸麻痺に対して，レスピレーターによる呼吸管理
・血漿交換療法
　回復を早め，後遺症を少なくできるといわれています．
・免疫グロブリン大量静注療法
　昔は副腎皮質ステロイド薬が使われていましたが，効果がほとんどなく現在では禁忌とされています．
●予後
　通常は良好です．しかし，ごく少数では後遺症を残します．また，10～20年後に再発する場合もあります．

慢性炎症性脱髄性多発性神経根炎（chronic inflammatory demyelinating polyradiculoneuropathy ; CIDP）

　舌をかみそうになってしまいそうなこの長い名前の疾患は，2か月以上にわたり慢性に進行する二肢以上におよぶ運動・感覚障害を呈する脱髄性の多発性ニューロパチーです．30歳前後で発症することが多く，男女比は3：2になります．
　先行感染によらない四肢の脱力や深部感覚障害があり，半数は寛解・再燃を繰り返します．
●検査
・四肢の腱反射：低下，消失
・Romberg徴候陽性
・髄液：タンパク上昇
・神経伝導検査：脱髄による伝導遅延，F波の消失，伝導ブロック，時間的分散の増大
・筋生検：ときほぐし検査で脱髄所見，血管周囲の炎症細胞浸潤，電顕でのonion bulb
・MRI：神経根や馬尾の肥厚，または造影所見
●治療
　血漿交換，γ-グロブリン大量静注，ステロイド治療が主流となっています．

癌性ニューロパチー

　悪性腫瘍の直接浸潤で起こる場合と，間接作用であるparaneoplastic syndromeで起こる場合があります。腫瘍と末梢神経に共通の抗原となるタンパクが存在し，腫瘍の抗原を認識した免疫系が腫瘍を攻撃すると，同時に末梢神経も攻撃してしまいます。

　原疾患の治療を行うことで改善がみられる場合もあります。

VI. 筋疾患（ミオパチー）

A 筋疾患とは

　神経の障害ではなく，骨格筋そのものの障害によって筋萎縮や筋力低下などの症状を呈する疾患を筋疾患（ミオパチー）といいます。運動障害の原因は，運動失調や不随意運動のような運動の調節障害によるものを除けば，上位運動ニューロンの障害，下位運動ニューロンの障害，神経筋接合部の障害，そして骨格筋の障害によるものという4つの原因に分けられます（図172）。この章では，骨格筋の障害によって運動障害を起こす疾患についてみてみようというわけです。

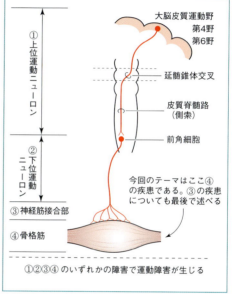

図172 ●ミオパチーは骨格筋の疾患

筋疾患の症状

　ミオパチーの症状としては筋力低下が非常に重要です。ミオパチーに含まれる大部分の疾患で筋力低下が主徴となります。ただし，筋力低下というのは何もミオパチーだけに特徴的な症状ではありません。先に述べた上位運動ニューロン障害や，下位運動ニューロン障害の場合も筋力低下はみられます。したがって，ミオパチーによる筋力低下と，こうした神経障害によって生じる筋力低下を区別しなくてはなりません。これらの鑑別は，筋力低下の仕方やその他の随伴する症状によって行われます。

　ミオパチーの筋力低下でいちばん大切な所見は，近位筋優位の筋力低下がみられるという点です。近位筋というのは殿部や腰部の筋肉，ないしは肩の筋肉などの体の中心軸に近い筋肉を指します。こうした近位筋の筋力低下によって起こる症状としては，「椅子から立ち上がりにくくなった」「網棚に荷物を上げることができない」などがあ

げられます．さらに進行すると，歩行時にふらついたり，さらには歩行不能になることもあります．

　一方，遠位筋というのは，指先や足先に近いところの筋肉を指します．一般的に，下位運動ニューロンの障害（例えば，運動障害優位のニューロパチーなど）では，遠位筋を中心とした筋力低下がみられます．このように，同じ筋力の低下でもミオパチーが原因なのか，それともニューロパチーが原因なのかによって筋力低下をみる主要な筋肉の範囲が異なるので，臨床症状を注意深く観察すればある程度の鑑別は可能となります．

　その他，鑑別のための重要なポイントがいくつかあります．例えば，線維束攣縮の有無や血清CKの値，筋電図での所見などが鑑別に使われます．図173にフローチャートとしてまとめましたので，よく流れをつかんでおきましょう．

図173 ●筋力低下と筋萎縮をきたす疾患の鑑別

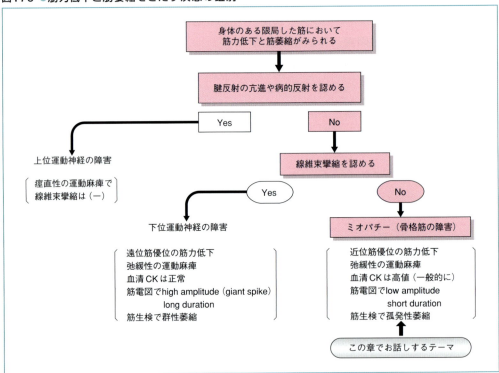

その他の症状・徴候

前述のように「近位筋優位の筋力低下と筋萎縮」がミオパチーの主徴ですが，いくつかの例外があります．すなわち，ミオパチーにもかかわらず遠位筋が優位に障害される疾患があるのです．まずは病名だけふれておきます．

・筋強直性ジストロフィー
・遠位型ミオパチー

一方，ミオパチーで遠位筋優位の筋萎縮をみる例外があれば，当然その逆に下位運動神経の障害で近位筋優位の筋萎縮をみる例外的な疾患もあります．各論のⅢ章で出てきた疾患ですので，こちらもここでは名前だけ挙げておきましょう．

・Werdnig-Hoffman病（乳児）
・Kugelberg-Welander病（学童）
・Kennedy-Alter-Sung症候群（成人）

ミオパチーでみられる症状は，筋力低下と筋萎縮だけではありません．疾患によって特徴的な随伴症状をみる場合があります．有名なものだけをここで2つ覚えておきましょう．

●仮性肥大

Duchenne型の進行性筋ジストロフィー症で，腓腹筋に認められます．

Duchenne型筋ジストロフィー症では，腓腹筋が萎縮し，脂肪組織に置き換えられるため，かえってふくらはぎの部分が膨らんで肥大したようにみえます．これを仮性肥大といいます．触れた感じはゴムのようなやわらかさがあります（**図174**）．

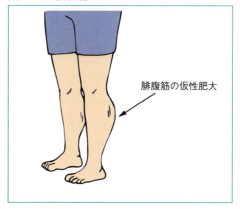

図174 ●仮性肥大

腓腹筋の仮性肥大

● **Gowers 徴候（登攀性起立）**

　登攀というのは，木を登るという意味です。四肢近位筋の筋力低下が進むと，起きる動作も困難になります。何もつかまるところがないようなところで，臥位の状態から立ち上がるように命令すると，**図175**にあるような順番の動作をみます。

　まず，患者は脚をしっかり立てることから始め，次にその脚をまるで木とみなして，その木を登るように，腕で脚をつかみながら上体を起こしていきます。何も支えがないため，自分の脚を支えにして上体を起こすというわけです。Gowers徴候は，Duchenne型筋ジストロフィー症でみられるほか，多発性筋炎でもみられます。

図175 ●筋ジストロフィーにみられる登攀性起立

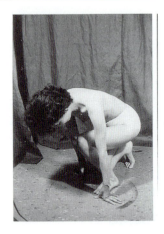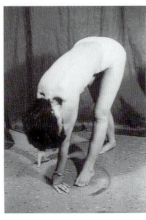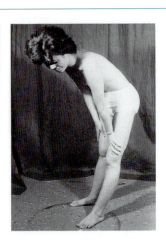

B ミオパチーの各疾患

1 進行性筋ジストロフィー（progressive muscular dystrophy; PMD）

　PMDは骨格筋が変性する疾患です。その名の通り進行性の病気で，徐々に悪化していきます。有病率は10万人に4人くらいです。また遺伝性があり，その遺伝形式によって，以下のように分類されます。

①**X染色体劣性遺伝**
・重症型（Duchenne型）
・良性型（Becker型）

②**常染色体劣性遺伝**
・肢帯型（limb-girdle型；LG型）
・先天性筋ジストロフィー
・小児筋肢帯型

③**常染色体優性遺伝**
・顔面肩甲上腕型（facioscapulohumeral型；FSH型）
・遠位型（distal）
・眼筋型（ocular）
・眼筋咽頭型（oculopharyngeal）

　これらの病型の有病者数の内訳は，Duchenne型60％，LG型30％，FSH型10％となっており，この3つのタイプでほぼ大部分のPMDを占めています。したがって，PMDを知るには，この3つの病型の各々の特徴や，それらの違いについて学べばよいわけです。

■ PMDの3病型の比較

　まず，これら3つの病型に共通にみられる症状は**近位筋優位の筋萎縮と筋力低下**です。左右対称に障害され，腱反射も両側性に減弱〜消失します。また，関節を長い時間動かさないままでいるために，関節拘縮を起こすこともあります。3病型の比較を**表31**にまとめました。

　さらに，もう少し細かくこれらの疾患の症状についてみてみましょう。

1）Duchenne（デュシェンヌ）型

　Duchenne型は，**X染色体劣性遺伝で男児に多くみられ，2〜4歳頃発症**します。原因

遺伝子はX染色体短腕にあり，ジストロフィン（dystrophin）というタンパクの生成に問題が生じます。正常の赤ん坊は，1歳〜1歳6か月くらいでひとり歩きを始めるので，歩き始めたばかりの頃に筋力の低下が始まります。
　筋力低下の部位によりさまざまな症状が出ます。
- 骨盤部：処女歩行の遅延，動揺性歩行
- 脊柱：脊椎側弯症
- 下肢：Gowers徴候，腓腹筋の仮性肥大

　Duchenne型では，このような近位筋障害が中心ですので，嚥下運動や会話をするための運動は障害されず，正常を保ちます。また，眼球運動や膀胱直腸障害もありません。
　しかしながら，その逆に骨格筋とは関係のない心筋障害が生じることがあり，心不全を引き起こす原因になります。また，呼吸運動も障害され呼吸不全をきたします。

2）LG型（limb-girdle型）

　LG型は，常染色体劣性遺伝で，20歳を過ぎる頃から発症します。第4番染色体長腕に原因遺伝子があるといわれています。
　limb-girdleという名のとおり，肩の筋肉（limb）と腰の筋肉（girdle）が萎縮し筋力が低下します。歩行時によろけやすくなったり，転びやすくなったりすると同時に，荷物が持ち上げられないとか，腕が上がらないなどの症状を訴えます。翼状肩甲といって，肩甲骨が翼のように突出するのがみられる場合もあります。ただし，次に出てくるFSH型と違って，顔面の筋肉は障害されません。

3）FSH型（facioscapulohumeral型）

　FSH型は，LG型より少し若い時期に発症します。常染色体優性遺伝のLGMD1と常染色体劣性遺伝のLGMD2に分けられます。FSH型はDuchenne型などとは違って致死的な病気ではありません。
　FSH型の特徴は顔面の筋肉の障害が必発という点です。つまり眼輪筋や口輪筋などの表情を作る筋肉が萎縮するので，顔貌の変化を生じます。またDuchenne型やLG型とは異なり，腰帯筋は障害されないので歩行障害はありません。
　一方，肩甲・上腕の筋肉は萎縮して筋力は低下するので，荷物を持ち上げられなかったり，翼状肩甲がみられたりします。全体的に進行は緩徐で，症状も軽いです。

表31 ●PMDの3病型の比較

	Duchenne型	LG型	FSH型
発症年齢	小児（2〜4歳頃）	青年〜成人（20〜30歳代）	若年〜青年
遺伝	X・劣	常・劣	常・優
性別	男	男または女	男または女
頻度	60%	30%	10%
初発部位	腰帯	腰帯または肩甲帯	肩甲帯
顔面筋障害	(−)	(−)	(+)必発
仮性肥大	(+)	(±)	(−)
翼状肩甲	(−)	みることあり	みることあり
関節拘縮	(+)	しばしば	まれ
進行	早い（数年）	中間（数年〜10年以上）	遅い
血清CK	著しい高値	中等度高値	軽度高値
生命予後	不良（10代で死亡）	不定	良好
障害部位			

● 検査

　検査として大切なのは，**筋電図**と**血清CK**の測定の2つです。筋電図の所見としては，ミオパチー総論で前述したように，**ミオパチー性の変化**（**筋原性変化**；low amplitude，short duration）をみるのが重要です。

　また，筋肉が破壊されますので，血中にCKが逸脱してきます。多発性筋炎/皮膚筋炎でたまに1,000くらいまでいくこともありますが，何千という単位までCKが上昇する疾患はほかにはなかなかありません。他の筋酵素アルドラーゼ，LDH，AST，ALTなども高値になります。その他の検査所見としては**尿中クレアチン値上昇**，**尿中クレアチニン値減少**があります。クレアチニンというのは，そのクリアランスがGFRを表すので，よく検査にも使われ有名です。

　一方，クレアチンというのは，あまり聞いたことがないかもしれません。クレアチニンはこのクレアチンが代謝されてできたものなのです。正常の場合，クレアチンは

筋肉細胞の中にあります。クレアチンは筋肉細胞中で脱水（H_2O 1分子がとれる）された後クレアチニンに変わり，細胞の外へ出るわけです（**図176**）。

　進行性筋ジストロフィーでは筋肉の破壊が起こるため，本来なら血中に出ることのないクレアチンが血中に逸脱します。CKなどと同じように，筋肉が破壊されて逸脱して上昇すると考えればよいわけです。さらに，代謝物としてのクレアチニンを生成する筋肉が破壊され減少することで，血中のクレアチニンの濃度も減少してしまいます。血中のクレアチンおよびクレアチニンはそのまま尿中に排泄されるので，先ほど述べたように「<u>尿中クレアチンの増加</u>，<u>尿中クレアチニンの減少</u>」という検査所見を示すことになるわけです。

　さらに，Duchenne型筋ジストロフィーの確定診断のための新しい検査法について簡単にふれておきます。近年，Duchenne型の原因遺伝子が解明され，その遺伝子がジストロフィンというタンパクをコードしていることが分かりました。

　Duchenne型では，このジストロフィンが発現しないために筋萎縮などの異常が起こると考えられています。そこで，筋生検を行って抗ジストロフィン抗体を使った免疫組織学的染色を行えば，ジストロフィンの欠損を証明でき，Duchenne型筋ジストロフィーの確診を行えるわけです。

図176 ●クレアチンとクレアチニン低下による筋萎縮

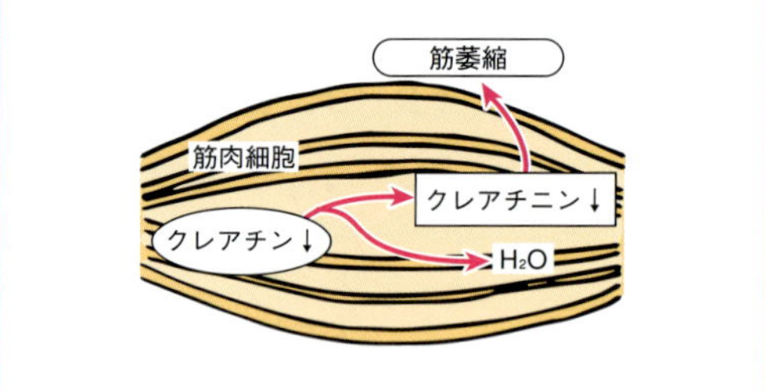

●治療

　根本的な治療法はありません。副腎皮質ステロイド薬，coenzyme Q（ユビキノン=ミトコンドリア中の電子伝達体）などが使用されています。Duchenne型では原因遺伝子が解明されているので遺伝子治療を目指しますが，まだ実用化には至ってません。関節の拘縮，筋肉の廃用性萎縮を防ぐためリハビリテーションを行います。

その他の主な PMD

前述した代表的な3つのタイプ以外のPMDについても簡単にふれておきます。

1）Becker型 PMD

　Duchenne型と同じく**X染色体劣性遺伝**をする疾患ですが，Duchenne型と異なり，**発病が5～20歳**と遅く，**症状の進行も遅い**ので，15歳以後でも歩行は可能です。生命予後もDuchenne型の多くが10歳代で死亡するのに対し，Becker型では20歳代以降

も生存します。

　原因は，ジストロフィンの減少が関係していると考えられていますが，Duchenne型よりも減少は著しくなく，正常よりもちょっと少ない程度の異常と考えればよいでしょう。また，Becker型は心筋障害もありません。

2）先天性筋ジストロフィー

　別名，福山型ともよばれるタイプです。常染色体劣性遺伝の形式をとります。第9番染色体長腕（9q31）に原因遺伝子があり，fukutin（フクチン）というタンパク質を作り出しています。発症がDuchenne型よりも早く，生後6か月以内に始まるため，首の座り，あるいはお座りまではできますが，その後の運動発達はほとんど停止します。

　症状の進行は，まず，早期に顔面筋が障害されて徐々に進行し，四肢の近位筋・遠位筋の萎縮，および筋力低下をきたすようになります。発症が早く，歩けるようになる時期には全身の筋力低下をきたすので，処女歩行をみないことが多いです。また，症状はミオパチーだけでなく，高度の知能障害や中枢神経障害を伴うのが特徴的です。検査では，血清CKの高値をみます。予後は不良です。

3）遠位型ミオパチー

　FSH型と同じ常染色体優性遺伝をする疾患です。PMDの大部分が近位筋を強く障害するのに対し，遠位型ミオパチーでは四肢の遠位筋の萎縮で発症し，慢性に進行するのが特徴的です。

　ミオパチーにもかかわらず遠位筋優位の障害を示す疾患として，筋強直性ジストロフィーもあります。これらの疾患では，ボタンを留めるといった手指の細かい運動から障害されていきます。

筋緊張症（myotonia）

　筋緊張症とは，筋が最大収縮した後で，急速に弛緩できない状態のことをいいます。分かりやすくいうと「力が入りすぎたまま抜けない」ということです。なぜこのような症状が筋萎縮と筋力低下を主徴とするミオパチーのなかに分類されるのかと疑問に思う人もいるかもしれません。実は，筋緊張症，特に筋強直性ジストロフィーではこうした筋緊張症状に引き続いて，発症の数年後から次第に筋萎縮と筋力低下をきたすようになるのです。

　したがって，一見矛盾するような2つの症状ですが，時間的な流れのなかで全体的にみた場合，ミオパチーの症状を呈するというわけです。筋緊張の後の筋力低下をイメー

ジするのには，例えば，テニスやボウリングをした後に字を書くときのことを思い出してみてください。何か手に力が入らない感覚を経験したことがあるでしょう。筋緊張症は，その感覚に近いのではないかと思います。

　筋緊張症では，小手筋・顔面筋・舌の3か所に症状がみられることが多いのが特徴です。例えば，手をギュッと強く握らせると開きにくくなるgrip myotoniaがみられたり，舌や母指球をハンマーでたたくと，舌が**図177**のように変形したままになったり，母指球筋の強直のため，母指の内転が起こるpercussion myotoniaなどがみられます。

　また，顔面筋では，眼をみはらせた状態で眼球を下転させると，上眼瞼が一緒に降りてこないため，白眼が出たり（myotonic lid-lag），逆に，強く眼を閉じさせたあと，開眼を命じてもすぐに目が開かないなどの症状がみられます。

　いずれにせよ，こうした手・舌・顔での症状をみたら，まず筋緊張症状ではないかと気づかなくてはなりません。

　筋緊張症状を呈する代表的な疾患には，次の3つがあります。
・筋強直性ジストロフィー
・先天性パラミオトニア
・先天性ミオパチー

　先天性ミオパチー以外の2つは常染色体優性遺伝疾患です。次にこれらについて簡単にまとめます。

図177 ●percussion myotonia

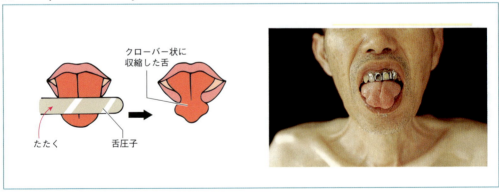

筋強直性ジストロフィー（myotonic dystrophy）

　10万人に1人の有病率で，男女ともに罹患しますが，やや男性に多くみられます。第19番染色体長腕に原因遺伝子があり，この疾患もトリプレットリピートであることが分かっています。

　20〜30歳頃，筋緊張症状で始まり，数年たつと筋萎縮や筋力低下をみるようになり

ます。筋萎縮は遠位部を中心にみられ、一般に下肢より上肢が、屈筋より伸筋が障害されます。

また、顔面筋や胸鎖乳突筋の萎縮もよくみられ、顔は無表情で眼瞼下垂があります。咬筋も萎縮しており、顔の下半分が細く下顎が小さくみえるので、オノ様顔貌 (hatchet face) とよばれます（図178）。

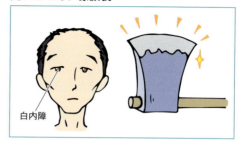

図178 ●オノ様顔貌

咽頭筋障害による嚥下障害や、外眼筋障害による眼球運動障害もみられます。

●症状

筋強直性ジストロフィーでは、筋緊張症状以外にさまざまな症状をみます。

①白内障：細隙灯顕微鏡検査（slit lamp）で初期混濁、水晶体後皮質に点状の混濁をみます。

②前頭部脱毛：早期からみられ、特に若年男性に好発します。

③性腺萎縮：男性では精巣萎縮、勃起不全。女性では無月経、不妊。

④精神症状：知能低下、情動・意欲の障害、脳波異常など。

⑤心筋障害：伝導系の障害、房室ブロックなど。

⑥平滑筋障害：喉頭、咽頭、消化管部の平滑筋の障害。

⑦骨異常：前頭骨の過形成、トルコ鞍の狭小化、脊椎側弯など。

⑧内分泌障害：糖尿病、副腎皮質機能低下、甲状腺機能低下、下垂体機能低下など。

●検査

次に、筋強直性ジストロフィーでみられる異常検査所見についてまとめましょう。

①血清CKの軽度上昇

②尿中クレアチン排泄増加（筋破壊による逸脱のため）
　尿中クレアチニン排泄減少（筋肉量減少のため）

③血清IgGの低下（異化亢進のため），γ-グロブリンの低下

④筋電図で急降下爆撃音（dive bomber sound）

ミオトニーを反映しています。つまり、針を刺すとその刺激で筋が収縮し、その活動電位が長い時間持続するのです（だんだんと減少はします）。これを音で出力すると急降下爆撃音に聞こえるのです（図179）。

⑤筋生検で、筋線維の横紋消失と間質増生

●治療

最後に治療法ですが、有効な根治療法はなく、対症療法のみです。筋緊張に対し、塩酸プロカインアミドや塩酸キニーネが使われます。

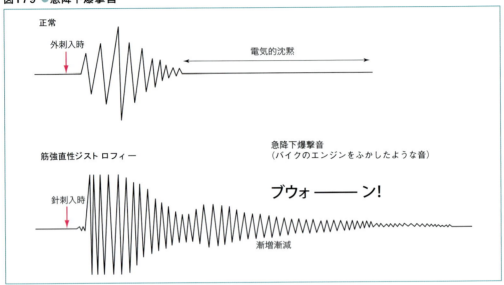

図179 ●急降下爆撃音

先天性ミオパチー

出生下あるいは乳幼児期に筋力低下や筋緊張低下を認め，運動発達障害をきたします。緩徐進行性の経過をとると考えられています。

主な先天性ミオパチーには，次に紹介する2つのタイプがあります。

● ネマリンミオパチー（nemaline myopathy）
・先天性ミオパチーに最も多い
・表情筋は保たれている
・ネマリン小体を筋線維内に認める
・新生児に呼吸障害を起こすものから，成人になって発症するものまでさまざま
● セントラルコア病（central core disease）
・多くは軽症（脊柱の変形など）
・筋線維の中心部で横紋筋構造が乱れて，染色で染まらない

 ## 3 多発性筋炎/皮膚筋炎（polymyositis; PM/dermatomyositis; DM）

多発性筋炎や皮膚筋炎は自己免疫疾患です。近位筋を中心に骨格筋の炎症を生じ，ミオパチー（筋力低下，筋萎縮）をきたします。他のミオパチーと異なり，**筋痛を伴**

うことが特徴です（約半数でみられる）。PM/DMはミオパチーのなかでは筋ジストロフィーの次に多くみられますが，遺伝性はなく，女性に多くみられます（5～15歳頃と30～40歳代がピーク）。

　近位筋の障害以外の症状では，咽喉頭筋の筋力低下による嚥下障害や発声障害を認めたり，また，皮膚症状として，ヘリオトロープ疹（両上眼瞼部の紫色の浮腫性紅斑）やGottron徴候（手指のPIP，およびMCP関節伸側面の落屑を伴う紅斑），また，さまざまな程度の皮膚の色素脱失や，色素沈着をみる多形皮膚萎縮症（poikiloderma）を呈します。こうした皮膚症状を伴うDMは小児例に多くみられ，特に小児では皮膚に石灰沈着を認めることもあります。

　一般的に，PM/DMでは腎障害を生じませんが，肺線維症を起こすことがあり，この発症の有無がしばしば予後を左右します。また，PM/DMの約20%に悪性腫瘍が合併するといわれるので（特に40歳以上の男性では約半数に合併），癌の検査を一緒に行うことが重要です。

　PM/DMの検査所見についてですが，まずミオパチーの一種ですから，進行性筋ジストロフィーなどと同様の所見，すなわち次のものを呈します。

● 血清CK，アルドラーゼ，ASTなどの高値
● 尿中クレアチン↑（筋破壊のため）
　尿中クレアチニン↓（全身の筋肉量の減少）
● 筋電図上，low amplitude，short durationでmyogenic pattern

さらに，PM/DMは自己免疫疾患なので，以下のような自己抗体の出現をみるのが特徴的です。

・抗Jo-1抗体（特にPMで陽性）
・抗Mi抗体（特にDMで陽性）

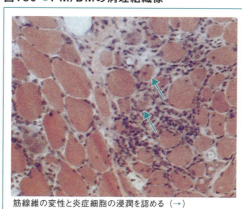

図180 ● PM/DMの病理組織像

筋線維の変性と炎症細胞の浸潤を認める（→）

自己抗体の有無は時に肺線維症の発症との強い相関を示します（陽性の場合は肺線維症の合併が多いといわれています）。

　また，筋炎による筋破壊が病態の中心であるわけですから，筋生検で炎症性細胞（小リンパ球）の浸潤などの炎症所見を認める点も大きな違いです（図180）。

　PM/DMの治療は，副腎皮質ステロイド薬や免疫抑制薬の投与を行います。神経疾患として治療できる数少ない疾患の一つで，予後は良好です。ですから筋ジストロフィーなど，他の筋疾患との鑑別がきわめて大事です。また，悪性腫瘍がある場合は，第一に腫瘍の摘除を行います。それだけでPMが改善することもあります。

4 内分泌疾患によるミオパチー

　内分泌疾患では骨格筋の障害を伴うことが多く，特に，次にあげるようなミオパチー症状を呈します。

甲状腺機能亢進症ミオパチー

●周期性四肢麻痺

　甲状腺機能亢進症に伴う周期性四肢麻痺は，**40歳代の男性**に多くみられます（ただし，甲状腺機能亢進症自体は，女性の方が10倍の発症率があります）。

　過食や**飲酒**の後に，発作的に四肢が動かなくなりますが，半日くらいで自然に治ります（**図181**）。症状は四肢近位筋に強くみられ，顔面筋や呼吸筋，球部筋は通常障害されません。こうした発作を数か月に一度ぐらいのペースで繰り返します。また，発作時に**低カリウム血症をみるので，低カリウム血性周期性四肢麻痺**に分類されます。

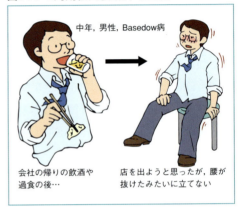

図181 ●周期性四肢麻痺の症状

●甲状腺中毒性ミオパチー

　やはり，中年以降の男性患者に多くみられます。近位筋を中心とした萎縮や脱力を合併します。血清CKは正常ですが，筋電図上，筋原性変化を認めます。

甲状腺機能低下症に伴うミオパチー（Hoffmann 症候群）

　甲状腺機能低下症では，筋緊張症に似た症状がみられ，別名**Hoffmann症候群**ともいわれます。粘液水腫による症状として全身の筋肥大を認め，さらに，**mounting phenomenon**といって，弛緩した状態の骨格筋を叩打すると，数秒間，筋の一部が盛り上がってみえることがあります（**筋浮腫，myxoedema**）。一見，筋緊張症にみえますが，これは甲状腺機能低下症による症状なので，仮性筋緊張症などともいわれます。

　検査では，血清CKの高値，髄液タンパク質の上昇などを認めます。

副甲状腺疾患によるミオパチー

　一般的に，**高カルシウム血症**になると細胞の興奮性は低下するので，**近位筋の筋力低下や易疲労**などが生じるようになります。

　逆に**低カルシウム血症では興奮性が増加**し，**テタニー**を起こしやすくなります。テタニーではChvostek徴候，Trousseau徴候がみられるのでしたね（**p.43**）。

Cushing症候群

　Cushing症候群ではミオパチーが生じることが報告されており，また副腎皮質ステロイド薬長期間投与後に同様の症状をきたすことが知られています。どちらも同一の機序によるミオパチーだと考えられています。

5 代謝性疾患によるミオパチー

周期性四肢麻痺（periodic paralysis；PP）

　発作的に起こる四肢の弛緩性麻痺が周期的にみられる疾患で，家族性と二次性に分けられます。運動や運動後の休息，過食などが誘因となります。

　運動麻痺は**上肢よりも下肢に強く**，**四肢の遠位部よりも近位部に強くみられる**のが一般的です。発作は数時間〜数日間持続して，自然に治癒します。

　中年男性に多くみられる甲状腺機能亢進症による周期性四肢麻痺などを除くと，**多くは20歳前後の思春期男性**にみられます。しばしば，解離性〈転換性〉障害との鑑別を要する場合もあります。

　原発性のものは原因疾患がなく，家族性に発生することもあります。一方，続発性のものは，甲状腺機能亢進症や原発性アルドステロン症によることが多いので，周期性四肢麻痺をみたら，血圧測定と甲状腺機能の検査の施行が賢明です。

　日本では**甲状腺機能亢進症に合併する周期性四肢麻痺が，症例の約半数を占めるのが特徴**です。

　周期性四肢麻痺は，発作時の血清K値の高低によって次の3型に分けられます。

1）低カリウム血性周期性四肢麻痺

　これが最も多くみられます。
①原発性周期性四肢麻痺（家族性）

②**甲状腺機能亢進症**
中年男性に多い。周期性四肢麻痺の約半数は，これが原因です（甲状腺機能亢進に伴うミオパチー）。
③**原発性アルドステロン症**
高血圧を認めます。
④**尿細管性アシドーシス**
⑤**Bartter症候群**（バーター）
治療は塩化カリウム（K.C.L.®）内服，スピロノラクトン（カリウム保持性利尿薬）内服です。

2）高カリウム血性周期性四肢麻痺

先天性パラミオトニアでは，筋緊張症状の他に，弛緩性運動麻痺をきたします。発作時に高カリウム血症を呈するのが特徴です。

治療はグルコース＋インスリン投与です。インスリンはグルコースを細胞内に引き込むときにカリウムも一緒に引き込むのです。

3）正常カリウム血性周期性四肢麻痺

Poskanzer型（ポスカンザー）ともよばれ，10歳以下に発症し，数か月に一度くらいの頻度で2日〜2週程度持続する比較的長い発作を起こします。精神的ストレスや，運動後の休息，寒冷などが麻痺の誘因となります。血清カリウム値は発作時においても正常です。治療はNaCl投与です。

ミトコンドリア脳筋症 (mitochondrial encephalomyopathy)

　ミトコンドリアは，ATPを産生する重要な細胞内器官です。水素イオンと電子を酸素分子に受け渡すことで，ATPを合成します。ミトコンドリアは細胞核内のゲノムと独立した遺伝子をもっていて，あたかも細胞内に寄生した別の生物体であるかのように細胞分裂に同期して分裂再生していきます。ミトコンドリア脳筋症はこのミトコンドリアのエネルギー産生系の障害により起こる遺伝性の疾患です。

　ところで，私たちの体細胞中のミトコンドリアはすべて母親に由来しているということはご存じでしょうか？精子は精核のみを卵子の中に送り込むため，ミトコンドリアは入っていきません。つまり，受精卵のミトコンドリアは，100％卵子のミトコンドリアに由来しているわけです。したがって，ミトコンドリア脳筋症も母親のミトコンドリアの異常に因を発しているので，母系遺伝する疾患であると考えられています。

　ミトコンドリア脳筋症は，臨床的な特徴により4つのタイプに分けられます。

- CPEO
- MERRF
- MELAS
- Leigh脳症

　乳幼児期に哺乳力低下，精神発達遅滞を認め，成長しても小脳失調，歩行困難，けいれん，眼振，呼吸障害を認めます。治療は対症療法のみです。

表32 ●ミトコンドリア脳筋症の臨床徴候，検査所見

	CPEO (KSS)	MERRF	MELAS	Leigh脳症
外眼筋麻痺	＋	－	－	－
網膜色素変性症	＋	－	－	－
心臓伝導障害	＋	－	－	－
CSFタンパク >100mg/dl	＋	－	＋	－
ミオクローヌス	－	＋	－	－
小脳失調	＋	＋	－	＋
筋力低下	＋	＋	＋	＋
けいれん	－	＋	＋	＋
認知症（痴呆）	＋	＋	＋	＋
低身長	＋	＋	＋	＋
発作性嘔吐	－	－	＋	＋
皮質盲	－	－	＋	－
片麻痺，半盲	－	－	＋	－
神経性難聴	＋	＋	＋	＋
乳酸アシドーシス	＋	＋	＋	＋
家族歴	－	＋	＋	＋
ragged red fibers	＋	＋	＋	＋
海綿状変性	＋	＋	＋	＋

KSS：Kearns-Sayre症候群
鑑別に有用な徴候は
(Mitochondrial myopathies, Ann Neurol. 17：521～538, 1985より引用)

　エネルギー産生系に障害が起きるとどんな症状が出現するでしょうか。エネルギーをいちばんよく使う器官といえばやはり脳や筋肉ですから，それに関連した症状が出てきます。腎臓や肝臓といった他の臓器には脂肪の蓄えがあるので，ミトコンドリアがやられていてもある程度活動できるのですが，この脳や筋肉は糖を直接利用してい

るので，脂肪の蓄えがきかないのです。

よって，ミトコンドリアがないと十分にエネルギーを引き出すことができず，さまざまな障害が起こってきます。

まず，4つのタイプに共通している症状から取り上げていきましょう。

- 筋力低下
- 知能障害
- 乳酸アシドーシス
- 筋生検で，骨格筋にragged red fibers（図182）と海綿状変性

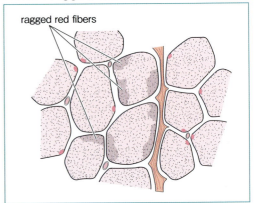

図182 ●ragged red fibers

糖は通常だと，解糖系を経てミトコンドリアでCO_2と水に分解されます。しかし，ミトコンドリアのエネルギー産生系がおかしい場合は，解糖系を通った後，乳酸になって血中に出てきます。乳酸も立派な酸ですから，それが溜まってくるとアシドーシスをきたします。

では，もう少し具体的にみてみましょう。

1）CPEO（chronic progressive external ophthalmoplegia）

発症は20歳前後です。一般に細かい筋肉ほどエネルギーを多く使います。眼の周りの筋肉などはきわめて細かいので，眼瞼下垂や外眼筋麻痺などの症状をきたします。

眼瞼下垂をきたす疾患として，Horner症候群（p.54），重症筋無力症（p.260），眼筋型筋ジストロフィーなどとの鑑別が重要です。CPEOでは上記の共通症状をみるほか，心臓伝導障害や網膜色素変性症，小脳失調などを呈することが多いので鑑別できます。なお，眼筋症状，心臓伝達障害，網膜色素変性症の三徴をもつ場合は，Kearns-Sayre症候群（KSS）とよばれています。治療には特別なものはありませんが，進行性筋ジストロフィー症と同様，coenzyme Qの投与が試みられています。

2）MERRF（myoclonus epilepsy with ragged red fibers）

10～20歳代に発症します。四肢のミオクローヌスで発症するのがキーワードです。あとは，前記の共通症状を見落とさなければ，診断できます。

検査としては，血中・髄液中の乳酸・ピルビン酸の上昇を証明することと，CKの高値の2つが重要です。ミトコンドリアの遺伝子解析によって確診がつけられます。

3）MELAS（mitochondrial myopathy, encephalopathy, lactic acidosis and stroke-like episodes）

乳幼児期に発症します。**乳酸アシドーシス**のため、アセトン血性嘔吐症（周期性嘔吐症）に似た症状、すなわち頻回の嘔吐や運動時の激しい疲れが認められます。ちなみに、臨床症状が似ているアセトン血性嘔吐症は、乳酸アシドーシスではなくケトアシドーシスをきたすので、鑑別がつきます。

MELASでは、こうした発作性の嘔吐のほかに、けいれん後の一過性の視力障害や、片麻痺をきたすのが特徴です。

図183 ●MELAS

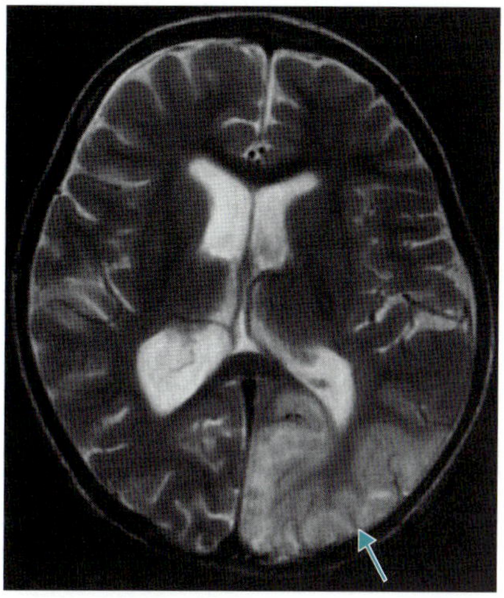

後頭葉に高信号域を認める（→）

糖原病（glycogen storage disease）

グリコーゲンからATPを産生する回路（解糖系）の障害により、異常な代謝産物が蓄積して発症します。回路の欠損酵素によりⅠ～Ⅷ型に分けられます。肝臓に蓄積するものと筋肉に蓄積するものがあり、筋肉に蓄積、つまりミオパチーをきたすものではⅡ・Ⅲ・Ⅴ・Ⅶ型などが有名です。

阻血下前腕運動試験を行うと、最終代謝産物である乳酸が産生されません。

薬剤性ミオパチー

ステロイドミオパチーについてだけ覚えておけばよいでしょう。副腎皮質ステロイド薬を長期間投与すると、四肢近位筋優位の筋力低下と筋萎縮がみられることがあります。しかし、血清CKは正常で、副腎皮質ステロイド薬の中止によって症状は改善します。Cushing症候群のような内分泌疾患でも、同様のメカニズムでミオパチーが生じることがあります。

C 神経筋接合部の疾患

重症筋無力症（myasthenia gravis；MG）

　まず，「**まぶたが下がってくる（眼瞼下垂）**」というのがキーワードです．持続的な運動を続けていると筋肉が疲労して脱力症状が現れますが，しばらく休息をとると筋力が回復するのが特徴です．

　男女比は1：2で**女性に多く**みられます．特に，**20〜40歳代の女性の患者が最も多く**，男性では50歳代以上に多くみられます．

●症状

　長く運動をしていると筋肉が疲れてきて力が入らなくなるわけですから，一般的に**午前中よりも午後のほうが，筋力低下が著明**にみられます．他のミオパチーと違って，重症筋無力症では**筋萎縮は起こりません**．これは，この疾患が厳密な意味で筋疾患ではなく，また下位運動神経の障害による疾患でもないことを意味します．あとで病態について説明しますが，「神経筋接合部の障害」であるという病態と，「筋萎縮がない」という症状をリンクさせて理解しておきましょう．

　筋力低下の症状は，冒頭でもふれたように，外眼筋にみられるのが特徴です．眼瞼下垂だけでなく，**複視**などの眼球運動障害も生じます．また，眼輪筋（眼を閉じるための筋肉）の筋力低下も起こるので，逆に完全に眼が閉じなくなる状態（**兎眼**）が生じることもあります．さらに，舌や咽頭の筋肉の疲労が起こると，嚥下障害や構音障害（ハッキリと発音できない）などもみられるようになります．

表33 ●MGFA分類

Class	
Class I	眼筋型
Class II	眼筋以外の筋力低下（軽度）
	IIa：特に四肢・体軸
	IIb：特に口腔・咽頭・呼吸筋
Class III	眼筋以外の筋力低下（中等度）
	IIIa：特に四肢・体軸
	IIIb：特に口腔・咽頭・呼吸筋
Class IV	眼筋以外の筋力低下（高度）
	IVa：特に四肢・体軸
	IVb：特に口腔・咽頭・呼吸筋
Class V	気管内挿管が行われた状態

　顔以外の筋では，主に四肢の近位筋が障害され，**下肢よりも上肢のほうが強く疲労**します．重症になると**呼吸筋も麻痺**してしまいます．治療には，重症度によって分類するMGFA分類が重要となりますので確認しておいてください（**表33**）．

●病態

　正常では，運動ニューロンの末端からアセチルコリン（ACh）が放出され，それが骨格筋の細胞表面上にあるアセチルコリン受容体（ACh-R）に結合して，筋肉が収縮します（**図184-a**）。重症筋無力症では，ACh-Rに対する自己抗体（抗ACh-R抗体）が作られてしまい，それがACh-Rに結合するため，神経から放出されたAChがACh-Rに結合できない状態になってしまいます（**図184-b**）。

　それが原因で骨格筋の収縮が障害されると考えられています。神経そのもの，または筋そのものにはなんの異常もないため，筋萎縮は起こらないわけです。ではなぜ抗ACh-R抗体が作られるのかが疑問であり，胸腺における免疫系の関与が疑われていますが，まだよく分かっていません。

図184 ●重症筋無力症の発生機序

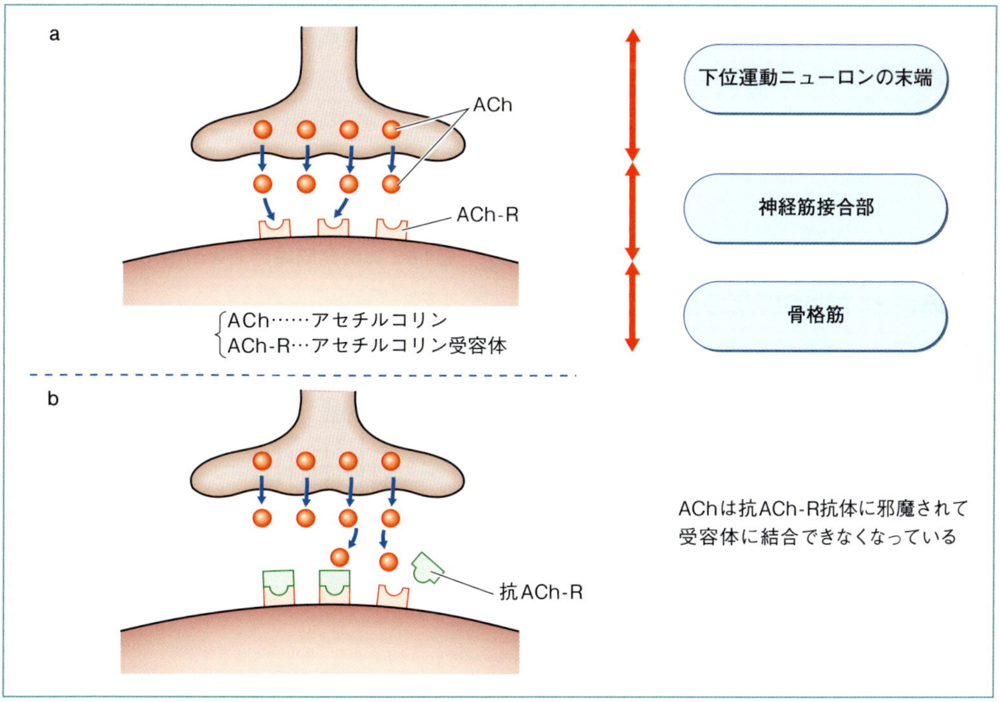

ACh……アセチルコリン
ACh-R…アセチルコリン受容体

AChは抗ACh-R抗体に邪魔されて受容体に結合できなくなっている

下位運動ニューロンの末端

神経筋接合部

骨格筋

●検査

　確定診断は<u>テンシロンテスト</u>か，または<u>誘発筋電図</u>のどちらかで行います。また，<u>血清中の抗ACh-R抗体の測定</u>も重要です。

1）テンシロンテスト

　テンシロン®（日本ではアンチレクス®）というのは商品名です。薬物名はedrophonium（<u>塩化エドロホニウム</u>）です。塩化エドロホニウムは<u>コリンエステラーゼ</u>

（ChE）阻害薬で，速効性があり作用持続時間も短い薬です。このテンシロン®を0.2〜1mg静注して脱力症状の改善が30秒〜5分間続いたらテンシロンテスト陽性で，重症筋無力症の重要な診断根拠となります。

では，なぜ塩化エドロホニウムで脱力症状が改善するのでしょうか？　まずは正常の場合を考えてみましょう。神経から放出されたAChは，筋表面のACh-Rに結合した後，ACh-Rの傍らにあるコリンエステラーゼ（ChE）という酵素によって分解されます。この分解によってAChは受容体から離れ，フリーになった受容体は再び次の新しい刺激に応じることができるようになります。

一方，重症筋無力症の場合は，先ほどのように抗ACh-R抗体によってACh-Rが占拠されていますから，少しでも多くのAChを受容体に結合させるために神経筋接合部のACh濃度を上げることが望ましいわけです。

そこで，AChを分解する酵素であるChEを阻害してやればAChの濃度は高まり，抗ACh-R抗体による占拠に打ち勝って受容体に結合することができるようになるわけです。この原理は，重症筋無力症の治療にも応用されるので覚えておきましょう。ただし，テンシロン®そのものは作用時間があまりにも短いので，治療薬としては使われません。

2）誘発筋電図

10Hz，または20Hzの反復刺激を行い（疲労検査），骨格筋を断続的に収縮させると次第に筋力が低下し，筋電図の振幅が漸減してきます。この漸減のことをwaningといいます。テンシロン®の静注や休息の後で回復します（**図185**）。

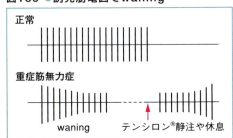

図185 ●誘発筋電図でwaning

3）その他の検査

①抗アセチルコリン受容体抗体

本症の約80％で陽性となります。この抗アセチルコリン受容体抗体の陽性は，重症筋無力症に特異的な検査所見でもあります。また，病勢の推移に応じて値が変化するので，経過の把握にも有効です。特に，**胸腺腫を合併する例では高値**を示します。

②胸腺腫

約20％の患者で認めます。胸部エックス線撮影や胸部CTなどの検査が発見に有効です。胸腺腫を合併する例は**予後が悪い**といわれます。胸腺腫ではなく胸腺が過形成するだけのものならば，約70％の患者に認めることができます。また一方で，胸腺腫の患者の約30％に重症筋無力症を認めるという関係性があります。

③**自己免疫疾患の合併**

重症筋無力症の5%が甲状腺機能低下症を合併することが知られています。そのほかには，全身性エリテマトーデス〈SLE〉，悪性貧血などの合併もみられます。

●治療
1）薬物療法

まず，薬物療法についてまとめましょう。眼症状のみの比較的軽症なものに対しては，**コリンエステラーゼ（ChE）阻害薬を第一選択薬**とします。先ほども述べたように，テンシロン®のような作用時間の短いものは使いません。一般的に，作用が強く持続性で，ムスカリン様副作用の少ない**塩化アンベノニウム**（マイテラーゼ®）や，**臭化ピリドスチグミン**（メスチノン®）などが用いられます。

また，重症筋無力症は自己免疫疾患でもあるので，**副腎皮質ステロイド薬**が早期より使われる傾向があります。

2）外科療法

まず，胸腺腫や胸腺の過形成があるものでは，**胸腺摘出術（thymectomy）**の絶対的適応となります。また，薬物療法に反応しない難治例や全身に筋力低下をきたすような重症例では，胸腺腫の有無にかかわらず，胸腺摘出手術を行います。胸腺摘出を行うと，その直後に一過性に寛解を示します。

しかしながら，その効果が持続することは珍しく，**根治するのはまれ**です。特に，胸腺過形成よりも胸腺腫を合併する例のほうが効果がないことが多く，また，罹病期間が長いものほど効果がない傾向があります。

Lambert-Eaton 症候群
（ランバート・イートン）

40～70歳代の中年以降の男性に多くみられます。重症筋無力症が眼瞼下垂などの外眼筋麻痺を主徴としたのに対し，Lambert-Eaton症候群では，**主に四肢，体幹の筋力低下**が目立ちます。特に，**上肢よりも下肢の脱力が著明**で，階段の上り下りがしにくいというのが主訴である場合があります。

また，重症筋無力症では，ある運動を反復的に持続すると次第に筋力が低下してくるのが特徴でしたが，本症では逆に**筋力が増強してくるという興味深い特徴**があります。このことは筋電図上でも再現することができ，20Hzの高頻度で反復刺激を行うと，振幅の高さが次第に増大していきます。このことを**waxing**とよびます（**図186**）。

このような話をすると「なぜ，運動によって下肢に筋力低下が起こるの？ 逆に，もっと階段を上っているとだんだん脚力が強まるんじゃない？」と疑問をもつ人がいるか

もしれません。Lambert-Eaton症候群でも，例えば5Hzの低頻度の反復刺激を行うと，実はwaxingではなくwaningが起こります。つまり，刺激頻度が少ない状態で運動を反復すると，やはり重症筋無力症と同じように筋力は低下するのです。したがって，筋無力症候群ともいわれるわけです。

また，Lambert-Eaton症候群は**テンシロンテストでは陰性**ですし，**ChE阻害薬も効きません**。本症では，運動神経終末からのアセチルコリンの放出障害が原因だろうと考えられていますので，アセチルコリンの遊離を促進させる薬の**塩酸グアニジン**（guanidine）が使われることがあります。

アセチルコリンの放出障害が起こる機序についてですが，Lambert-Eaton症候群の患者血清中には，**抗Caチャネル抗体**（Caチャネルにもいくつかありますが，この疾患ではP/Q型電位依存性Caチャネルに対する抗体）や**抗シナプトタグミン抗体**など神経伝達物質の放出に関係するタンパクに対する自己抗体が証明されており，これらの抗体による障害のメカニズムが注目されています。

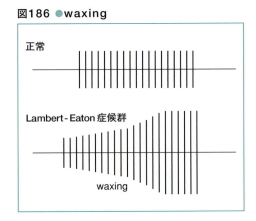

図186 ●waxing

✏ MuSK抗体由来の重症筋無力症

重症筋無力症は，抗アセチルコリンレセプター（AChR）抗体だけでなく，筋特異的チロシンキナーゼ（MuSK；muscle-specific receptor tyrosine kinase）抗体でも発症します。

MuSKは，神経－筋シナプスの筋側で，シナプス壁の先端部にAChRとともに凝集・集積しています。MuSKはAChE（アセチルコリンエステラーゼ）のアンカー分子で，抗MuSK抗体陽性の重症筋無力症は，抗AChR抗体陽性の患者と違いほとんど全身型で重症例が多いのが特徴です。

治療はステロイドと免疫抑制薬（タクロリムス，シクロスポリン）と血漿交換で，胸腺摘出はあまり効果がないといわれています。

Ⅶ. てんかん

A てんかんとは

1 てんかんの定義

　まず最初にてんかん（epilepsy）の定義をいうと，「脳神経細胞の異常興奮によって引き起こされる，神経機能の反復性の発作性変化に特徴づけられた一群の疾患である」ということになります。

　もう少し簡単にいうと，「脳神経の異常発射により，seizure（発作，つまり手足を突っ張らせたり，バタバタさせたり，舌なめずりをしたりなどの動き）が繰り返し起こる疾患」ということになります。代表的なのは意識を失ってけいれんを起こし，泡を吹くという疾患です。

　全国に約100万人の患者がいると考えられ，生後から2歳くらいまでの間（小児人口の100〜200人に1人）と思春期に最も多くみられます。

2 てんかんの分類

▸ てんかんとてんかん発作

　ところで，「てんかん」と「てんかん発作」とは違います。両者の違いを一言でいえば，「疾患単位と症状」の違いです。つまり，てんかん発作はてんかんの主症状であり，てんかんはてんかん発作を主症状とする疾患単位です。

　例えば，全身性エリテマトーデス〈SLE〉という疾患がありますね。SLEではさまざまな精神神経症状を呈することがあり，てんかん発作をみることもあります。もし，SLEの患者がてんかん発作を起こしても，その患者をてんかんとは診断しません。なぜなら，「てんかんはSLEから独立した別の疾患単位」だからです。てんかん発作は，あくまでも症状なのです。

　では，発作とはなんなのでしょうか？　発作とは「突然，病的な状態が出現すること」です。てんかん発作というのは，「繰り返し，ほぼ同じ症状をもって出現する脳起源の

発作」ということになります。つまり、心臓に虚血症状が発作的に起これば心臓発作とよびますが、同じような症状の繰り返しが脳由来で起これば、脳発作とはいわずにてんかん発作とよぶわけです。

　原因別には次の2つに大別されます。
- 真性てんかん…原因不明のもの
- 続発性てんかん…脳腫瘍、脳血管障害、動静脈奇形、外傷などによるもの

てんかん発作の分類

　まず、発作のタイプについておおまかに述べましょう。発作のタイプは全身に症状が出現するもの（全身発作）と、体の一部だけに症状が出現するもの（部分発作）の2つに分けられます。

　全身発作型のものはほとんどが意識消失を伴います。一方、部分発作の場合は、さらに、意識障害を伴わないタイプ（単純部分発作）と意識障害を伴うタイプ（複雑部分発作）の2つに分けられます。意識が保たれる場合が「単純」で、意識が障害される場合が「複雑」です。

3 てんかんの診断

- 既往歴

　患者および周りの人から病歴を十分に聴取することが重要で、これでだいたい診断ができます。発作時は本人に意識はなく、何も覚えていないので、周囲にいた人から話を聞くことが大切です。

- 脳波（EEG）

　大発作で約50％、小発作で約60％、複雑部分発作で約80％、異常脳波をみます（**図187**）。しかしながら、てんかんでも正常脳波を示す例が少なくないことを念頭において診察する必要があります。

- 続発性疾患の除外

　単純頭部エックス線撮影、頭部CT、脳脊髄液検査、脳血管造影で続発性のものを除外します。

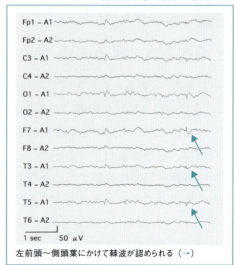

図187 ● てんかん（複雑部分発作）の脳波

左前頭～側頭葉にかけて棘波が認められる（→）

4 治療

●薬物療法

これは，発作の1回目から投与を始めるか，2〜3回発作があってから始めるかで悩みます（日本ではだいたい1回目から，米国では2〜3回あってから）。また，日本では一生，薬を飲み続けることが多いのですが，米国ではEEGが良くなったら徐々に薬からの離脱を図るケースが多いです。

作用機序としては，次のものが考えられています
・異常な神経の発火の抑制
・正常な神経の興奮性を抑制し，過剰の発火に応じないようにする

次に，てんかんで用いられる薬の一覧表を示します（**表34**）。重要なのは，各々の薬の治療対象となる発作型と副作用です。

●てんかん重積

てんかんによるけいれんでは，倒れたときの外傷だけでなく，低酸素脳症も大きな問題となります。特に，けいれんが30分以上続いたり，けいれん発作が発作間の意識回復をみないまま24時間で3回以上繰り返し起こる重積といわれる状態は深刻です。その間，呼吸不全および脳の酸素消費増加が続いているため，早急な処置が必要となります。

けいれん重積を起こしているときは、次のような対処をします。

・ジアゼパム，抗てんかん薬を投与する

血管を確保し，ジアゼパムをゆっくり静注します。筋注では間に合いません。速効性ですが効果の持続は短時間なので，ジアゼパムに加えて長時間作用の抗てんかん薬を投与します。

・気道確保

最低限気道の吸引・酸素投与は必要です。意識がないわけですから，舌根沈下をきたしやすいので，エアウェイなどを用いたほうが安心です。

けいれんが止まらない，または止まってもすぐまた起こる場合は挿管して，人工呼吸器を用意したうえで静脈麻酔薬（呼吸抑制あり）を用います。

・脳波を正常化させる

今挙げた2つを行って，見た目ではけいれんが止まっても，脳の異常興奮が持続していては神経細胞の破壊が進行してしまいます。脳波がおさまるまで抗てんかん薬，静脈麻酔薬の投与を行います。

・脳浮腫対策

　重積のときは必ず，ある程度の低酸素脳症に陥っているため脳浮腫が起こっています。放置すると頭蓋内圧亢進からさまざまな二次的な障害が起きてしまうので，グリセコールなどを用いて脳浮腫を改善させるようにします。

表34 ●抗てんかん薬

一般名	適応・禁忌	毒性効果		薬剤相互作用
		神経	全身性	
フェニトイン（ジフェニルヒダントイン）	強直－間代（成人） 単純部分 複雑部分 ※印欠神発作には禁忌	運動失調 協同運動失調 錯乱	歯肉増殖 リンパ節腫脹 多毛症 骨軟化症 皮膚発疹 葉酸代謝の変化	イソニアジド（INH），ジクメラル，サルフォナマイドで作用増強 カルバマゼピン，フェノバルビタールで作用低下 葉酸により拮抗される
カルバマゼピン	強直－間代（成人） 単純部分 複雑部分	運動失調 めまい 複視 眩暈	骨髄抑制 胃腸刺激 肝毒性	フェノバルビタール，フェニトインで作用低下
フェノバルビタール	強直－間代（小児）	鎮静 運動失調 錯乱 めまい	皮膚発疹	バルプロ酸，フェニトインで作用増強
エトスクシミド	欠神発作	運動失調 嗜眠	胃腸刺激 皮膚発疹 骨髄抑制	－
クロナゼパム	欠神発作 ミオクローヌス	運動失調 鎮静 嗜眠	食欲不振	バルプロ酸とともに用いると欠神状態を促進させることがある
バルプロ酸ナトリウム	欠神発作 強直－間代（小児）	運動失調 鎮静	肝毒性 骨髄抑制 胃腸刺激 体重増加 一過性脱毛症	クロナゼパムとともに用いると欠神状態を促進させることがある

B 発作型による分類

てんかんとてんかん発作の違いは前述のとおりです。臨床的には，てんかん発作をターゲットにした投薬を行うことが多いので，発作型による分類に従ってお話ししていきます。ただし，West症候群，Lennox-Gastaut症候群という小児に特有なてんかん症候群は重要なので，別にお話しします。

全身発作

最初から臨床症状が両側半球障害によることを示している発作で，運動症状は常に両側性です。

▶ 欠神発作（absence seizure）

●病態

小発作（petit mal）ともいいます。前兆がなく突然生じる数秒の意識消失で，小児に好発します。EEG上，3Hzのspike and waveが特徴です。加齢とともに少なくなっていきますが，一部大発作などに移行する場合もあります。男：女＝1：2で女児に多くみられるのが特徴的です。小発作以外のてんかんでは通常，男性のほうが頻度が高いです。

●症状

突然，数秒〜数十秒くらいの短時間の意識消失発作を生じます。これは，1日に何回も生じることがあります。このとき，動作，会話を中断して一点を凝視したり，目をパチクリしたり，口をわずかにモグモグさせたり，手を少し動かしたりするものもあります。ただし，倒れることはなく，けいれんもありません。

欠神といわれるように，まるで魂が体から離れ，抜け殻になったかのようにボーッとして動かなくなるのが小発作なのです（**図188**）。

図188 ●欠神発作の症状

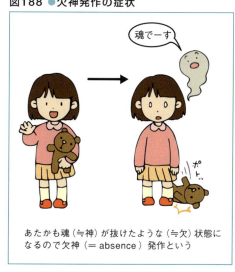

あたかも魂（≒神）が抜けたような（≒欠）状態になるので欠神（＝absence）発作という

脳波所見では，過呼吸や睡眠により誘発されやすい3Hzのspike and waveが特徴的です（図189）。

図189 ●3Hzのspike and wave

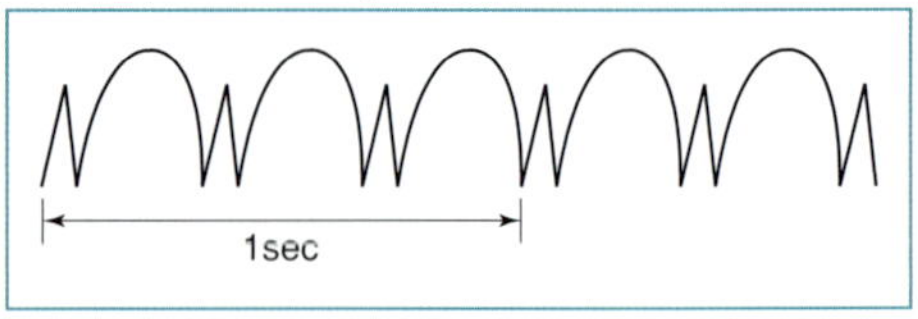

● 治療

エトスクシミドが第一選択薬です。これでコントロールが難しければ，バルプロ酸ナトリウムやクロナゼパムなどを使います。

ミオクローヌス発作

突然，電撃的・瞬間的に全身あるいは四肢，躯幹の一部に強いけいれん（ミオクローヌス）が起こる発作です。通常，意識障害を伴いません。

脳波上，光刺激で誘発される多棘徐波複合（multiple spike and slow wave complex）がみられます。

間代発作（clonic seizure）

筋の激しい収縮と弛緩が交互に出現する発作です。

強直発作（tonic seizure）

両側の四肢，および躯幹が強く突っ張る発作です。

強直―間代発作（tonic-clonic seizure）

● 病態

大発作（grand mal）ともいいます。てんかんのうち最も多く，強直性間代性の全身性けいれんを生じ，意識も消失します。約80％は特発性です。

14～18歳に多く，年齢とともに減少してきますが，まれに40歳くらいで初発する人もいます。そうした高年齢発症の例では，続発性てんかんの可能性が高くなります。

●症状
①前兆（aura）

　10〜20％の人が，心窩部不快感，頭痛，めまい，知覚異常を訴えます。

②発作（seizure）

　突然，意識を失って倒れ，全身の強直性けいれんを生じます（tonic phase）。強直性けいれんでは屈・伸筋両方の筋肉が強く収縮し，上肢はやや屈曲，下肢は伸展した状態で，体幹が丸太棒のように硬く，やや弓なりにのけぞる姿勢をとります。

　このとき，呼吸筋の強直により呼吸運動が停止するためチアノーゼを呈します。この強直が数秒〜数十秒続いた後，間代性けいれんに移行します（clonic phase）。間代は筋肉が収縮と弛緩を1秒間に数回繰り返すようなけいれんで，上・下肢，体幹に激しい屈曲・伸展の反復運動が起こり，手・足・体をバタバタさせ暴れるような格好になります。呼吸も不規則に再開され，チアノーゼは少しずつ回復し，呼吸とともに口から泡を吹くようになります。このとき，発汗や失禁，舌をかむなどの症状を呈します。約数分間の間代性けいれんの後，意識は消失したままで，四肢は弛緩します。

　その後意識は回復しますが，しばらくの間はもうろう状態でいることが多いです（図190）。

　脳波は正常な場合も多いのですが，発作時には

・tonic phase：multiple spike complex
・clonic phase：spike and slow wave

を認めます。間欠期には正常波や，時にspike and slow waveなどの所見がみられます。先ほどもお話ししたように，EEGで異常を認めるものは約半数です。

●治療

　発作時には，気道確保，O₂投与，ジアゼパムやフェニトイン，フェノバルビタールなどの投与を行います。非発作時には，成人ではフェニトイン，カルバマゼピンが第一選択として用いられ，小児ではフェノバルビタール，バルプロ酸ナトリウムが第一選択です。

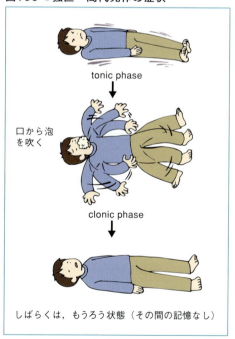

図190 ●強直―間代発作の症状

tonic phase

口から泡を吹く

clonic phase

しばらくは，もうろう状態（その間の記憶なし）

Ⅶ てんかん

脱力発作（atonic seizure）

姿勢を保持する筋の緊張が発作時に低下，または消失するために体位が崩れたり，転倒したりする発作です。

2 部分発作

発作症状も脳波上の異常波も，ともに脳のある部位に限局して始まるものです。

単純部分発作（simple partial seizure）

部分発作のなかで意識障害のないものです。一般には大脳半球病変の症状としてみられ，なかでも前頭葉症状が起こりやすいとされています。

そのため最も多くみられる症状は，反対側の体部の運動発作です。このうち中心前回の一部に始まったてんかん発作が隣接部位に進展波及し，それに応じた反対側の局所けいれんが順序よく進展行進（marching）していくものをJackson発作とよびます（**図191**）。Jackson発作では，けいれん発作のしばらく後に，けいれんを起こした上肢や下肢が動かなくなることがあります。こうした発作後の運動障害をTodd麻痺とよびます。

また，同じく意識が保たれたまま起こる発作に，腹痛・悪心・頻脈・発汗などの自律神経系の異常を伴う自律神経発作（autonomic seizure）があります。脳波上6＆14Hz陽性棘波（positive spike）が特徴的です（**図192**）。

単純部分発作に対する治療の第一選択はフェニトイン，カルバマゼピンです。

図191 ●Jackson発作

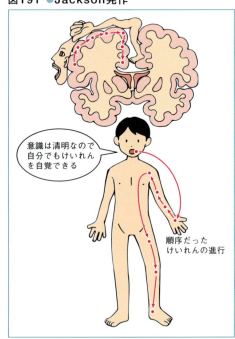

図192 ●6＆14Hz陽性棘波（自律神経発作）

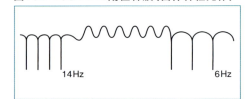

複雑部分発作（complex partial seizure）

●病態
　精神運動発作ともいいます。運動障害（自動症）と精神障害（幻覚）の両方をきたす発作で，側頭葉の病変が原因で起こることが多いです。側頭葉てんかんでみられる発作です。成人に多くみられ，その70％は特発性です。

　海馬のアンモン角に変化が認められることもあります。また嗅溝の髄膜腫が原因となるものもあります。

●症状
　数分間の意識変化を生じ，次のような症状を呈しますが，非発作時にもてんかん気質は存在します（てんかんの人は概してまわりくどく，しつこく，理屈をよくこねるが，論理の展開が遠まわりでなかなか結論に到達しない）。

①自動症（automatism）
　chewing（口をクチャクチャ），舌打ち，嚥下，つばを吐く，行ったり来たりの徘徊など目的のない行動を繰り返します。

②精神発作（psychic seizure）
　幻臭（ゴムが燃えるようなにおい），déjà vu現象（現在の経験が過去にもあったと感じる），物がだんだん大きくなったり，小さくなったりするなどの錯覚や，幻覚が現れることがあります。

　脳波所見では，安静時に30％，睡眠時に80％の異常波をみます。睡眠により賦活化されやすい側頭部の局所性棘波（両側性または片側性）が特徴的です。

●治療
　カルバマゼピンやフェニトインなどを使用します。カルバマゼピンのほうがフェニトインより効きが良いといわれています。また，てんかん源となる病巣が一側の側頭葉に限局しているのであれば，側頭葉の外科的除去を行う場合もあります。

✏ ミオクローヌスてんかん

　ミオクローヌス発作と強直－間代発作を主症状とし，進行性に増悪し，やがて精神機能，運動機能に重度の障害をきたし死亡に至る一群の「疾患単位」の総称です。MERRF（p.258）もミオクローヌスてんかんに含まれます。

3 小児に特有なてんかん症候群

小児期に特有な年齢依存性のてんかん症候群として，West症候群とLennox-Gastaut症候群があります。これらの疾患では種々の発作が混在してみられます。

West 症候群

乳幼児期（1歳未満が主）に発生する原因不明の脳症で，強直発作，脱力発作，ミオクローヌス発作などの発作を合併します。脳波は，発作間欠期にhypsarrhythmia（すべての誘導で全く同期しない高振幅徐波，棘波，鋭波が混在してみられる脳波）を示します（**図193**）。

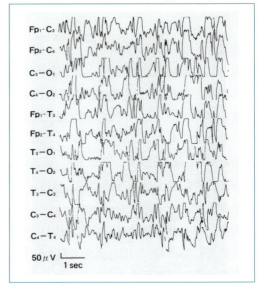

図193 ● West症候群の脳波（hypsarrhythmia）

強直ないしは脱力が瞬時に頸部にだけ起こるとこっくりうなずくようにみえるので，その場合は点頭てんかんとよばれます。約60％がLennox-Gastaut症候群に移行するといわれています。また，精神運動発達の予後は不良なことが多いです。

通常の抗てんかん薬に抵抗を示しますが，ACTH療法が約40％の患者に奏効します。ビタミンB_6投与やニトラゼパムが使われることがあります。

Lennox-Gastaut 症候群

幼児期にみられます。最も難治性のてんかんと考えられており，さまざまなてんかん発作が起こり，精神運動発達遅滞をもって成人することが多いです。脳波は背景活動に徐波が過剰にみられ，2〜2.5Hzの遅棘徐波複合の所見を呈します。

治療薬として満足のいくものはありません。

Ⅷ. 感染症

　ここでは神経系の感染症をまとめます。大きく分けますと髄膜炎・脳膿瘍・脳炎の3つですが，髄膜炎が最重要です。また，インフルエンザ脳症とReye症候群についてもこの章でお話しします。

髄膜炎（meningitis）

●病態
　髄膜は，硬膜・クモ膜・軟膜と3種類ありますが髄膜炎は主に軟膜に生じた感染による炎症です。原因には，細菌，結核菌，真菌，ウイルス，Lyme病，寄生虫などがあります。感染症ではありませんが，悪性腫瘍や膠原病（SLE，Behçet病，サルコイドーシスなど），ミエログラフィ後などにおいても，髄膜炎が起きることがあります。
　原因によって経過が異なるので，以下の関係についてだけは覚えておきましょう。
①急性の経過をとるもの：細菌，ウイルス（特に単純ヘルペス）
②亜急性または慢性の経過をとるもの：結核菌，真菌，悪性腫瘍

●症状
　症状は大きく2つに分けることができます。
①髄膜刺激症状：項部硬直，Kernig徴候，Brudzinski徴候
②脳圧亢進症状：頭痛，悪心・嘔吐，Cushing現象

●検査
　前述したような症状から髄膜炎が疑われたら，髄液検査を行います。髄液所見からは，原因についての鑑別診断が可能です。髄液所見からの鑑別診断を**表35**にまとめます。どの疾患も圧とタンパクは必ず上昇するので，細胞数の増加（特に多核性と単核性のどちらの白血球が優位に増加しているのかという点）と，糖の低下がみられるかどうかという点が鑑別のポイントになります。
　表ではいろいろと網羅されていますが，覚えるポイントは2つだけです。
①髄膜炎では，糖正常ならウイルス性
②糖低下があればウイルス以外の原因を考える
→細胞が多核性なら細菌，単核性ならそれ以外（カビと結核菌）が起因菌

表35 ●主要髄膜炎にみられる髄液所見

各種髄膜炎	外観	圧(側臥位)(mmH₂O)	細胞数(/mm³)	タンパク(mg/dl)	糖(mg/dl)	Cl⁻(mEq/l)	その他
正常	水様透明	70〜180	5以下	15〜45	50〜80	120〜130	
ウイルス性髄膜炎	水様 日光微塵	↑	数十〜数百 単核球	↑*	→	→	ヘルペスウイルスではしばしば出血性脳炎(赤血球がみられる), ムンプスウイルスでは糖低下する
細菌性髄膜炎	混濁, 膿性	↑	数十〜数百 多核球	↑*	↓	↓	細菌検出
結核性髄膜炎	水様, 時にキサントクロミー	↑	数十〜数百 単核球 (早期は多核球)	↑*	↓	↓↓	放置するとトリプトファン(+), フィブリンネット形成(線維素網), Cl減少, ADA活性上昇
真菌性髄膜炎	同上	↑	数十〜数百 単核球 (早期は多核球)	↑*	↓	↓	クリプトコッカス(墨汁染色), カンジダが多い
髄膜癌腫症 (meningitis carcinoma)	水様〜混濁	→〜↑	単球, 腫瘍細胞	↑*	↓	→	腫瘍細胞(+)

＊タンパク増加はPandy試験(タンパクに反応)やNonne-Apelt試験(グロブリンに反応)で調べる。タンパクが増加しているのに細胞数が正常な場合をタンパク細胞解離という(p.13)。

原因別にみた髄膜炎の特徴は，次の通りです。

1) ウイルス性髄膜炎

髄液所見で細菌が同定できないことから，無菌性髄膜炎ともいわれます。髄液所見で「糖が正常，細胞数がリンパ球優位に増加」している場合にウイルス性を考えます。原因ウイルスとしては，以下の3つがあります。

●エンテロウイルス（コクサッキー，エコーウイルス）

　全体の約80％の原因を占めます。

●ムンプスウイルス

　流行性耳下腺炎では髄膜炎の合併がみられます。全体の約10％の原因を占めます。

●単純ヘルペスウイルス

　残りの原因がこれです。2型のほうが，1型よりも原因として多いです（ちなみに，1型のほうが後述のヘルペス脳炎の原因としては重要です）。

　一般的にウイルス性髄膜炎は，エンテロウイルスが夏に流行するため夏に多くみられます。ウイルスなので，特に抗菌薬の投与などを行わずとも，安静と対症療法のみ，10〜14日という期間で後遺症を残すことなく治癒します。

2）細菌性髄膜炎

　細菌性の診断には髄液所見で「糖が低下していて多核球優位の細胞数の増加」がみられることが重要でした。次に細菌が原因だと分かったとしても，実にいろいろな種類の細菌があるので，さらに原因菌を突き止めていかなくてはなりません。

　菌を同定するうえで大事な情報は，患者の年齢です。年齢で，感染する頻度の高い菌がなんであるかがおおよそ決まっているからです。

　感染経路は肺炎などによる契機が多く，肺から血行性に髄膜に達して起こることが主です。原因菌がたくさんあるわりには，治療はどの菌にも共通で単純です。アンピシリン＋ゲンタマイシンまたはアンピシリン＋第3世代セフェム系抗菌薬が用いられます。

3）真菌性髄膜炎

　前述のように結核性との区別は大事です。どちらも亜急性の経過をとります。

　さて，真菌のなかでも原因として最も多いのは**クリプトコッカス**です。ほかにカンジダやムコールなどもありますが，クリプトコッカスだけ覚えればOKでしょう。真菌感染症は一般に細胞性免疫が低下した人（例えばAIDS患者）に起こります。

　つまり，免疫抑制薬や副腎皮質ステロイド薬などを使っていたり，悪性疾患に罹患している人に起こります。クリプトコッカスも例外ではなく，そうした免疫力の低下した人にみられます。診断にあたって大切なのは，そうした免疫力低下をきたすような背景があるかどうかをまず知ることです。

　そして次に，経過や髄液所見が結核性髄膜炎とよく似ているので，それとの鑑別が重要になります。真菌性髄膜炎，特にクリプトコッカスによる場合は髄液の墨汁染色が決め手となります。莢膜に包まれたクリプトコッカスが墨汁の中で抜けて見えれば，診断がつきます（**図194**）。また，病原真菌の培養に有用なSabouraud培地を使った培養でも診断されます。

　治療は，アムホテリシンBの静注とフルコナゾールの静注の併用療法を用います。アムホテリシンBは髄液移行しにくい薬なので，直接，髄腔内に投与することもあります。

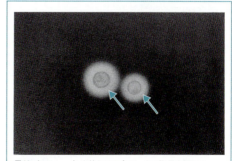

図194 ●クリプトコッカス（脳脊髄液の墨汁染色）

暈輪（halo，→）を伴うクリプトコッカス胞子を認める

2 脳膿瘍（brain abscess）

●病態

　脳膿瘍は脳実質内に「膿」が貯留した状態です．原因菌には，黄色ブドウ球菌，肺炎球菌，連鎖球菌などがあります．これらの菌がどのような経路で脳に波及して，膿まで作ってしまうのでしょうか？　知っておくべき重要なこととして，脳膿瘍になる人の70〜80％は副鼻腔炎や中耳炎などの耳鼻科的な疾患を長期にわたって患っていることです．つまり，慢性副鼻腔炎などが治療されずに放置されたりすることで，炎症が副鼻腔から頭蓋骨を通じて，脳実質まで広がってしまうわけです．中耳炎の場合も同じです．慢性中耳炎のさらになれの果てである真珠腫性中耳炎では，骨破壊が起こって脳まで炎症が及ぶ危険な状態になります．

　先ほど挙げた原因菌はこうした耳鼻科疾患の原因菌でもあり，鼻や耳の病原菌が脳にまで広がって起こったのが脳膿瘍というわけです．

　炎症の直接波及による場合のほかに，血行性のルートをとる場合があります．主に心疾患を原因として起こります．具体的には，感染性心内膜炎やFallot四徴症（ファロー）のような右→左シャントをするチアノーゼ性心疾患があげられます．心内膜炎では，心内膜に付着した細菌が血流に乗って流されて脳に運ばれて脳膿瘍が起こるわけです．右→左シャントをする疾患では，体循環をして戻ってきた汚い静脈血が，肺毛細血管のフィルターによる濾過を受けずにそのまま心臓を通過して，左室→大動脈→全身へと流れます．そのために脳の細い血管などに細菌が引っかかって，そこで炎症を起こすといった機序が考えられます．

●症状

　脳の一部に膿が溜まっているのですから，その部位の神経は死んでしまっています．当然，部位に応じた局在神経症状（つまり神経細胞の脱落による機能欠損症状）が現れます．

　また，膿の固まりが周囲の脳組織を圧迫することで頭蓋内圧は亢進します．それによって頭痛・嘔吐などの脳圧亢進症状が起こります．

●検査

　診断に最も重要なのは，頭部CT撮影で

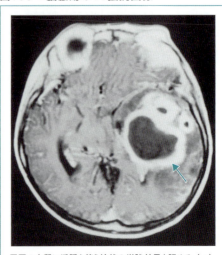

図195 ●脳膿瘍のT1強調画像

周囲の白質に浮腫を伴う輪状の増強効果を認める（→）

す．単純CTでは膿瘍の中心部はlow densityとなり，周辺はややhigh densityになります．造影剤によるenhanceを行うとring enhancementがみられます（**図195**）．

●治療

細菌が原因のことが多いので，まず抗菌薬を大量に投与します．第3世代セフェム系やペニシリン系抗菌薬は，髄液への移行も良く有効です．脳圧亢進に対しては，グリセロールを投与します．さらに膿瘍に被膜が形成されていなければ，穿刺排膿や抗菌薬の直接注入を行うこともあります．被膜で覆われた後は，被膜ごと膿瘍を全摘出します．

3 脳炎（encephalitis）

脳実質に起こる炎症を脳炎とよびます．原因としては，ウイルス，リケッチア（つつが虫病など），細菌（腸チフスなど），スピロヘータ（梅毒，Weil病など），原虫（マラリア，トキソプラズマ症など）がありますが，特に重要なのはウイルス性脳炎です．

ウイルス性脳炎は経過によって，次の3つに分けられます．
・急性脳炎
・スローウイルス感染
・感染後性脳炎

このなかで，感染後性脳炎は麻疹，風疹，水痘などのウイルス感染に続発する脳炎のことで，急性散在性脳脊髄炎（**p.249**）として発症し，アレルギー性の機序によって起こる脳炎です．

■ 急性脳炎

ウイルスは皮膚や粘膜から末梢神経や脳神経を逆行して中枢神経に達します．例えば，トガウイルス（日本脳炎）や狂犬病ウイルスは，こうした経路で感染します．一方，気道や腸管で増殖してから血行を介して二次的に中枢神経に達するものもあります．ポリオウイルスやコクサッキーウイルスなどのエンテロウイルスが，こうした感染経路を経ます．

各種の原因ウイルスがあるなかで，急性脳炎を起こす最重要ウイルスが単純ヘルペスウイルスです．次は，このウイルス性脳炎について詳しくお話ししましょう．

単純ヘルペス脳炎（herpes simplex virus encephalitis）

●病態

単純ヘルペスウイルスはDNAウイルスで，1型と2型とがあります。小児・成人の脳炎は主に1型が原因です。2型は母親から新生児に経産道感染し，全身感染や髄膜炎の原因となります。皮膚や嗅粘膜の表面に存在する末梢神経や三叉神経，嗅神経の神経末端からウイルスが侵入して，軸索を上行して脳へ達すると考えられています。

10歳以下と21～30歳頃に発症のピークがあり，小児と青年に主に起こる疾患といえます。ちなみに，単純ヘルペス脳炎がウイルス性脳炎全体に占める割合は10～20%程度といわれています。

●症状

片側の側頭葉が最も侵されやすく海馬，前頭葉下面，帯状回なども障害されます。急性期にはそれらの部位で強い出血・壊死が認められ，急性出血性壊死性脳炎ともよばれます。

したがって，症状としては頭痛，項部硬直，Kernig徴候，発熱などの髄膜刺激症状のほかに，上記の障害部位に一致した症状が出現します。側頭葉～海馬の障害による症状としては，意欲低下，行動異常，錐体路症状，片麻痺，けいれん発作などがあります。

●検査

髄液所見はウイルス性髄膜炎と同じと考えてよく，糖は正常，細胞は単核球優位の増加をみます。タンパクも上昇します。ただし，出血・壊死が強く起こるために外観がキサントクロミーを呈することがあります。

CTなどの画像診断も有効で，側頭葉の壊死した領域を中心にlow densityが認められます。脳波では周期性同期性高振幅徐波（PSD）がみられます。確定診断のための検査としては，血清および髄液中のヘルペスウイルス1型抗体価測定が重要です。

●治療

アシクロビルの点滴静注が有効です。その他の治療としては，脳浮腫に対してマンニトール製剤などの一時的な使用があります。

亜急性硬化性全脳炎
（subacute sclerosing panencephalitis；SSPE）

●病態

SSPEは麻疹ウイルスの長期間にわたる脳内持続性感染によって生じる疾患です。好発年齢は12歳以下の小児で，5～6歳に発症のピークがあります。

初発症状は，知能低下，ミオクローヌスてんかん，性格変化で，やがて精神障害，視力障害，けいれんが現れ，昏睡，除脳硬直に陥り，2年ほどで死亡します。

SSPEを発症する子どもの多くは，2歳以前に麻疹に罹患しているか，または麻疹ワクチンを摂取しており，そのときに体に入ったウイルスが3～10年の潜伏期間を経たのちに発症しているわけです。

頻度そのものはきわめてまれで，麻疹患者100万例に対して2～6例くらいだと考えられています。

●治療・予後

決定的な治療法はまだありませんが，**インターフェロンの髄腔内・脳室内投与**や**イノシンプラノベクス**（イソプリノシン®）の経口投与で進行を抑えることができます。予後は不良で，治癒することはまれであり，平均6年で死に至ります。

●検査

検査では髄液中のIgG高値や麻疹ウイルス抗体価の上昇などが重要で，診断の決め手になります。また，脳波ではPODを認め診断の参考になります。

進行性多巣性白質脳症
（progressive multifocal leukoencephalopathy；PML）

PMLは大脳白質を中心にして多発性に脱髄巣がみられる，進行性の疾患です。PMLには発症の引き金となる基礎疾患があり，なかでもHodgkin病が最も多いです。その他，白血病やSLE，悪性腫瘍，サルコイドーシスなど細胞性免疫の低下をきたすような疾患に多くみられます。

PMLはパポバウイルスの一種であるJCウイルスの感染によって起こります。細胞性免疫機能が低下することで，普段は増殖が抑えられていたJCウイルスが，乏突起膠細胞内で増殖し発症すると考えられています（ちなみに，大脳白質を通る軸索は髄鞘によって包まれていますが，この髄鞘を作っているのが乏突起膠細胞です）。この細胞がウイルスによって侵されて変性することで髄鞘が壊れ，脱髄の状態になるわけです。

発症年齢は45～65歳くらいの中高年に多くみられ，男女比は3：2でやや男性に多くみられます。一般的に進行性の片麻痺で始まり，精神症状，視力障害など白質の脱髄巣に起因する症状が出現します。経過は3～6か月で死亡の転帰をとります。

4 インフルエンザ脳症

先ほどまでは脳炎についてお話ししてきましたが，ここからは脳症について説明します。まずは「脳炎と脳症はどう違うか？」ということについて述べていきます。

脳炎は，ウイルスなどが直接脳内に入って細胞を傷害したり，炎症を起こして浮腫などが起こっている状態です。一方脳症は，もちろんAIDS脳症などの感染や変性疾患によって起こるものもありますが，それと同時に，肝性脳症や高血圧性脳症など外因的な原因で可逆的に変化するものもあります。

インフルエンザ脳症は，インフルエンザ感染をきっかけに意識障害を主症状とする急性脳症です。急性脳症といえば，この次にお話しするReye症候群の仲間になるわけです。

インフルエンザ脳症をインフルエンザ脳炎と呼んでも間違いではないのですが，初期の剖検例でインフルエンザウイルスを検出できなかったことがあったため，脳症と呼ばれるようになったといういきさつがあります。その名残でいまだに脳症と呼ばれているのです。1歳前後をピークに幼少期の患者が多いのですが，成人でも発症することがあります。

● **検査**

インフルエンザに罹った時にもけいれんや異常行動が多いので，インフルエンザ脳症との鑑別は難しくなるわけですが，以下のような点が診断をつける助けとなるでしょう。
- JCS：20以上の意識障害
- 頭部CT：全脳や大脳皮質全域の低吸収域，皮髄境界不鮮明，脳幹浮腫
- 脳波：びまん性高振幅徐波，平坦脳波

● **治療**
- 支持療法
  ・体温管理（40℃を超えないように）
  ・脳圧への対処（グリセロールよりもD-マンニトールのほうが良いとされる）
  ・けいれん重積への対応

●特殊な治療法
・抗インフルエンザ薬（オセルタミビル）
・ステロイドパルス療法
・免疫グロブリン大量療法

その他に，脳低温療法や血漿交換療法などが試されていますが，急性期死亡例が約30％，後遺症例が約25％と，現状ではかなり厳しい状況です。

Reye症候群

●病態

風邪のような症状の後，急激に意識障害，嘔吐，けいれんなどの症状をきたし，3日以内に死亡するような怖い症候群です。これも急性脳症です。

まだ原因はよく分かっていませんが，よく解熱薬に使う**アスピリン**を小児に投与することが誘因となっていると考えられています。また，インフルエンザBや水痘ウイルス感染に引き続いて起こることも分かっています。この症候群は成人にはあまりみられず，主に**5〜15歳くらいの子ども**にみられます。したがって，小学生くらいの子どもが風邪様症状の後に，急に意識障害を起こしてきたら，Reye症候群を疑わなくてはなりません。

●検査

Reye症候群では脳だけが障害されるのではありません。肝にも病変がみられます。肝や脳において細胞の脂肪変性がみられたり，細胞内に存在するミトコンドリアの変性が認められます。確定診断は肝生検です。肝は肝小葉全体に脂肪滴が沈着して，脂肪肝の状態になります。

このように脳と肝の両方が障害される点に注意しましょう。検査所見で重要なポイントとなるのも，実はこうした肝機能の障害に基づく項目なのです。以下にポイントを列挙します。

・AST，ALTの上昇
・APTT，PTの延長（凝固因子の合成障害のため）
・低血糖（肝グリコーゲンの分解による糖新生が行われないため）
・高アンモニア血症
・黄疸はない（ビリルビン値は正常）

脳の障害の検査所見としてみられるのは，CK値の上昇くらいでしょう。症状としては重要ですが，検査では有意なものはありません。むしろ髄液所見で細胞数が正常で

あること（8/mm³以下）が重要です。つまり，意識障害の原因が髄膜炎や脳炎によるものではないことを確認することが大切なのです。

● 治療

死因は脳浮腫による脳圧亢進→脳ヘルニアです。そのため，とにかく大急ぎで脳圧を下げることが必要で，最初にマンニトール製剤を使います。マンニトール製剤は，グリセロールと違って代謝されない物質なので，投与されるとモロに水を引っ張る浸透圧物質として働きます。グリセロールは徐々に代謝されるので，マイルドにしか働きません。したがって，Reye症候群のような急性脳症には，まずマンニトール製剤を投与します。

その他の対症療法に低血糖に対してブドウ糖の投与や，高アンモニア血症に対してラクツロース投与，ネオマイシン投与などが行われます。こうした治療を行っても30〜40％の致死率で，多くは3日以内と大変な早さで死亡してしまいます。

6 Creutzfeldt-Jakob病（C-J病）

この疾患は，ウイルスではなくプリオン（prion）とよばれる感染性タンパク粒子が原因で起こる疾患です。角膜移植や脳外科手術などにより，**プリオン**が伝播して感染すると考えられています。イギリスから起きた狂牛病も，プリオンに感染した牛の肉を食べたために変異型C-J病を発症し問題となりました。

40〜60歳代に発症し，**進行性認知症**，**錐体路症状**，ミオクローヌスを中心とした**錐体外路症状**を三主徴とし，数か月〜1年半くらいで無動性無言状態，除脳硬直を経て死亡します。大脳皮質の海綿状変性が生じ，著明な脳萎縮をきたします。

図196 ● C-J病の拡散強調画像

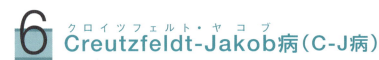

両側大脳基底核に高信号を認める（→）

CTでもそうした大脳の萎縮がみられます。MRIの拡散強調画像では，灰白質の高信号がみられます（**図196**）。また，脳波ではPSDがみられます（**図197**）。髄液検査は圧・糖・細胞数などすべて正常所見で異常がありません。

最後に治療法ですが，現在のところ有効な治療法はありません。

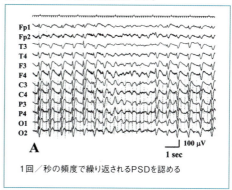

図197 ● C-J病の脳波（PSD）

1回／秒の頻度で繰り返されるPSDを認める

7 神経梅毒（neurosyphilis）

●病態

　Treponema pallidum（梅毒トレポネーマ）の感染により引き起こされます。ギャングで有名なアル・カポネが罹患したことで有名ですが，抗菌薬が普及した現在では，まれな疾患となっています。

　以下の4つに分類できます。

- 無症候性神経梅毒
- 髄膜血管梅毒（脳の髄膜血管梅毒，脊髄の髄膜血管梅毒）
- 実質性神経梅毒（脊髄癆，進行麻痺）
- 梅毒性視神経萎縮

　症状としては，下肢の電撃痛や進行麻痺，麻痺性認知症が有名です。

●検査

　STS法とトレポネーマ抗原試験（TPHA，FTA-ABS）があります。STSは後期梅毒に，TPHAは初期梅毒に陽性率が低いため，STSとTPHAはスクリーニングとして行い，いずれか一方が陽性であれば必要に応じてFTA-ABSで確認します。そのほかには髄液検査もあります。

●治療

　ペニシリン療法，対症療法を行います。無症候性でも症候性でも同様に行います。

8 HTLV-Ⅰ関連脊髄症（HTLV-Ⅰ associated myelopathy ; HAM）

　HTLV-Ⅰ（ヒトT細胞白血病ウイルスⅠ型）に感染すると，一部に白血病や脊髄障害を起こすことがあります。錐体路が障害されやすく，両下肢のつっぱり（痙性対麻痺），排尿障害，感覚障害がみられるようになります。
　治療は副腎皮質ステロイド薬，インターフェロン，血漿交換が行われています。

9 AIDS認知症（HIV脳症）

　AIDS（acquired immunodeficiency syndrome）認知症症候群は，ウイルスおよび免疫因子の両方が素因となって発症します。
　症状としては記銘障害，無気力，集中力低下，動作緩慢などがあります。MRI検査で脳萎縮や広範囲の大脳白質の病変がみられます。
　治療は逆転写酵素阻害薬など，AIDS治療薬に準じています。

和文索引

あ

亜急性硬化性全脳炎 **80**, **281**
亜急性連合性脊髄変性症
.... **48**, **210**, **229**, 232
悪性黒色腫 185
悪性貧血 263
悪性リンパ腫 **173**, **182**
アストログリア **6**, 177
アスピリン 283
アセチルコリン 5, **29**, **31**, 261
アセチルコリン受容体 261
アテトーゼ.. 67, **79**, 136, 197
アテローム血栓性梗塞.**152**, **153**
アテローム硬化 151
アブミ骨筋 108
アブミ骨筋麻痺 107
アポトーシス 186
アミロイドーシス **49**
アミロイドニューロパチー
...................**46**, 49, 52
アリセプト 189
アルコール性ニューロパチー..**229**
アルコール多飲者 170
アレルギー性ニューロパチー.. 237
安静時振戦 78, **191**
アンチレクス 261

い

意識混濁 **171**
意識されない深部感覚
.... 18, 25, 27, 45, 46
意識される深部感覚
.... 18, 25, 26, 45, 46
意識障害 153, **158**, 163, **164**,
   172, **223**, 282, 283
異常興奮 267
イソニアジド 232
位置覚 18, **46**
一過性脳虚血発作 **150**, **156**
一側かつ対側性支配 24
一側性嗅覚消失 89
溢流性尿失禁 53
遺伝性痙性麻痺 207
遺伝性ニューロパチー 233
イノシンプラノベクス 281

易疲労性 196
陰性ミオクローヌス 79
インターフェロン 281
咽頭 116
咽頭反射 116
インフルエンザ脳炎 282
インフルエンザ脳症 282
インポテンツ 52

う

ウイルス性髄膜炎 **276**, 280
ウイルス性脳炎 279
うっ血乳頭 93
運動過多 **195**
運動失語 126
運動失行 131
運動失調
........37, **46**, 74, **136**, 220
運動終期振戦 76
運動障害 161
運動神経 14, 23
運動神経遠心路 86
運動性 10
運動調節障害 37
運動ニューロン 57
運動ニューロン疾患 **211**
運動麻痺 37, **163**

え

衛星細胞 6, 7
エコーウイルス 276
エタンブトール 93
遠位型（筋ジストロフィー）
.........................**245**, **249**
遠位型ミオパチー **241**, 246
遠位筋 241
塩化アンベノニウム 263
塩化エドロホニウム 262
鉛管強剛 192
嚥下困難 158
嚥下障害 116, 118, 143, **213**,
    251, **253**
塩酸ドネペジル **188**
遠心性 10
遠心性神経 11

遠心路 19, 28
延髄 10, 22, 56, **142**
延髄外側症候群 **142**
延髄空洞症 120
延髄錐体 23
延髄網様体 28
延髄網様体脊髄路 60
エンテロウイルス 276

お

凹足 **207**, **233**
横断性脊髄炎 222
嘔吐 **163**, 275, 278, **283**
黄斑回避 **95**
オノ様顔貌 **251**
オリーブ核 56, 62, 70
オリーブ橋小脳萎縮症 ..200, **201**
オリーブ脊髄路 56, **62**
オリゴデンドログリア **6**, 177
温痛覚 45
温痛覚障害 142, 143, 145
温度覚 18

か

カーテン徴候 **116**, 143
下位運動神経核 24
下位運動ニューロン 14, 15,
   23, 37, **38**, **39**, **41**, 63
回外運動 75
開眼起立 75
介在ニューロン 15, 59, 60
外傷性ニューロパチー 225
外側脊髄視床路 **26**, **33**
外側皮質脊髄路 23
外転神経（Ⅵ）......86, **95**, 97,
    101, 137
外転神経障害 **101**, **102**
回転性めまい **114**, 115
外套細胞 7
回内運動 75
回内徴候 196
海馬 68
灰白質 3, 8
海綿状変性 **258**
解離性〈転換性〉障害.103, 255

解離性感覚障害...48, 49, 105, 142, 143, 145, 208, 215
解離性眼振...........................141
化学伝達..................................4
下顎反射...............................106
下顎偏位...............................106
過換気..................................168
可逆性虚血性神経脱落症状...159
下丘.....................................66
蝸牛神経...............................112
核（神経核）..........................3
角回....................................130
核間性眼筋麻痺.........141, 162
角膜感覚.........................102, 103
角膜反射...............................103
下肢Barré徴候.......................44
下斜筋..................................96
下小脳脚................................46
下垂手.........................226, 231
下垂体腫瘍............................92
下垂体腺腫....................173, 181
下垂体前葉...........................181
仮性肥大.......................243, 246
加速歩行..............................192
下唾液核...............................31
片側性アテトーゼ...............197
片麻痺...132, 138, 153, 161, 162, 280, 282
片葉調節葉............................65
脚気...................................230
滑車神経（Ⅳ）..........86, 95, 97, 135
滑車神経障害.............100, 102
活動電位............................2, 5
寡動..............................67, 78
下方注視麻痺......................198
仮面様顔貌........................192
ガランタミン..............188, 190
顆粒細胞..............................69
カルバマゼピン..........220, 222
カロリック試験...................113
感音性難聴......112, 113, 114
感覚解離............................105
感覚核................................104
感覚失語..................126, 127
感覚障害............................162
感覚神経..............17, 18, 45

感覚神経求心路.....................86
感覚性..................................10
感覚性運動失調...................134
感覚麻痺......................103, 45
眼球運動.......................97, 100
眼球運動障害..............198, 251
眼球外転麻痺.....................138
眼球陥凹............................54
眼筋咽頭型（筋ジストロフィー）
....245
眼筋型（筋ジストロフィー）
...............................245, 258
眼瞼下垂......54, 97, 98, 258
眼症状..............................161
眼振.................................65
眼振検査...........................113
癌性ニューロパチー..........240
感染後性脳炎...................279
感染性心内膜炎......155, 278
間代性けいれん...............271
間代発作........................270
眼底............................91, 93
観念運動失行..................131
観念失行........................131
間脳........................10, 133
感冒...............................89
顔面感覚................102, 103
顔面筋............................106
顔面けいれん...........81, 220
顔面肩甲上腕型（筋ジストロフィー）
...................................245
顔面神経（Ⅶ）
..............31, 85, 106, 137
顔面神経運動線維............109
顔面神経障害.................108
顔面神経麻痺..107, 111, 138, 225
顔面の無発汗...................54
丸薬まるめ振戦........78, 136
環ラセン線維........19, 56, 57
眼輪筋麻痺.....................107
眼裂...............................97
関連痛.............................53

き

奇異性尿失禁...................53

記憶障害..........................126
奇形腫............................183
偽性球麻痺......117, 118, 154, 198, 211
企図振戦....................66, 76
希突起膠細胞......................6
キノホルム.....................232
吸引反射........................124
嗅覚..........................12, 18
嗅球.........................68, 89
急降下爆撃音..........251, 252
球後視神経炎......90, 219, 232
嗅細胞..............................89
嗅神経（Ⅰ）...............86, 89
嗅神経障害.......................89
求心性...............................10
求心性視野狭窄................232
求心性神経.........................11
求心路............19, 28, 32
急性間欠性ポルフィリン症...235
急性硬膜外血腫................171
急性硬膜下血腫................172
急性散在性脳脊髄炎....223, 279
急性出血性壊死性脳炎.......280
急性多発性神経根炎.........237
急性脳炎........................279
急性脳症................282, 283
嗅粘膜............................89
嗅脳系............................10
球麻痺............117, 118, 142
橋.......10, 16, 22, 137, 154
橋核................................69
橋下部腹側症候群.............138
狂牛病...........................284
橋グリオーマ..................111
強剛..........67, 72, 191, 194
胸鎖乳突筋.....................119
橋縦束............................23
橋出血...................160, 162
橋小脳............................65
橋静脈...........................170
胸髄...............................83
強制泣き.......................213
強制にぎり....................124
強制笑い.......................213
胸腺腫..........................262
強直一間代発作..............270

強直性けいれん 271
強直性足底反射 124
強直発作 270
共同偏視 **161**, 162
莢膜 277
橋網様体脊髄路 60, 69
局在神経症状 **174**, 278
虚血性脳血管障害 150, **151**
虚血性病変 165
起立障害 75
起立性低血圧
　................ **52**, 54, **201**, 203
筋 **38**, 39
近位筋 241
筋萎縮 40
筋萎縮性側索硬化症 .. 117, 120,
　........................... **212**, 218
筋強直性ジストロフィー
　...... 42, **43**, 243, 249, 250
筋緊張 37
筋緊張症 249
近見反射 99
筋硬直 191
筋疾患 241
銀線動脈 93
筋トーヌス
　........ **37**, 59, 65, 67, 191
筋浮腫 254
筋紡錘 **38**, 56, 57, 58, 59
筋無力症候群 42
筋力 41
筋力低下 37

く

クエチアピン 189
屈曲運動 40
屈筋 62
クモ膜下出血 .. **101**, 150, 160,
　164
グリア 6
グリオーマ 177
クリオキノール 232
グリセコール 268
クリプトコッカス 277
グルタミン酸 5
クレアチニン 247, 248

クレアチン 247, **248**
クローヌス 39
クロルプロマジン **196**, 237

け

頸静脈孔 117
頸髄 16
頸髄腫瘍 54
痙性片麻痺 136
痙性肢体麻痺 223
痙性斜頸 79
痙性脊髄麻痺 211
痙性対麻痺 219
痙性麻痺 145
経蝶形骨洞到達法 181
痙直 38
痙直性麻痺 **208**, 210, 213
鶏歩 233
けいれん 223, **281**, 283
けいれん重積 283
頸肋 54
血管芽腫 **173**, 182
血腫 161
血腫除去術 172
血漿交換療法 239
楔状束 26
楔状束核 27
欠神発作 269
結節性多発動脈炎 227
血流障害 115
言語領域孤立 128
原始小脳 65
原発性アルドステロン症 255,
　256
原発性周期性四肢麻痺 256
原発性側索硬化症 211
腱反射 59
健忘失語 129
腱紡錘 **27**, 57, 59

こ

抗Ach-R抗体 261
抗Caチャネル抗体 264
抗GQ1b抗体 237
抗Jo-1抗体 253

抗Mi抗体 253
抗アセチルコリン受容体抗体 .. 262
構音障害 **65**, 75, 116, 118,
　143, 213
後外側腹側核 26
口蓋反射 116
効果器 33
後角 **26**, 27, 33, 34
口角 107
膠芽腫 **177**, 179
後下小脳動脈閉塞 117
高カリウム血性周期性四肢麻痺 ...
　256
高カルシウム血症 255
抗ガングリオシド抗体 ... **213**, 237
交感神経 **10**, 20, 28, 32,
　34, 83
咬筋 102, **105**
咬筋萎縮 105
咬筋麻痺 105
高血圧 154
抗コリン薬 36, 193
後根 **25**, 39, 56
後根神経節 **26**, 27, 32
後索 **26**, 33, 47, 48
交叉屈曲反射 124
後索路 **26**, 34
交叉現象 93
高脂血症 237
高次神経機能 **126**, 155
抗シナプトタグミン抗体 264
恒常性 19
甲状腺機能亢進症 **254**, 256
甲状腺機能低下症 **254**, 263
甲状腺中毒性ミオパチー 254
構成失行 131
後脊髄小脳路 28
叩打性筋緊張 43
抗てんかん薬 267
後頭葉 **122**, 125
項部硬直 **164**, 275, 280
興奮性伝達 5
硬膜下出血 160
絞扼性ニューロパチー 225
抗利尿ホルモン 134
コクサッキーウイルス 276
黒質 71, 191

固縮............38, 67, 80, 136, **199**, 201
古小脳....................................65
孤束核....................................34
骨格筋..................11, 37, 56, **57**
固定姿勢保持困難..................**79**
固有感覚................................**18**
コリンエステラーゼ阻害薬....188, **262**, 263
ゴルジ器官....................19, 57
ゴルジ腱器官........................19
ゴルジ線維....................19, 57
混合神経................................83
コンパートメント..............**149**

さ

細菌性髄膜炎...................**277**
催吐反射..............................116
細胞体..............................**2**, 3
錯誤....................................127
詐病....................................103
サルコイドーシス........111, **225**
猿手................**213**, 218, 226
三叉神経（V）............86, **102**
三叉神経運動核...................105
三叉神経障害......................**106**
散瞳..............................97, 98

し

ジアゼパム........................**267**
視蓋脊髄路................**61**, 62
視覚..............................12, 18
視覚失認........126, 129, **153**
耳下腺機能............**116**, 117
弛緩............................**38**, 62
弛緩性麻痺..........................145
色彩失認............................**129**
色素沈着..................94, **223**
識別覚..............................**125**
嗜銀性封入体.....................189
視空間失認........................**129**
軸索..........................2, 3, 56
軸索小丘..............................**6**
視交叉..................................92
視交叉障害..........................92

篩骨篩板..............................89
視細胞..................................91
視床 **17**, 19, **26**, **27**, **33**, 66, 68, 72, 133, **134**, 154
視床下核..............................66
歯状核..................................72
歯状核赤核淡蒼球ルイ体萎縮症
....................................200, **204**
視床下部..19, **28**, **31**, **33**, 34, 68, 133, **134**
視床失語............................134
視床手....................134, 162
視床出血..............**160**, 162
視床症候群........................162
視床痛................................134
視神経（II）..........86, **91**, 92
視神経萎縮..........................93
視神経炎....................92, 222
視神経管..............................91
視神経脊髄炎...................222
視神経乳頭..........................93
ジスキネジア..............67, **81**
ジストニア............67, **79**, 199
ジストロフィン..................248
姿勢時振戦..........................78
姿勢反射障害......**191**, **192**, 194
肢節運動失行....................**199**
肢体型（筋ジストロフィー）
....................................245, **246**
舌の麻痺............................118
膝蓋腱反射........................208
膝クローヌス......................39
失語......**126**, 127, 133, 161, **199**
失行....................................130
実質性神経梅毒.................285
失神....................**158**, 203
失調..................................158
失認..................................129
自動症..............................273
自動性膀胱......................**220**
シナプス....**4**, **15**, 55, 59, 69
シナプス後ニューロン...........4
シナプス前ニューロン...........4
指鼻試験..............................74
脂肪肝..............................283
視放線................................132

脂肪塞栓............................155
視野......................................91
視野欠損..............................92
尺骨神経麻痺...................213
臭化ピリドスチグミン........263
周期性四肢麻痺........**254**, 255
周期性同期性高振幅徐波......280
十字型高信号....................202
収縮....................55, **57**, 62
重症型（筋ジストロフィー）..245
重症筋無力症........42, 98, **215**, **258**, **260**, 263, 264
重積..................................267
主感覚核............................104
粥状硬化............................151
縮瞳.....54, 97, 98, 162, 231
手根管症候群...................**225**
樹状突起..........................**2**, 3
出血......................94, 168
出血性梗塞..........**155**, 156
出血性脳血管障害.....150, **160**
腫瘍..................................**101**
純粋運動失語..........127, 133
純粋感覚失語..........**128**, 133
純粋語聾..........................128
純粋失読..........................129
上位運動ニューロン......14, 15, 23, **25**, 37, **39**, 63
上衣細胞.................6, **7**, 177
上衣腫....................**177**, 178
上咽頭癌............................119
松果体................................66
上眼窩裂症候群................101
上丘....................................66
消去..................................125
小膠細胞..............................6
上肢Barré徴候...................44
小字症..............................**192**
上視床脚..........................132
踵膝試験............................74
上小脳動脈閉塞................115
上唾液核............................31
情動失禁..........................154
小児筋肢体型（筋ジストロフィー）..245
小脳........10, **27**, 37, 38, 65, 68, 70, 72
小脳脚................................65

小脳出血	160, 163	
小脳性運動失調	47, 142, 232	
小脳性失調歩行	78	
小脳性振戦	66, 76, 79	
小脳赤核路	63	
小脳虫部	28, 46, 66	
小脳半球	65	
上部僧帽筋	119	
小舞踏病	196	
上方注視麻痺	137	
小発作	269	
静脈麻酔薬	267	
触圧覚	18	
書痙	79	
助産婦手位	43	
女性化乳房	217	
触覚失認	130	
除脳硬直	223, 281, 284	
除皮質硬直	132	
自律・自律性反射	33	
自律・体性反射	33	
自律神経	10, 18, 19, 20, 28, 52, 83	
自律神経遠心路	86	
自律神経求心線維	53	
自律神経求心路	86	
自律神経障害	192	
視力	91	
心筋	11	
伸筋	62	
心筋梗塞	155	
心筋障害	251	
真菌性髄膜炎	277	
神経	1	
神経インパルス	2	
神経筋接合部	4, 17	
神経原線維	187	
神経膠細胞	1, 6, 173, 177	
神経膠腫	173, 177	
神経細胞	1, 2, 173	
神経鞘腫	173, 180	
神経節	3, 28, 31	
神経線維	2, 55, 135, 137	
神経線維腫症	181	
神経線維鞘	7	
神経組織	1	
神経伝達物質	4	

神経伝導路	22	
神経突起	2	
神経梅毒	99, 285	
神経発火	2	
神経変性疾患	186	
進行性核上性麻痺	198	
進行性球麻痺	42, 117, 120, 211, 216	
進行性筋ジストロフィー	42, 245	
進行性多巣性白質脳症	281	
進行性認知症	284	
進行麻痺	285	
腎後性腎不全	53	
新小脳	65	
真性てんかん	266	
振戦	67, 78, 136, 191, 194, 201	
心臓伝導障害	258	
身体失認	130	
振動覚	18, 46	
深部感覚	12, 18, 48, 57, 136	
深部腱反射	38, 58, 59, 135, 206, 210, 213	
心房細動	155	

す

随意運動	15	
随意筋	11	
髄液圧	175	
髄液検査	275	
髄芽腫	173, 184	
髄鞘	2, 6, 7, 177	
錐体	25	
錐体外路	56, 57, 60, 62, 63, 64, 69	
錐体外路系	15	
錐体外路症状	82, 186, 284	
錐体交叉	23, 25	
錐体路	25, 56, 58, 64	
錐体路系	25	
錐体路障害	37, 39, 153	
錐体路症状	82, 145, 280, 284	
錐体路徴候	133	
垂直注視麻痺	198	
髄膜炎	275, 280	
髄膜血管梅毒	285	

髄膜刺激症状	275	
髄膜腫	89, 173, 180	
睡眠障害	135	
すくみ現象	192	
頭痛	163, 164, 275, 278, 280	
ステロイドミオパチー	259	
スパイク発火帯	6	
スローウイルス脳炎	279	

せ

星膠細胞	6, 177	
星細胞腫	177	
正常圧水頭症	165	
正常カリウム血性周期性四肢麻痺	256	
星状膠細胞	6	
星状神経節ブロック	54, 98	
精神運動発達遅滞	274	
精神運動発作	273	
精神症状	135, 187, 195, 220, 282	
精神発作	273	
性腺萎縮	251	
正中神経麻痺〈障害〉	213, 218	
赤核	72, 137	
赤核症候群	136	
赤核脊髄路	56, 61, 72	
脊髄	1, 9, 10, 144	
脊髄空洞症	46, 54, 98, 145, 208, 214	
脊髄障害	144	
脊髄小脳	65	
脊髄小脳変性症	93, 200, 205	
脊髄小脳路	22, 27	
脊髄神経	1, 9, 10, 83, 84	
脊髄性運動失調	47, 206	
脊髄性筋萎縮症	42	
脊髄性進行性筋萎縮症	211, 215	
脊髄性副交感神経求心路	34	
脊髄前角細胞	23, 72	
脊髄前索	48	
脊髄中間質外側核	203	
脊髄癆	48, 99, 285	
脊髄路核	104	
脊髄側角	54	
脊柱管	9	

291

脊柱側弯..................233, 234
舌萎縮..........................217
舌咽神経（Ⅸ）....31, 85, 115, 142
舌咽神経障害....................117
舌下神経（Ⅻ）....86, 119, 142
舌下神経障害....................120
舌筋の萎縮......................120
舌後1/3の味覚..........116, 117
節後ニューロン............29, 31
舌根沈下........................267
舌前2/3の味覚..106, 108, 111
節前ニューロン............28, 31
舌偏位....................119, 120
線維束攣縮......41, 120, 213, 217, 242
前角..............................16
前角細胞........17, 23, 55, 56, 57, 58, 59
前下小脳動脈閉塞................115
前駆症状........................153
前交通動脈瘤....................166
前根..............................56
腺細胞............................83
全失語..........................128
線条体....................71, 191
線条体黒質変性症......200, 202, 203
線条体線維......................191
全身性エリテマトーデス......263
仙髄......................31, 83
前脊髄小脳路..............27, 28
前脊髄動脈閉塞症候群..46, 144
穿通枝..............152, 154, 160
前庭..............................47
前庭機能検査....................113
前庭小脳........................65
前庭神経........................113
前庭性運動失調..................48
前庭脊髄路............56, 61, 62
先天性筋ジストロフィー.....245, 246
先天性腫瘍......................173
先天性パラミオトニア......256
先天性ミオパチー..............252
穿頭洗浄術......................171
前頭葉..14, 16, 23, 122, 124

セントラルコア病...............252
前皮質脊髄路......................56

そ

早期CT徴候........................154
臓性神経..........................10
相貌失認..........................129
側角..............................28
足クローヌス............39, 213
側索..............................26
測定異常..........................74
測定障害..................66, 74
側頭葉..................122, 126
側脳室............................66
側脳室脈絡叢....................66
続発性てんかん..................266
側方注視................64, 138

た

第1次感覚神経....................25
体温調節異常....................135
対光反射................98, 137
大字症..........................192
代謝性ニューロパチー........229
代償性頭位......................102
対症療法........................192
体性運動性......................86
（体性）運動性神経..10, 11, 83, 84
体性感覚..........11, 12, 18, 33
（体性）感覚性神経..10, 11, 83, 84
体性神経................10, 18
大脳..................123, 124
大脳基底核......37, 65, 66, 67, 68, 69, 70, 71, 72, 191
大脳脚............................23
大脳新皮質......................10
大脳皮質......14, 16, 17, 22, 26, 27, 33, 63, 64, 68, 69, 122, 186
大脳皮質症状..................158
大脳辺縁系......................68
大発作..........................270
大理石状態......................197

タウ蛋白........................188
多系統萎縮症.........200, 202
多形皮膚萎縮症................253
多幸............................220
脱髄............................233
脱髄性疾患....................219
脱髄斑..........................219
タッピング振戦................78
脱力発作......................272
多動............................80
他人の手徴候..................199
多発梗塞性認知症..............154
多発性筋炎............42, 252
多発性硬化症......90, 93, 117, 141, 219
多発単ニューロパチー..227, 229
多発ニューロパチー..........227
玉ネギ皮様の感覚解離........105
垂れ足..........................213
単純部分発作..................272
単純ヘルペスウイルス.276, 279
単純ヘルペス脳炎..............280
淡蒼球..........................66
単ニューロパチー..............225
タンパク細胞解離..............238

ち

知覚..............................11
知覚されない感覚..............33
知覚障害........................153
逐次伝導..........................8
チック..................67, 81
知能低下..............154, 281
遅発性ジスキネジア............81
着衣失行......................131
中隔..............................68
中間質外側核............28, 31
中硬膜動脈....................171
中耳炎..........................278
中心暗点......................219
中心後回................26, 27
中枢..............................1
中枢神経（系）...9, 55, 90, 122
中枢性障害....................109
中大脳動脈瘤..................166
中毒性振戦......................78

中毒性ニューロパチー 231	伝達 4	内臓痛 13, 33, 53
中毒性パーキンソニズム 194	伝導 3	内側毛帯 27
中脳 10, 22, **23**, **135**, 136	伝導失語 128	内分泌異常 181
中脳障害 99	点頭てんかん 274	内包 22, 132
中脳腹側症候群 **136**, 145	伝導路 22, 56	内包後脚 23
中脳路核 104		鉛疝痛 232
中胚葉 6		鉛中毒 231
虫部 65	**と**	鉛脳症 231
聴覚 12, 18		軟口蓋 116
聴覚過敏 106, **107**, 111	頭蓋咽頭腫 173, 183	
聴覚失認 129	頭蓋底 86	
聴覚障害 126	頭蓋内圧 149, 268	**に**
超急性期梗塞 156	頭蓋内圧亢進 **174**, 175	
聴神経腫瘍 109, 113, 115	頭蓋内腫瘍 173	にぎり反射 124
聴神経鞘腫 114, **115**, 180	動眼神経 (Ⅲ) 31, 85, **95**,	ニコチン受容体 36
調節反射 99	135	二点識別能 124
超皮質性失語 128	動眼神経障害 100, **101**	乳酸アシドーシス 258
跳躍伝導 8	動眼神経麻痺 136	乳頭浮腫 **93**, 174
鎮痙薬 36	糖原病 259	ニューロパチー 46, 225
	瞳孔 97	ニューロン 2
	撓骨神経麻痺 231	尿意 34
つ	同時失認 129	尿細管性アシドーシス 256
	動静脈奇形 164	尿失禁 165
椎骨脳底動脈系TIA 158	頭頂葉 17, 26, 122, 125	尿閉 53
椎骨脳底動脈閉塞 117	糖尿病 94, 207	尿崩症 **134**, 183
椎前神経節 28	糖尿病性眼筋麻痺 101	妊娠性舞踏病 196
痛覚 18	糖尿病性ニューロパチー 98, 229	認知症 153, **165**, **186**, 199
痛覚過敏 134	登攀性起立 244	認知障害 129
	頭部外傷 170	認知症様症状 170
	動脈硬化 93	
て	動脈硬化性パーキンソニズム ... 194	
	同名半盲 125, 133, 153	**ね**
低カリウム血症 254	兎眼 260	
低カリウム血性周期性四肢麻痺	特殊感覚 11, 12, 18, 86	捻転ジストニア 197
.... **254**, 256	特発性末梢性顔面神経麻痺 ... 111	
低カルシウム血症 255	徒手筋力テスト 41	
低酸素脳症 267	突発性難聴 114, 115	**の**
手さぐり反射 124	凸レンズ型 172	
テタニー 43	ドパミン 71, 72	脳 1, 9
転移性腫瘍 174	ドパミン作動性神経 195	脳圧亢進症状 275, 278
転移性脳腫瘍 185		脳炎 279
伝音性難聴 112, 113		脳炎後パーキンソニズム 194
電解質異常 135	**な**	脳幹障害 220
てんかん 265		脳幹性副交感神経求心路 34
てんかん重積 267	内頸動脈系TIA 158	脳幹部 31, 86, 143
てんかん発作.. 168, 174, **265**,	内頸動脈瘤 54, 92, 98	脳血管障害 **115**, 119, 120,
266	内耳神経 (Ⅷ) 86, **112**	149
電撃痛 285	内耳神経障害 115, 232	脳血管障害性パーキンソニズム .. 194
テンシロンテスト **261**, 262	内臓感覚 11, 12, 13, 18, 32	脳血管造影 154
		脳血管不全 **156**, 157

脳血管攣縮 ... 165
脳血栓（症）... 150, 152
脳梗塞 ... 150, 153, 156
脳実質 ... 173
脳出血 ... 150
脳腫瘍 ... 117, 119, 173
脳循環 ... 149
脳循環調節機序 ... 149
脳神経 ... 1, 9, 10, 83, 85
脳神経核 ... 86
脳神経症状 ... 158
脳深部刺激療法 ... 193
脳性麻痺 ... 197
脳塞栓（症）... 150, 152, 155
脳血管発作 ... 149
脳動静脈奇形 ... 168
脳動脈塞栓 ... 152
脳動脈瘤 ... 166
脳動脈瘤破裂 ... 164
脳内出血 ... 150, 160
脳膿瘍 ... 278
脳浮腫 ... 149, 161, 268, 284
脳ヘルニア ... 149, 150, 175, 284
脳梁膝部 ... 66
脳梁膨大部 ... 66
ノルアドレナリン ... 29
ノルマルヘキサン ... 231

は

捻パーキンソニズム ... 194
把握性筋緊張 ... 43
肺癌 ... 174, 185
胚細胞腫瘍 ... 99, 173, 183
胚腫 ... 183
肺線維症 ... 253
梅毒性視神経萎縮 ... 285
梅毒トレポネーマ ... 285
排尿障害 ... 53
排便障害 ... 53
白質 ... 3, 8
薄束 ... 26
薄束核 ... 27
白内障 ... 251
歯車様強剛 ... 191
バソプレシン ... 134
発汗障害 ... 54

発声障害 ... 253
羽ばたき運動 ... 80, 199
羽ばたき振戦 ... 67, 79, 199
馬尾障害 ... 145
バリスム ... 67, 81
バルビタール ... 237
ハロペリドール ... 196
半規管麻痺 ... 113
反響言語 ... 128
反射弓 ... 39
半側知覚麻痺 ... 133

ひ

非回転性めまい ... 114, 115
被殻 ... 66, 71, 154
被核出血 ... 160, 161
皮質延髄路 ... 23, 24, 25
皮質下感覚野 ... 128
皮質核路 ... 23, 24, 25, 63, 64, 65, 70
皮質下出血 ... 160
鼻疾患 ... 89
皮質基底核変性症 ... 80, 199
皮質球路 ... 24
皮質性小脳萎縮症 ... 203, 200
皮質赤核路 ... 63
皮質脊髄路 ... 22, 23, 24, 25, 56
皮質前庭路 ... 63
皮質盲 ... 126, 223
皮質網様体路 ... 63
皮質聾 ... 223
尾状核 ... 66, 71
微小栓子 ... 156
微小動脈瘤 ... 160
鼻唇溝 ... 107
砒素中毒 ... 231
額のしわ寄せ ... 106
皮膚感覚 ... 12, 18
皮膚筋炎 ... 252
肥満 ... 135
表在感覚 ... 12, 18, 25, 26, 45, 48
表在反射 ... 39, 133
病態失認 ... 130
病的反射 ... 40, 133

ふ

副交感神経 ... 10, 20, 31, 33, 83
副甲状腺疾患 ... 255
複雑部分発作 ... 273
複視 ... 158, 260
副神経（XI）... 86, 118
副神経障害 ... 119
副腎白質ジストロフィー ... 223
副腎皮質ステロイド薬 ... 253
輻輳 ... 141
輻輳反射 ... 99
輻輳麻痺 ... 99, 137
副鼻腔炎 ... 278
福山型（筋ジストロフィー）... 249
不随意運動 ... 37, 67, 68, 74, 78, 136
物体失認 ... 129
舞踏病 ... 80
舞踏病様運動 ... 67, 136, 195
ぶどう膜炎 ... 111
プリオン ... 284

へ

平滑筋 ... 11, 83
平滑筋障害 ... 251
閉眼 ... 107
平衡感覚 ... 12, 18, 47
平衡感覚障害 ... 158
平衡機能検査 ... 114
壁在結節 ... 182
ヘミバリスム ... 81
ヘム ... 235
ヘリオトロープ疹 ... 253
ヘルニア ... 101
便意 ... 34
辺縁系 ... 10
変換運動障害 ... 66, 75
変形性頸椎症 ... 214
扁桃体 ... 66, 68
便秘 ... 53

ほ

膀胱直腸障害 ... 53, 54, 145, 203, 220

乏突起膠細胞 177
乏突起膠腫 **177**, **178**
墨汁染色 277
歩行障害 76, 77, **165**, 192
勃起不全（勃起障害）.... 52, 54,
　145, **203**
ホメオスタシス 19
ポリニューロパチー 227
ポルフィリン症 **235**
ポルフィリン体 **235**
本態性家族振戦 78
本態性振戦 **197**

ま

まつ毛徴候 **107**, **111**
末梢 1
末梢神経（系） **9**, **11**, **83**
末梢神経障害 **48**, **225**
麻痺性認知症 285
麻痺性舞踏病 196
マルチプルモノニューロパチー..**227**
慢性炎症性脱髄性神経根炎 ... **239**
慢性硬膜下血腫 **170**
真珠腫性中耳炎 278

み

ミエリン塩基性タンパク **219**
ミエリン鞘 7
ミオクローヌス ... 67, 80, **199**,
　284
ミオクローヌスてんかん 80,
　273, 281
ミオクローヌス発作 **270**
ミオトニア **42**
ミオパチー.. **37**, **98**, **215**, **241**
味覚 12, 18
ミクログリア 6
眉間反射 **107**
ミトコンドリア **257**, 258
ミトコンドリア脳筋症 ...**42**, **80**,
　94, **98**, **257**

む

矛盾運動 **192**

無症候性神経梅毒 285
無髄神経線維 7
ムスカリン受容体 36
ムスカリン受容体拮抗薬 36
無動... **67**, **72**, **78**, **191**, 192,
　194, **199**, **201**
無動性無言状態 284
無発汗 **203**
ムンプス 111
ムンプスウイルス 276
迷走神経（X）..... **31**, **115**, 142
迷走神経障害 117
迷走神経背側核 **31**, 85
酩酊様歩行 65
迷路性運動失調 48
メタノール 93

め

めまい **114**, **158**, **163**
メマンチン **188**, 190
メラニン色素 191
メラニン神経細胞 191
免疫抑制薬 **253**

も

盲中心暗転 **219**
網膜 93
網膜色素変性症 258
網膜動脈閉塞症 94
毛様体脊髄反射 99
網様体脊髄路 **56**, 58, **60**, 65
モノニューロパチー 225
もやもや病 **164**, 169

や

薬剤性ジストニア **197**
薬剤性パーキンソニズム **194**
薬剤性ミオパチー **259**

ゆ

優位半球運動言語野 **126**, 127
有機水銀中毒 **232**
有機リン **231**

有随神経線維 7
有痛性強直性けいれん **220**
誘発筋電図 **261**, **262**

よ

ヨウ化プラリドキシム **231**
腰髄 83
翼上肩甲 **246**
抑制性伝達 5
抑制性ニューロン 59

ら

ラクナ梗塞 **152**, **154**
ラクネ **154**, 194
ランビエ絞輪 8

り

梨状葉 89
立体覚障害 **125**
立毛筋 83
リバスチグミン **188**, 190
流行性耳下腺炎 111
硫酸アトロピン **231**
硫酸カナマイシン **232**
硫酸ストレプトマイシン **232**
両側性アテトーゼ 197
両耳側半盲 92, **181**
良性型（筋ジストロフィー）.. **245**
両側顔面神経麻痺 **111**, **238**
両側耳下腺腫脹 111
両側性MLF症候群.............. **220**
両側性嗅覚消失 89
両側性支配 24, **109**
両鼻側半盲 92

る

涙腺・顎下腺・舌下腺機能 ..**106**,
　108
るいそう 135

れ

レスピレーター **239**

レセルピン........................ **196**
レンズ核線条体動脈............ 133

ろ

老人性振戦.......................... 78
老人斑............................. **187**

わ

鷲手........................**213**, 226

欧文索引

1

Ⅰa-線維 .. **19**, 56, 57, 58, 59
Ⅰb-線維 . **19**, 56, 57, 58, 59
1次ニューロン **25**

5

5 point scale **41**

6

6&14Hz陽性棘波 272

A

α-運動細胞 58
α-運動ニューロン 55
α-線維 55, 56, 58
Ach **261**
Ach-R **261**
ACTH療法 274
ADEM **223**, 279
ADH 134, 135
ADH不適合分泌症候群 135
Adie症候群 99
AIDS認知症 **286**
AIP **235**
alien hand 199
ALS 117, 120, **212**, 218
Alzheimer型認知症 **187**, 189
Anton症候群 **130**, 153
Argyll Robertson瞳孔 . 99, 183
ATP 257
ATP7B 199
Aβ1-42 188

B

Babinski反射 **40**, **206**, 213
Barré徴候 **44**
Bartter症候群 **256**
Becker型（筋ジストロフィー）
.... 245, 246

Bell現象 111
Bell麻痺 110, **111**, 225
Benedikt症候群 **136**, 135
Betz錐体細胞 63, 64, 69
Bielschowsky頭部傾斜試験 . 101
Broca失語 **126**, 153
Broca中枢 128
Brown-Séquard症候群 **145**
Brudzinski徴候 275

C

CBD 199
CCA **203**, 200
Charco-Marie-Tooth病 **233**
Chvostek徴候 43
CIDP **239**
Claude症候群 137
CPEO **257**, 258
Creutzfeldt-Jakob病 .. 80, **284**
cross sign 202
Cushing潰瘍 **164**
Cushing現象 275
Cushing症候群 **255**

D

Déjérine-Thomas型 201
Devic病 **93**
DM **252**
Duchenne型（筋ジストロフィー） ... 243,
    245, 248

E

E-W核 **31**
Edinger-Westphal核 **31**

F

fallot四徴症 278
Fisher症候群 237
floppy infant 216
focal sign **164**

Foster-Kennedy症候群 **93**
Foville-Millard-Gubler症候群138
Friedreich運動失調症 ... 48, 93,
    200, **205**, 234
FSH型（筋ジストロフィー）.. 245, **246**

G

γ-アミノ酪酸ル 5
γ-運動細胞 58
γ-運動ニューロン 56, 59
γ-神経細胞 60
γ-線維 .. **19**, 55, 56, 58, 59,
    60
Garcin症候群 **120**
Gerhardt症候群 **203**
Gerstmann症候群 **130**, 153
glove and stocking型 **229**
Gottron徴候 **253**
Gowers徴候 **243**, 246
grip myotonia 250
Guillain-Barré症候群
    111, 225, **237**

H

Hardyの手術 **181**
Heerfordt症候群 111
HIV脳症 **286**
Hodgkin病 281
Hoffman症候群 **254**
Holmes型 203
Holmesの跳ね返り現象 **75**
Horner症候群 **54**, 98, 99,
    135, 142, 203, **258**
Hornerの四徴 **54**, 98
HSP **207**
HTLV-1関連脊髄症 **286**
Hunter-Russell症候群 **232**
Huntington病 **67**, 81, **195**
HVA 195
hypsarrhythmia 274

I

IC-PC動脈瘤 98, 101, **166**
ICP **150**

J

Jackson発作 272
JCウイルス 281

K

Kallman症候群 89
Kayser-Fleischer輪 199
Kearns-Sayre症候群 258
Kennedy-Alter-Sung症候群 .. 42, 211, 215, **217**, 243
Kernig徴候 275, 280
Korsakoff症候群 **231**
Kral現象 124
KSS 258
Kugelberg-Welander病 42, 211, 215, **217**, 243

L

L-dopa **193**
Lambert-Eaton症候群 .. 42, **263**
LCCA 203
Leigh脳症 **257**
Lennox-Gastaut症候群 **274**
Lewy小体 **191**
Lewy小体型認知症 **188**
LG型（筋ジストロフィー）... 245, 246
Lhermitte徴候 **220**
lucid interval **171**
Luy体 81
Lyme病 111

M

Machado-Joseph病 .. 200, **204**
Mari-Foix-Alajouanine病 203
Meige症候群 111
MELAS **257**, 259
Ménière病 113, 114, 115

Menzel型 201
MERRF **257**, **258**, 273
MG **260**
Millard-Gubler症候群 **138**
MJD 204
MLF症候群 138
MLF症候群 **141**, 162
MND 211
mounting phenomenon 254
MS **219**
MSA 200, **202**
Myerson徴候 **107**
Myerson徴候 **192**

N

nidus **168**
NMO **222**

O

onion bulb **234**
onion skin pattern **105**
Onuf核 203
OPCA 200, **201**, 203

P

Parinaud症候群 99, **137**
Parinaud徴候 153, 183
Parkinson症状 . **67**, 136, 187, **191**, 194, **198**
Parkinson病. 36, 72, **107**, 191
Parkinson症候群 **194**
PBP 211, 215, **216**
percussion myotonia **250**
Phalen徴候 226
Pick病 189
Pick細胞 189
Pick小体 189
pill-rolling tremor **191**
pin-point pupils 162
PLS 211
PM **252**
PMD **245**
PP 255
PPRF 138, **139**

PSP **198**
Purkinje細胞 . 69, 70, 72, 203

R

ragged red fibers **258**
Ramsay-Hunt症候群 .. 110, 111, 114, 225
Reye症候群 282, **283**
ring enhancement **179**
Rinne試験 **112**, 113
Romberg徴候 **46**, **47**, 75, 114, **206**, **210**, **229**, 239

S

SCA **205**
SCD 200
Schilling試験 **210**
Schirmer試験 **108**
Schwann細胞 **6**, **7**, 233
Schwann鞘 7
SDS 200, **202**
Shy-Drager症候群 ... 200, **202**, 203
Shy-Drager症候群 54, 98
SIADH 135, **236**
SLE 263
SMON 48, **232**
SND 200, **202**
spike and wave 269
SPMA 211, **215**
SSP 211
sunburst appearance **180**

T

t-PA **156**
TIA **156**
Tolosa-Hunt症候群 101
Treponema pallidum 285
Trousseau徴候 43

V

von Hippel-Lindau病 182
von Recklinghausen病 115

VPL核 26

W

Wallenberg症候群 .. **46**, **54**, 98, 117, **142**, 143
waning **262**
Watson-Schwart反応 **237**
waxing **263**, 264
Weber試験 **112**
Weber症候群 98, 101, **136**
Werdnig-Hoffmann病 .. 42, 211, 215, **216**, 243
Wernicke-Mannの肢位 133
Wernicke失語 **127**, 153
Wernicke中枢 127, 128
Wernicke脳症 **230**
West症候群 **274**
Willis動脈輪 135, 166
Wilson病 **80**, 197, **199**

299

神経内科学の講義がそのまま本になりました。

定価はカバーに
表示してあります。

2017年2月7日　第1版第1刷発行

監　修　者　村川裕二
発　行　者　有松敏樹
印刷・製本所　アート印刷株式会社

発行所

株式会社　医学教育出版社
東京都港区芝3-3-15　芝MONTビル
電話 03(3454)1874(代)　〒105-0014
URL http://www.igakukyoiku.co.jp
振替口座　00110-8-57953

落丁・乱丁本はお取り替えいたします。

〈検印省略〉　　©2017 by Igaku-Kyoiku Shuppansha, Printed in Japan
ISBN978-4-87163-472-4